TRAITÉ

D'ANATOMIE HUMAINE

II

QUATRIÈME FASCICULE

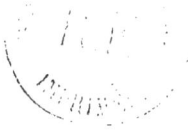

ÉTAT DE LA PUBLICATION

DU

TRAITÉ D'ANATOMIE HUMAINE

au 15 Juillet 1902

47889. — Imprimerie Lahure, rue de Fleurus, 9, à Paris.

TRAITÉ
D'ANATOMIE HUMAINE

PUBLIÉ PAR

P. POIRIER
Professeur agrégé à la Faculté de Médecine
de Paris
Chirurgien des Hôpitaux

ET

A. CHARPY
Professeur d'anatomie
à la Faculté de Médecine
de Toulouse

AVEC LA COLLABORATION DE

O. AMOËDO — A. BRANCA — CANNIEU — B. CUNÉO — G. DELAMARE

PAUL DELBET — P. FREDET — GLANTENAY — A. GOSSET — P. JACQUES

TH. JONNESCO — E. LAGUESSE — L. MANOUVRIER

A. NICOLAS — P. NOBÉCOURT — O. PASTEAU — M. PICOU

A. PRENANT — H. RIEFFEL — CH. SIMON — A. SOULIÉ

TOME DEUXIÈME
QUATRIÈME FASCICULE

LES LYMPHATIQUES

Anatomie générale : G. DELAMARE.

Étude spéciale des lymphatiques des différentes parties du corps :
P. POIRIER et B. CUNÉO.

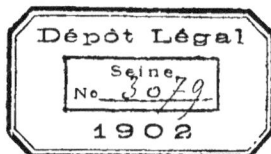

117 FIGURES DANS LE TEXTE, EN NOIR ET EN COULEURS

PARIS
MASSON ET Cie, EDITEURS
LIBRAIRES DE L'ACADÉMIE DE MÉDECINE
120, BOULEVARD SAINT-GERMAIN
—
1902

A LA MÉMOIRE

DU PROFESSEUR SAPPEY

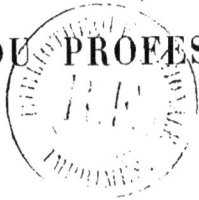

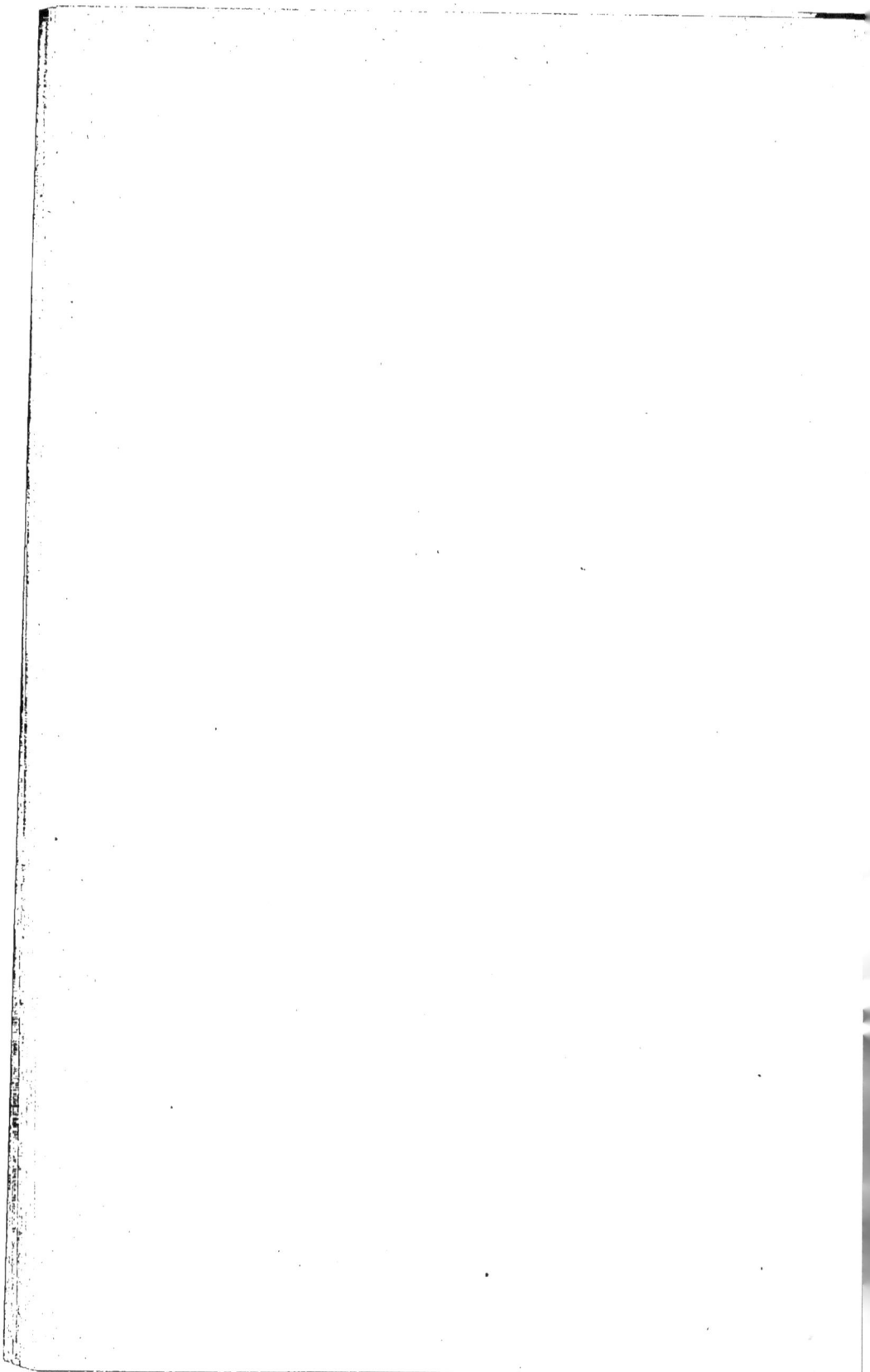

Dès le début de mes travaux d'anatomie (1876), j'ai été attiré d'une façon particulière vers l'étude du système lymphatique. Admis par mon maître, le regretté professeur Sappey, dans son laboratoire si fermé, j'ai appris de lui la pratique du procédé des injections par le mercure. Sous la direction et le contrôle de ce maître bienveillant et habile, j'ai étudié les lymphatiques de nombreux organes et j'ai été assez heureux pour préciser et compléter en bien des points les travaux antérieurs.

Vaisseaux lymphatiques du larynx; le ganglion pré-laryngé. Société anatomique et *Progrès médical*, 1887.

Vaisseaux lymphatiques des articulations; Traité d'anatomie humaine, t. I, p. 557.

Vaisseaux et ganglions lymphatiques du membre inférieur et du pli de l'aine; pièces déposées au musée de la Faculté.

Lymphatiques du testicule et du cordon; pièces préparées pour le concours du prosectorat 1883, déposées au musée de la Faculté.

Vaisseaux lymphatiques des méninges et de l'encéphale; Anatomie médico-chirurgicale, p. 164-165, 1892.

Lymphatiques des organes génitaux de la femme; utérus, vagin, trompe, ovaire; Société anatomique et *Progrès médical*, 1890.

Lymphatiques de la langue; Traité d'anatomie humaine, t. IV, p. 105, 1895, et *Gazette hebdomadaire*, 1902.

Ganglions lymphatiques de l'aisselle; Progrès médical, 1888.

De nombreuses figures accompagnaient ces différents mémoires : nombre d'entre elles sont devenues classiques et ont été reproduites en France et à l'étranger.

Dans ces dernières années un procédé d'injection au bleu de Prusse, dit procédé de Gerota, ayant été appliqué à l'étude des vaisseaux et ganglions lymphatiques, j'ai prié mon élève, collègue et ami Cunéo, qui a introduit en France le procédé, de m'apprendre cette technique dont j'avais pré-

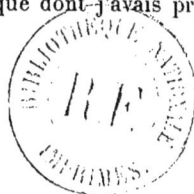

conisé l'emploi dès 1892 (*Anatomie médico-chirurgicale*, p. 164-165), qu'il a appliquée avec le succès que l'on sait à l'étude des lymphatiques de l'*estomac*, de la *vessie*, du *rectum*, des *organes génitaux*; ensemble nous avons repris l'étude des lymphatiques de tout le corps, tant pour perfectionner nos connaissances que pour ajouter aux notions définitivement acquises.

Incapable de traiter avec une suffisante compétence l'histologie des vaisseaux et ganglions lymphatiques, et celle, si importante, de la lymphe, j'ai confié cette partie de la besogne à mon élève dévoué Delamare, qui a poursuivi ses recherches personnelles sur ce sujet dans le laboratoire et sous le contrôle du professeur Mathias Duval.

Il suit de là que ce fascicule du *Traité d'anatomie humaine* (l'avant-dernier) est comme les précédents, non pas une simple revue générale, fruit de compilation, mais l'exposé didactique de nombreuses recherches personnelles. Il donne l'état de la science à *ce jour* et indique la voie aux travaux de *demain*.

P. P.

SYSTÈME LYMPHATIQUE

par P. POIRIER et B. CUNÉO

ANATOMIE GÉNÉRALE, par G. DELAMARE

PREMIÈRE PARTIE

ANATOMIE GÉNÉRALE DU SYSTÈME LYMPHATIQUE

par GABRIEL DELAMARE

Le système lymphatique est constitué par des vaisseaux qui, après avoir traversé les ganglions, conduisent la lymphe dans le système veineux.

Les capillaires originels ont des extrémités closes qui ne franchissent jamais les barrières épithéliales; par leurs anastomoses, ils forment les réseaux d'origine. De ces réseaux partent les premiers troncs collecteurs qui se capillarisent en traversant le ganglion. Sortis du ganglion, les vaisseaux efférents confluent et deviennent les grands troncs collecteurs terminaux, tributaires du système cave supérieur.

Chez l'homme, ces troncs collecteurs terminaux sont ordinairement réduits à deux : le canal thoracique et la grande veine lymphatique.

L'interposition des ganglions sur le trajet des voies de la lymphe imprime au système lymphatique une physionomie tout à fait particulière : il apparaît en effet comme formé d'une série de systèmes portes superposés.

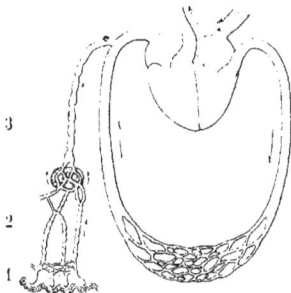

Fig. 533. — Schéma de la disposition générale du système lymphatique.

1, Origine close, sous-épithéliale, des capillaires; — 2, réseaux d'où partent les troncs collecteurs qui se capillarisent dans le ganglion; — 3, troncs efférents plus gros et moins nombreux, qui déversent la lymphe dans le sang veineux (Système porte lymphatique du ganglion).

L'étude de la lymphe et des leucocytes étant nécessaire à la compréhension de l'ensemble de cet appareil et à celle du ganglion, nous étudierons :

1º La lymphe;
2º Les leucocytes;
3º Les vaisseaux lymphatiques;
4º Les ganglions.

LYMPHE

La lymphe est généralement considérée comme un tissu dont les cellules, les leucocytes, sont plongées dans une substance fondamentale liquide, le plasma. Pour nous, la partie essentielle de la lymphe c'est le plasma; les éléments figurés qu'elle contient, et dont les plus essentiels sont les leucocytes, ne représentent que des hôtes de passage. Aussi, contrairement à l'usage établi, leur consacrerons-nous un chapitre distinct.

Le plasma, ou si l'on préfère la lymphe, car ce sont, pour nous, deux termes synonymes, ne doit d'ailleurs pas être considéré comme un simple produit de filtration, c'est une sécrétion, véritable résultat d'un travail cellulaire.

Cl. Bernard, ayant montré que des sels solubles tels que l'iodure de potassium ou le prussiate de potasse, injectés dans le sang, passaient immédiatement dans la lymphe, Noll et Ludwig, ayant mis en évidence l'influence de la pression sanguine sur le débit lymphatique, il est classique de dire que le plasma lymphatique résulte de la filtration capillaire du sérum sanguin.

Cependant, il ne peut s'agir que d'une filtration bien élective, puisque Chauveau a trouvé beaucoup moins de glucose dans le plasma lymphatique que dans le plasma sanguin. Il est juste d'ajouter qu'il y a longtemps déjà, d'autres auteurs avaient soupçonné que la lymphe n'était pas un simple produit de filtration. C'est ainsi que, pour Ch. Robin, elle était formée, non seulement des substances empruntées au plasma sanguin, mais, très probablement aussi, des produits de désassimilation des éléments anatomiques. Pour Longet, c'était une sorte de chyle formé aux dépens de la substance propre de l'animal.

Mais il faut arriver à ces dernières années pour voir sérieusement battre en brèche la conception, toujours classique, de la lymphe, produit de la filtration mécanique du sang.

Tout d'abord, c'est Heidenhain qui, voyant la lymphe se former et circuler une ou deux heures après la ligature susdiaphragmatique de l'aorte, en conclut que la lymphe n'est pas un produit de filtration mais un produit de sécrétion endothéliale. Le même physiologiste remarque aussi que certaines substances agissent comme lymphagogues alors que la pression sanguine demeure normale ou même diminue. L'action de ces corps ne peut s'expliquer qu'en supposant qu'ils produisent un appel de lymphe aux dépens des éléments figurés des tissus.

Starling s'élève contre ces interprétations : il pense que, dans l'expérience d'Heidenhain, la lymphe provient du foie et que la ligature susdiaphragmatique de l'aorte ne modifie pas la pression dans les capillaires hépatiques. Suivant lui, les lymphagogues parésient la musculature vasculaire et surtout, altérant l'endothélium, exagèrent sa perméabilité.

Pour vérifier l'hypothèse d'Heidenhain et se mettre à l'abri des objections de Starling, Hamburger a étudié le débit de la lymphe sur le cou d'un cheval dont la tête était immobilisée et dont le corps, les membres travaillaient. Dans ces conditions, il a vu que la quantité de lymphe triplait et quadruplait malgré la diminution de la pression carotido-jugulaire. Enfin, par sa méthode hématolytique, il a trouvé que cette lymphe possédait une pression osmotique plus grande que celle du sérum de la jugulaire. De même, la cryoscopie a montré à Leathes, à Fano et à Bottazi que le point de congélation (Δ) de la lymphe est toujours supérieur (plus éloigné de $0°$) à celui du sang.

Δ_λ	Δ_σ	(Leathes)
— $0°620$	— $0°610$	
— $0°630$	— $0°625$	
— $0°625$	— $0°617$	(Fano et Bottazi).

D'après Fano et Bottazi, les injections de phosphore, qui détruisent la paroi endothéliale, ne produisent aucun effet sur la concentration sanguine mais diminuent la concentration de la lymphe du canal thoracique (avant, $\Delta = — 0°63$; après, $\Delta = — 0°58$).

Tscherewkow constate que des saignées qui diminuent, dans de notables proportions, le taux des éléments solides du sérum sanguin, laissent intacte la lymphe.

Asher et Barbera trouvent que la lymphe augmente dans les mêmes proportions que l'Az urinaire; sa toxicité est plus grande que celle du sang. Elle ne résulte ni d'une filtration (théorie classique), ni d'une sécrétion endothéliale (théorie d'Heidenhain) : elle a sa source essentielle dans le fonctionnement vital des cellules.

Pour Moussu, la lymphe n'est pas sécrétée par l'endothélium des capillaires sanguins. Sa production est accessoirement influencée par la pression sanguine : elle résulte surtout de l'activité fonctionnelle des tissus.

En somme, la chimie et la cryoscopie montrent que la lymphe est différente du sang; la physiologie nous la fait concevoir moins comme le résultat d'une filtration que comme le résultat de l'élaboration vitale des cellules. Contenant les produits résiduels de la vie cellulaire, elle nous apparaît comme une sorte de liquide d'excrétion.

Il pourra, de prime abord, sembler assez singulier qu'un tel liquide, au lieu d'être éliminé à l'extérieur, soit versé dans le sang veineux et qu'il repasse ensuite dans les organes avec le sang artériel. Mais, ce liquide n'est-il pas d'abord modifié au niveau des ganglions et peut-être, ensuite, au niveau de l'endothélium pulmonaire? Certaines expériences de Brown-Séquard tendent à prouver la nocivité de l'air expiré et, par suite, l'exhalaison, soit l'excrétion de certains principes toxiques à ce niveau.

Mais d'ailleurs, si les physiologistes (Starling, Asher, Moussu) s'accordent à nier l'existence de la sécrétion endothéliale des capillaires sanguins supposée par Heidenhain, Ranvier a montré la réalité histologique de la sécrétion de l'endothélium lymphatique : la lymphe n'est pas seulement un liquide d'excrétion, elle est encore un produit de sécrétion. Dès lors, il n'est pas surprenant que, comme les sécrétions internes du corps thyroïde, des surrénales, elle soit versée dans le sang.

La lymphe contient aussi des leucocytes, qui ne sont, à vrai dire, que ses hôtes de passage, car, peu ou pas oxygénée dans les troncs, elle convient mal à leur développement. Nous dirons ultérieurement quelles variétés morphologiques se rencontrent ici; bornons-nous maintenant à l'étude de leur nombre. Ce nombre est beaucoup plus considérable au centre du système qu'à la périphérie. Autrefois, Frey avait déjà remarqué que les vaisseaux d'origine des chylifères ne renfermaient que peu ou pas de cellules. Tout récemment, Renaut a constaté l'absence des leucocytes dans les capillaires originels du tissu conjonctif lâche de la marmotte.

Tous les auteurs trouvent que le nombre des leucocytes augmente considérablement après la traversée ganglionnaire.

Si l'on en juge par les quelques numérations données dans les livres classiques, le nombre des leucocytes de la lymphe est très variable non seulement chez les divers animaux, mais encore chez les divers individus d'une même espèce : c'est ainsi que Malassez en compte seulement 180 dans un millimètre cube de lymphe de grenouille, tandis que Ranvier en compte 11 300 dans la même quantité de lymphe chez le lapin, 4800 et 7500 chez le chien, 8200 chez l'homme.

On trouve encore, mais toujours en moindre abondance, des hématies dans la lymphe. Elles sont cependant quelquefois assez nombreuses pour lui communiquer une teinte rose. Cette coloration rosée s'observerait surtout dans la lymphe issue de la rate ou des ganglions lymphatiques (Hewson, Gulliver, Lane et Ancel, Simon, Reuss et Emmert). Elle augmente dans les vaisseaux lymphatiques obstrués par une ligature (Elsner, Retterer); lorsque la tension sanguine s'élève (Stricker, Hering, Laulanié). Enfin la lymphe serait plus rouge chez les animaux inaniés (Collard de Martigny, Nasse). Contrairement à ces derniers auteurs, j'ai constaté la parfaite blancheur du chyle et de la lymphe chez un lapin et chez un chien morts d'inanition. De même, j'ai pu saigner quelques animaux sans observer la moindre coloration rouge de leur lymphe, observation déjà faite par Hayem.

La présence des hématies n'est peut-être pas absolument constante, puisque Kölliker n'en a pas trouvé dans le chyle humain, mais elle est, à coup sûr, fréquente. On ne saurait admettre avec Krause que la lymphe, recueillie sans mélange accidentel avec le sang, est toujours dépourvue d'hématies. Il semble bien que la présence de certaines d'entre elles peut s'expliquer par le reflux du sang veineux dans le canal thoracique (Colin). D'autres, dans les cas d'hypertension, proviennent des voies sanguines, probablement par rupture ou par diapédèse. Maintenant, il ne paraît pas certain que telles soient leurs seules origines. Et, sans affirmer, comme le faisaient les anciens auteurs, que ces globules rouges dérivent toujours des globules blancs, on peut se demander si quelques-uns d'entre eux ne proviennent pas des ganglions lymphatiques. Nous étudierons cette question en abordant les fonctions de ces organes.

Avant d'entreprendre l'étude chimique du plasma lymphatique, il convient de rappeler ses caractères histologiques. Pour Renaut, ce plasma ne contiendrait pas d'albuminoïdes dans les capillaires originels. D'autre part, Ranvier a observé dans les troncs des granulations d'une substance hyaline, myélinoïde; colorables en jaune par le picrocarmin, ces granulations sont élaborées par l'endothélium. Retterer trouve également des granulations dans le plasma lymphatique. J'ai fait la même constatation sur le contenu des capillaires lymphatiques du ganglion et sur celui du canal thoracique. Ces granulations sont plus rares dans les vaisseaux sanguins, ceux du foie exceptés.

[*G. DELAMARE.*]

L'origine de ces coagula granuleux semble complexe : les granulations m'ont paru dériver tantôt de l'endothélium et tantôt des protoplasmas leucocytaires. Il se pourrait encore, étant donnée l'abondance de ces formations dans les voies intraganglionnaires, qu'il y ait là une des sécrétions du ganglion lymphatique.

Tout ce que nous savons de la lymphe, de ses origines, de ses modifications très probables après la traversée ganglionnaire, nous conduit à penser qu'elle doit posséder une constitution chimique très variable, non seulement suivant l'état de l'animal chez lequel elle est recueillie, mais encore suivant l'endroit où elle est recueillie. Ainsi s'expliquent les différences observées dans les différentes analyses publiées jusqu'à ce jour par Schmidt, Gubler et Quévenne, Hensen et Dahnhardt notamment. Ainsi, s'explique encore la distinction, longtemps établie, entre la lymphe périphérique et la lymphe mésentérique ou chyle. En réalité, la différence tient surtout à ce que le chyle charrie les graisses d'origine intestinale.

La lymphe est un liquide légèrement visqueux; incolore ou très légèrement citrine, à peine opaline à jeun et avant le passage ganglionnaire, elle devient lactescente au moment de la digestion. Nous avons vu que parfois, dans le canal thoracique et dans les efférents de la rate, elle était légèrement rosée.

Elle est, en général, inodore; certains lui attribuent une faible odeur, variable suivant l'espèce animale. Pour d'autres, le chyle répandrait à froid une odeur spermatique, à chaud une odeur de corps gras. Sa saveur est un peu salée. Sa densité oscille entre 1015 et 1045; celle du chyle va de 1012 à 1022. Sa réaction est moins alcaline que celle du sang. Il suffit de 0 gr. 35 d'acide lactique pour neutraliser 100 grammes de lymphe alors qu'il en faut 0 gr. 50 pour une même quantité de sang (Quévenne).

Pour Krause, la quantité totale de la lymphe égale le tiers du poids du corps; pour Ludwig et Magendie, le quart; pour Bidder, chez le chat et le chien, elle équivaut au 1/5,36 et au 1/6,66 de ce poids. Chez le cheval, Schmit a obtenu, en 24 heures, une quantité de lymphe égale à la quantité totale du sang. Tout récemment, Moussu a obtenu, en dix minutes, chez divers chevaux au repos, des quantités qui ont varié entre 0 gr. 60 et 6 gr. 50, en moyenne un peu plus de 2 grammes. Chez le bœuf, dans le même unité de temps, le même auteur récolte des quantités qui vont de 2 à 26 grammes soit, en moyenne brute, un peu plus de 10 grammes.

On sait qu'une fistule du canal thoracique a fourni à Colin 95 kgs 286 en 24 heures. Chez le chien, Lesser obtient 300 centimètres cubes en 4 heures; chez l'homme, on a pu en recueillir 5 litres et demi par 24 heures.

Cette quantité varie, nous le savons déjà, non seulement sous des influences mécaniques (pression) accessoires, mais surtout, sous l'influence du travail cellulaire, sous toutes ses formes. Dans ces conditions, Moussu a récolté des quantités de lymphe 5, 10 et même 20 fois plus grandes qu'au repos.

La lymphe augmente modérément sous l'influence de la pilocarpine, davantage sous celle de l'ergotine. Elle augmente aussi après l'injection de certaines toxines (Charrin, Moussu), aussi bien sous l'influence d'une toxine hypotensive (t. diphtérique) que sous celle d'une toxine hypertensive (tuberculine).

Si Beard et Wilcox, Retterer croient avoir vu la lymphe augmenter après les saignées, Moussu a constaté qu'une saignée de 4 litres, chez le cheval, amenait une diminution momentanée de ce liquide.

Ranvier a vu la lymphe diminuer considérablement chez les grenouilles placées dans le vide ou maintenues dans un endroit sec. Chez la grenouille curarisée, la lymphe s'accumule dans le sac rétrolingual (Ranvier, Tarchanoff).

Parmi les nombreuses substances lymphagogues, on peut, avec Heidenhain, établir une distinction et ranger dans une première classe toutes celles qui sont de nature albuminoïde et de provenance animale : tels les extraits de muscles d'écrevisse, de têtes et de corps de sangsues, de corps d'anodontes, d'intestin et de foie de chien, de peptones. La seconde classe comprend des cristalloïdes : le sucre, les sels, l'urée.

Hors des vaisseaux, la lymphe coagule plus lentement que le sang, au bout de 5 à 20 minutes. 1000 parties de lymphe donnent 44,8 de caillot (Schmidt); la même quantité de chyle ne produit que 32,6 de caillot. Le caillot est mou, blanchâtre, peu rétractile; le sérum est incolore, transparent.

Cette coagulation donne une masse de fibrine beaucoup moins considérable que ne le ferait une égale quantité de sang. Dans 1000 parties de lymphe de poulain, de taureau et de vache, Schmidt trouve 1 gr. 2, 2 grammes et 2 gr. 2 de fibrine. Dans la même quantité de lymphe humaine, Hensen et Dahnhardt en trouvent 1 gr. 07. Suivant d'autres, elle oscille entre 0 gr. 4 et 0 gr. 8.

La teneur en fibrine augmente et la coagulation devient plus rapide lorsque la lymphe a traversé les ganglions (Chaussier, Albertoni, Hofmeister), après action du curare. Au contraire, la coagulation est plus lente après action de certaines toxines (Charrin).

Au point de vue chimique, la lymphe est un liquide aqueux qui contient des matières albuminoïdes (globuline, sérine, fibrine), des graisses, du sucre, de l'urée, des matières salines et des gaz.

La proportion d'eau est ici plus élevée que dans le sang (de 929,7 à 987,7 pour 1000). Cette eau diminue au sortir du ganglion. Dans le chyle, il y a généralement moins d'eau que dans la lymphe périphérique (de 904,8 à 964,4).

Au contraire, la teneur en albuminoïdes est beaucoup plus faible que celle du sang. Elle va de 3 gr. 37 à 52 gr. 9. Dans le chyle, elle va de 22 gr. 25 à 70 gr. 1. Les substances protéiques du chyle sont, les unes précipitables par l'acide acétique, les autres, par l'alcool. Le poids de celles-ci peut s'élever durant la digestion de 30 à 70 pour 1000. Les albuminoïdes augmenteraient aussi dans l'inanition.

Les graisses s'y rencontrent en proportions variables, depuis des traces jusqu'à 30 pour 1000. Dans le chyle, on en trouve après le repas jusqu'à 65 pour 1000. Une partie est formée de glycérides neutres propres à l'espèce animale considérée, l'autre de savons à acides gras, de lécithine (A. Gautier). Dans le chyle, on trouve aussi de la cholestérine, des amines (Dobroslavine). Au sortir du ganglion, la teneur en graisse diminue.

La proportion du sucre est très faible, beaucoup plus faible que celle du sang (Chauveau). Wurtz n'en trouve que des traces. Poiseulle et Lefort en obtiennent 0 gr. 016 et 0 gr. 0098 avec 1000 parties de lymphe de chien et de vache. Dans 1000 parties de lymphe humaine, Gubler et Quévenne en trouvent 0 gr. 50.

Il y a du glycogène (0 gr. 1 pour 1000).

Cent parties de lymphe contiennent de 0,012 à 0,021 d'urée.

Les matières salines (chlorure de sodium, phosphates, sulfates et carbonates alcalins) existent dans la lymphe à peu près dans les mêmes proportions que dans le sang (de 7 à 15 grammes; en moyenne, 8 grammes par litre de lymphe humaine). Il y a du fer dans la lymphe et dans le chyle.

D'après Hammarsten, 100 grammes de lymphe contiennent 42 gr. 28 de gaz qui se répartissent ainsi : acide carbonique, 40 gr. 32 (de 28 à 40,32); azote, 1 gr. 63; oxygène, 0 gr. 43 (de 0 à 0,43).

Dans le chyle, Hensen a précipité par l'alcool un ferment diastasique. La lymphe contient aussi de l'amylase. Dastre en conclut que le glycogène n'existe pas dans le plasma mais seulement dans les globules blancs.

Floresco a constaté qu'après injection de propeptone ou d'extrait de têtes de sangsues, la lymphe incoagulable du canal thoracique provoquait la coagulation de la caséine du lait. Elle contient donc de la présure; cette présure diminue sous l'influence du jeûne. La lipase paraît n'y exister qu'en très faibles quantités (Duclaux).

La lymphe ne jouit pas du pouvoir réducteur puisque si, comme l'ont fait Gautier (1881), Ehrlich (1890), on injecte, sur un animal vivant, des substances colorées telles que l'indigo, le bleu d'alizarine, de céruléine, substances qui se décolorent en absorbant de l'hydrogène, on constate qu'elle est teinte comme le sang et certains autres tissus.

Bibliographie. — Magendie. *Précis élémentaire de physiologie*, 1825, II. — Noll. *Zeitschrift f. ration. Medicin*, 1850, IX. — Cl. Bernard. *Leçons sur les anesthésiques et sur l'asphyxie*, 1875. — Lesser. Eine Methode um grosse Lymphmengen vom lebenden Hunde zu bekommen. *Arbeiten aus der phys. Anstalt zu Leipzig*, mitgetheilt durch Ludwig, 1872. — Hammarsten. Ueber die Gase der Hundelymphe. *Arbeiten aus der phys. Anstalt zu Leipzig*, 1872. — Robin. *Leçons sur les humeurs*, 1874. — Frey. Éd. franç., 1877. — Albertoni. Ueber die Peptone. *Centralblatt für die med. Wiss.*, 1880, n° 32. — Hofmeister. U. das Schicksal des Peptons im Blut. *Zeit. f. phys. Chemie*, V. — Tarchanoff. De l'influence du curare sur la quantité de la lymphe et l'émigration des globules blancs du sang. *Arch. Physiologie*, 1875. — Knause. Zur Physiologie der Lymphe. *Zeitschrift f. rat. Medicin*, 1885, VII. — Colin, *Phys. comparée des animaux domestiques*, 1888, II. — Heidenhain. Versuche u. Fragen zur Lehre von des Lymphbildung. *Pflüger's Archiv*, 1891, XLIX. — Hamburger. *Zeit. f. Biol.*, 1894. — Charrin. *C. R. Soc. Biol.*, 1896. — Leathes. *Journ. of Phys.*, 1896. — Tschenewkow. *Archiv. f. die gesam. Phys.*, LXII. — Fano et Bottazi. *Arch. ital. biol.*, 1896, XXVI. — A. Gautier. *Leçons de chimie biol. et path.*, 1897. — Asher et Barbera. Untersuchungen über die Eigenschaften u. die Enstehung der Lymphe. *Zeitschr. f. Biol.*, 1898, XXXVI-XXXVII. — Duclaux. *Traité de Microbiologie*, 1899, II. — Moussu. Recherches sur l'origine de la lymphe de la circulation lymphatique périphérique. *Journal de l'anatomie et de la physiologie*, 1901, nos 4-5. — Ranvier. *Traité d'Histologie pathologique*, 1901. — Retterer. *Journal de l'Anatomie et de la Physiologie*, 1901, n° 6.

71*

[*G. DELAMARE.*]

LEUCOCYTES

Sous les noms génériques de leucocytes ou de globules blancs, on décrit une série de cellules rencontrées dans le sang, la lymphe et les mailles du tissu conjonctif.

Ranvier a critiqué l'expression de leucocyte (λευχος, blanc ; χυτός, utricule) qui, dit-il, ne fait que jeter la confusion en laissant supposer que les globules blancs sont des corps utriculaires, ce qui est inexact. D'autres, faisant observer que ces éléments, incolores ou chargés de grains jaunes, orangés ou noirs, ne sont jamais blancs, se sont élevés contre l'appellation de globules blancs. Tout en reconnaissant la justesse de ces remarques, nous conserverons ces termes, consacrés par l'usage, faute de pouvoir les remplacer par ceux de cellules migratrices ou d'amibocytes. L'amiboïsme n'est pas une propriété exclusive des leucocytes ; il n'est même pas certain qu'il appartienne, toujours, à toutes ces cellules.

Nous étudierons :

1° La structure, les propriétés physiques, chimiques et biologiques, l'évolution (dégénérescences et mort) du leucocyte ;

2° Les différents leucocytes.

I. LE GLOBULE BLANC EN GÉNÉRAL

Structure. — Nous envisagerons : 1° le noyau ; 2° le corps protoplasmique.

Noyau. — Suivant la variété de leucocyte considérée, le noyau varie considérablement, non seulement dans ses dimensions, sa forme, sa situation, mais encore dans sa teneur en chromatine et dans la disposition de celle-ci.

Gros ou petit, central ou excentrique, il est arrondi, ovalaire, allongé ou polymorphe, parfois même, véritablement multiple. La polymorphie de ces noyaux a vivement intrigué les cytologistes et suscité de nombreuses théories explicatives.

S'il est bien exact que, par fragmentation et vacuolisation dégénérative, des leucocytes peuvent présenter des noyaux multiples et troués, Flemming, Heidendain, Van der Stricht ont prouvé que, en général, cette polymorphie n'est pas, comme l'avaient cru Ziegler et Schultze notamment, un signe de dégénérescence ou même d'insénescence. Et de fait, si l'on peut invoquer à l'appui de cette dernière opinion que le noyau de certaines cellules épithéliales, arrondi sur l'animal jeune, devient irrégulier et contourné à mesure que vieillit le sujet, il faut reconnaître que les propriétés amiboïdes, phagocytaires actives des leucocytes à noyaux polymorphes cadrent mal avec l'idée de cellules vieilles ou prêtes à mourir.

Nous verrons en étudiant l'amiboïsme, la division directe et indirecte des leucocytes, quels rapports génétiques paraissent exister entre ces phénomènes et l'irrégularité du noyau. Ces phénomènes ne paraissant pas susceptibles d'expliquer tous les cas de polymorphie nucléaire, il est intéressant de comparer le noyau bourgeonnant des *leucocytes — glandes unicellulaires* (Ranvier, Löwit) — au noyau ramifié des cellules glandulaires, immobiles de certains Invertébrés (formes observées par Mayer, Heider, Korschelt, Klaatsch, Montgomery). Fait digne de remarque, ces modifications du noyau sont temporaires et semblent coïncider avec l'activité sécrétoire de la cellule. Peut-être la polymorphie, c'est-à-dire l'augmentation de surface nucléaire de certains leucocytes, est-elle en rapport avec leur activité sécrétoire.

Tantôt la chromatine se présente sous la forme d'un réseau à mailles plus ou moins serrées, tantôt sous l'aspect de granules arrondis (faux nucléoles). Ces faux nucléoles sont, en général, plus ou moins centraux, reliés ou non à d'autres grains périphériques collés contre la membrane nucléaire.

Sur les leucocytes de salamandre fixés au sublimé, M. Heidenhain constate l'existence d'un réseau chromatique grossier intriqué dans un réseau beaucoup plus fin, formé par des filaments de linine. Dans les mailles de ce réseau, il trouve des granulations albuminoïdes fortement colorées par la fuchsine acide. Il désigne cette substance sous le nom de lanthanine. Henneguy pense qu'il s'agit d'un liquide albumineux précipité par le sublimé. Ce liquide correspond peut-être à la paralinine.

Löwit, en étudiant les leucocytes de l'écrevisse avec les réactifs de Schwarze et de Zacharias, a trouvé que leurs noyaux renfermaient beaucoup de pyrénine. Il pensait que de tels noyaux devaient se diviser, surtout, par voie directe. Nous verrons plus tard que, fréquemment, les leucocytes se reproduisent par caryocinèse.

Hayem, Ehrlich et Lazarus signalent la présence, à peu près constante, de un ou deux nucléoles dans les petits leucocytes (lymphocytes), sans préciser s'il s'agit de pyrénosomes ou de faux nucléoles chromatiniens.

Dans certains leucocytes (myélocites neutrophiles), Levaditi a coloré, sans fixation préalable, par le brillant Kresylblau, des formations qu'il considère comme des nucléoles (?).

Protoplasma. — Nous étudierons : 1° son architecture ; 2° les formations différenciées telles que centrosomes et sphères attractives ; 3° les enclaves absorbées ou élaborées par la cellule.

Architecture. — Tantôt réduit à une couche presque imperceptible, tantôt bien développé, le protoplasma des globules blancs paraît jouir d'aptitudes à la coloration assez diverses : parfois indifférent, il se montre tour à tour acidophile ou basophile.

Parfois presque homogène, il présente presque toujours, suivant Flemming, Heidenhain, Schœfer, Arnold et Klemciewicz, une structure réticulaire ou filamenteuse. Dans les mailles du réseau se trouvent des espaces remplis d'une substance homogène et liquide ; les vacuoles sont plus ou moins abondantes suivant les cellules considérées.

Schœfer a constaté que les leucocytes, fixés sur lame, par action rapide d'un jet de vapeur, présentaient une structure réticulaire au centre, tandis que les pseudopodes restaient clairs ; il en a conclu que ceux-ci n'étaient que des expansions hyaloplasmiques. De même, Henneguy a trouvé une structure nettement vacuolaire à la partie centrale des leucocytes de lombric dont les pseudopodes sont homogènes. Arnold, après macération dans la solution iodo-iodurée, voit des corpuscules tantôt arrondis, tantôt et plus souvent allongés en forme de bâtonnets (plasmosomes). Ces plasmosomes offrent des prolongements filiformes qui s'unissent de mille manières pour donner l'impression d'une texture, parfois filamenteuse, parfois réticulaire ou spongieuse. Ils interceptent des espaces remplis d'un paraplasme hyalin.

Klemciewicz observe une structure filamenteuse, des vacuoles au centre et un ectoplasme à la périphérie. C'est peut-être grâce à cet ectoplasma que le suc cellulaire, malgré sa forte teneur en eau, ne se mélange pas continuellement avec le liquide ambiant. En tout cas, cette structure permet de concevoir quels fréquents et faciles échanges doivent se faire entre le contenu cellulaire et le milieu ambiant.

Centrosomes et sphères attractives. — Les centrosomes des leucocytes ont été étudiés par Flemming, Hansemann, M. Heidenhain et Henneguy.

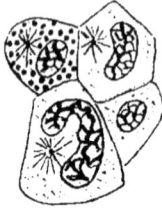

Fig. 534. — Centrosomes des cellules de l'écorce lymphoïde du foie de salamandre.
(D'après Henneguy.)

Hansemann a observé les centrosomes avec les sphères attractives et les rayons qui en émanent dans les leucocytes des jeunes tissus de granulation; Heidenhain, sur les leucocytes humains et sur ceux de la salamandre, au moyen de l'hématoxyline ferrique. Sur 1000 cellules au repos, il en a trouvé 74,6 pour 100 avec deux centrosomes inégaux et 19,1 pour 100 avec deux centrosomes égaux. Il admet que, en général, il y a deux centrosomes.

Dans un certain nombre de cellules, il a vu, à côté des deux centrosomes, un ou deux corpuscules accessoires encore plus petits et moins colorés. Les trois ou quatre éléments sont réunis par des filaments brunâtres ou grisâtres et l'ensemble de la figure (*microcentre*) offre la forme d'un triangle ou d'un tétraèdre.

Dans l'écorce lymphoïde du foie des amphibiens urodèles, Henneguy a trouvé dans presque toutes les cellules (leucocytes à noyau polymorphe ou à grains basophiles) un centrosome visible sous forme d'un point coloré, entouré d'un aster. Ce centrosome occupe, en général, la région située dans la concavité du noyau. Dans quelques cellules dont le noyau allait se diviser, Henneguy a vu deux centrosomes éloignés l'un de l'autre.

Enclaves. — Les enclaves leucocytaires, de nature et de provenances très variables, sont multiples : nous mentionnerons, sans plus insister pour l'instant, les particules d'origine exocellulaire, débris de microbes, d'hématies, granulations ferrugineuses, phagocytées par le globule blanc. Il nous suffira de signaler la présence de granulations chromatiniennes excrétées par le noyau dans le protoplasma (Nebenkern de certains auteurs).

Dans les cellules migratrices en chromolyse de l'intestin de salamandre, Lukjanow a vu des corpuscules juxta-nucléaires colorés en rouge brun par le mélange de Biondi.

Mais les enclaves les plus importantes sont, sans contredit, les granulations cytoplasmiques connues depuis Wharton Jones et Max Schultze, étudiées par Semmer, Pouchet, Ranvier, Renaut, Hayem. Les travaux d'Ehrlich et de ses élèves ont précisé leur morphologie, leurs réactions histochimiques et surtout leurs affinités pour les couleurs d'aniline.

En étudiant les propriétés tinctoriales de ces granulations, Ehrlich a reconnu qu'elles jouissaient d'une élection particulière pour certaines couleurs d'aniline.

Admettant que la plupart de ces matières colorantes sont des sels, il a *conventionnellement* désigné sous le nom de couleurs *acides* celles dans lesquelles le principe colorant paraît fourni par l'acide, *basiques* celles dans lesquelles le principe colorant paraît fourni par la base, *neutres* celles qui présentent une coloration mixte due à l'acide et à la base.

Les granulations sont dites *acidophiles*, *basophiles* ou *neutrophiles* suivant qu'elles ont de l'affinité c'est-à-dire qu'elles se teignent fortement ou exclusivement par l'une ou l'autre de ces couleurs, dites conventionnellement *acides*, *basiques* ou *neutres*. L'éosine, l'orange, la fuchsine acide sont des couleurs acides; le bleu de méthylène, la safranine, le vert de méthyle, des couleurs basiques.

Sont *amphophiles*, les granulations qui, dans un mélange de colorants acides et basiques, retiennent en même temps les deux matières colorantes.

Ainsi, les grosses granulations réfringentes des leucocytes de Semmer sont *éosinophiles* c'est-à-dire *acidophiles*. Elles sont encore appelées *oxyphiles*. Ehrlich les a désignées par la lettre α.

Ehrlich a trouvé deux sortes de granulations basophiles : γ et δ. Tandis que la granulation γ se teinte par les couleurs basiques, sans changement de coloration, la granulation δ présente le phénomène désigné sous le nom de *métachromasie*. Elle se colore en rouge par le bleu polychrome de Unna.

Dans les leucocytes à noyau polymorphe se trouve une fine granulation qui, dans un mélange de vert de méthyle, d'orange et de fuchsine acide, se teinte en violet. C'est la granulation neutrophile ε d'Ehrlich.

On a discuté la neutrophilie de cette granulation : Gulland, Kanthack et Hardy ont soutenu que les mélanges d'Ehrlich n'étaient pas neutres mais acides et qu'en réalité le grain ε était acidophile (granulation oxyphile fine). D'autres, Maragliano, Zappert, etc., pensent avoir trouvé toutes les transitions au point de vue de la taille et de la colorabilité entre α et ε. Peut-être pourrait-on considérer cette granulation ε comme amphophile? C'est l'opinion de Dominici qui, rappelant que Kanthack et Hardy, puis Jolly l'ont colorée par l'éosine, ajoute qu'elle est également colorable par les couleurs basiques.

Il est encore une autre granulation dont la signification a suscité de nombreuses controverses : c'est la granulation plus petite et moins réfringente que l'α qui, dans les leucocytes à noyaux polymorphes du sang de lapin et de cobaye, a été décrite par Ehrlich et Kurlow sous le nom de *pseudo-éosinophile* et désignée par les lettres βE.

Est-elle acidophile ou amphophile? faut-il la rapprocher de l'α ou de l'ε?

La rapprochent de l'α, non seulement sa très grande acidophilie, mais encore son insolubilité dans l'eau, l'ammoniaque, l'éther, l'alcool, le chloroforme, la térébenthine, le formol, le sublimé, sa coloration en jaune par la solution iodo-iodurée. Elle diffère d'α par sa solubilité dans l'acide acétique, par ce fait qu'elle est plus éosinophile qu'orangeophile, plus indulinophile qu'éosinophile.

La rapprochent d'ε sa coloration en violet par le triacide[1], sa basophilie qui,

---

1. Cependant, si j'en juge par quelques observations personnelles, son amphophilie n'est pas constante : dans le mélange de Biondi, après fixation au sublimé, elle m'a paru se colorer uniquement par la fuchsine acide.

[*G. DELAMARE.*]

pour certains, est aussi marquée que son acidophilie. Dans un mélange de bleu de toluidine et d'éosine, Dominici la colore en violet rouge. Elle diffère d'ε par sa taille plus grande, par son insolubilité dans l'eau, par son acidophilie plus marquée. (Sa colorabilité par l'éosine n'est pas gênée par l'hématoxyline.) Elle diffère donc d'α et d'ε.

Il est intéressant de noter sa présence dans les leucocytes du cobaye et du lapin, qui, par leur nombre, leurs dimensions, la polymorphie de leurs noyaux et surtout par leurs propriétés physiologiques (amiboïsme, phagocytose) paraissent bien les homologues des polynucléaires à grains neutrophiles. Ainsi, d'un type animal à l'autre, la même cellule élabore des produits différents, en apparence au moins.

Chez les oiseaux, des cristalloïdes divers paraissent répondre à la granulation α.

Remarquons encore que si les granulations acidophiles sont très répandues dans la série animale et se trouvent non seulement chez les vertébrés mais encore chez les crustacés, les arachnides, les insectes, les oligochètes, les sipunculiens, les lamellibranches, les psorobranches, les granulations basophiles seraient propres aux vertébrés et aux sipunculiens (Cuénot). Seuls, suivant cet auteur, les globules blancs des gastéropodes pulmonés seraient dépourvus de granulations. Encore peut-il s'agir d'une absence plus apparente que réelle. Dans le même ordre d'idées, Ehrlich fait remarquer que si Hirschfeld n'a pas trouvé de grains neutrophiles chez la souris blanche, Müller les a vus par une méthode spéciale.

La réalité de ces granulations paraît bien démontrée, puisque les plus grosses d'entre elles sont visibles sur la cellule vivante et puisqu'elles sont presque toutes décelables par les procédés de fixation et de coloration les plus divers.

Par la coloration dite vitale, au rouge neutre, la plupart d'entre elles se teintent en rouge orangé, quelques-unes seulement en rouge. Leur réaction est donc alcaline presque toujours (Ehrlich).

Si nous connaissons leur morphologie, leurs affinités colorantes, leurs solubilités, nous sommes très ignorants de leur véritable nature.

Ce sont peut-être des albumines (Weiss, Löwit, Sciawcillo). Il est à peu près certain qu'elles ne représentent pas des débris hématiques cellulaires ou microbiens, antérieurement phagocytés comme l'avaient pensé Sacharoff, Hardy, Lew Bonn Keng, Tettenhamer, Metchnikoff et Mesnil.

Sont-ce des parties constituantes ou des élaborations du cytoplasma? On a voulu les identifier aux bioblastes d'Altmann ; Arnold, tenant compte de leur ordonnance (disposition en chaînette?), de leurs rapports avec les parties cellulaires stables, admet qu'elles représentent des plasmosomes transformés. Cette opinion, adoptée par Schultze et Gulland, est combattue par Ehrlich, Renaut, Löwit, Heidenhain. Suivant l'opinion de Ranvier, il paraît s'agir d'élaborations cellulaires.

Certaines d'entre elles semblent conservées à titre de matériel de réserve, à la manière des grains vitellins ; d'autres sont expulsées avec ou sans dissolution préalable. Ainsi se dissolvent les grains sécrétés par certaines cellules glandulaires.

Il est permis de se demander encore si ces granules représentent une élaboration particulière ou s'ils doivent être considérés comme le substratum des ferments solubles dont la chimie démontre la présence dans le protoplasma leucocytaire. A ce propos, il convient de rappeler que des cellules blanches, dépourvues de granulations, jouissent d'un pouvoir digestif très intense : ainsi, les macrocytes (cellules de Metchnikoff) qui paraissent posséder un ferment soluble capable de dissoudre les hématies (macrocytase de Tarassewitch). D'autre part, il y a des ferments dans le noyau dépourvu de granulations.

Maintenant quelle est la valeur physiologique des distinctions établies par l'étude des réactions colorantes ?

Sans vouloir trancher cette question, on doit remarquer que les différences de colorabilité n'expriment pas toujours des différences importantes de constitution chimique, puisqu'une simple déshydratation suffit à changer les affinités tinctoriales d'une granulation.

D'ailleurs, les différences de constitution chimique ne correspondent pas toujours à des significations physiologiques différentes.

L'hémoglobine de l'homme ne cristallise pas comme celle du cobaye et cependant elle sert aux mêmes usages. Ne peut-on supposer qu'il en est de même pour les granulations βE et ε?

Mais, l'existence des granulations leucocytaires a soulevé d'autres problèmes : on s'est demandé si les cellules à granulations provenaient toujours des cellules granuleuses et si deux sortes de granulations, ε et δ, par exemple, pouvaient se rencontrer dans la même cellule.

S'il est bien certain que les cellules granuleuses peuvent encore se reproduire, il paraît à peu près établi qu'à l'origine ces cellules dérivent d'éléments non granuleux. On a beaucoup discuté le lieu d'apparition de ces grains. Il ne semble pas que le sang en soit le théâtre habituel; c'est dans la moelle osseuse, parfois même dans les ganglions et dans la rate, que se développent les granulations.

Deux granulations différentes ε et δ, ε et α peuvent-elles coexister dans la même cellule? Au premier abord, il semble aisé de répondre par l'affirmative, puisque de nombreux auteurs (Ehrlich, Schwarze, Weiss, Schaffer, Fischl, Müller, Hirschfeld, Bettmann, Arnold, Engel, Levaditi, Jolly) ont trouvé dans le même cytoplasma deux granulations ayant des affinités colorantes inverses. En réalité, la solution est plus complexe, car la présence de granulations basophiles dans une cellule éosinophile ne prouve pas nécessairement la coexistence des granules α et δ. Pour démontrer ce fait, il faudrait prouver que la granulation basophile surajoutée est identique à la vraie δ, non seulement par sa colorabilité, mais encore par sa morphologie et surtout par ses propriétés chimiques (solubilité ou insolubilité). Ainsi, par exemple, Arnold trouve des granulations basophiles à côté de granulations α ou βE. Mais ces granulations n'étant pas métachromatiques ne sont pas identiques aux δ. Engel trouve dans la même cellule des granules δ, ε et α. Les caractères histochimiques n'étant pas donnés, il est impossible de savoir si les granules surajoutés sont de véritables ε et α. Du reste, on conçoit combien la question devient complexe, lorsqu'il s'agit de la coexistence d'α et d'ε. Nous savons qu'ε a été tour à tour regardée comme neutrophile, acidophile et amphophile.

S'il n'est pas démontré que deux gradulations *distinctes* et *classées* (α, β, etc.) puissent coexister dans le même élément, il est bien certain qu'un même élément peut contenir des granulations diversement colorables. Quelle est la signification des granulations surajoutées, encore dites hétérochromatiques?

Ehrlich ayant trouvé des granulations indulinophiles dans les éosinophiles jeunes, ayant constaté que ces granulations avaient les réactions chimiques des α et que, déshydratées, elles devenaient franchement éosinophiles, a pensé qu'il s'agissait de formes jeunes, en voie de développement. On sait que d'autres éléments, les hématies, sont polychromatophiles avant de devenir acidophiles. Bettmann pense, au contraire, que la présence de granulations basophiles est le signe d'un processus dégénératif.

En est-il toujours ainsi? Il ne le semble pas. Tout récemment, Levaditi a observé des cellules d'Ehrlich (Mastzellen) qui contenaient des granulations colorées en violet rougeâtre par le triacide, en rouge violacé par l'éosine-bleu de méthylène méthylal. Elles se rapprochent des ε non seulement par leurs affinités tinctoriales mais encore par leur solubilité dans la potasse à 2 p. 100 et dans l'acide acétique à 3 p. 100. Elles en diffèrent par le ton plus rouge de leur coloration au triacide, par leur insolubilité dans l'eau distillée et par leurs dimensions plus grandes. Différentes des δ par leur colorabilité et par leur taille, elles s'en rapprochent par leur solubilité dans l'acide acétique. Levaditi pense qu'il s'agit de granulations nouvelles, sans relation avec les granulations connues; peut-être, en tenant compte des caractères mixtes plus haut indiqués, pourrait-on se demander s'il ne s'agit pas de formes intermédiaires aux δ et aux ε? Car, par définition, n'est-ce pas le propre des formes intermédiaires de présenter des *caractères mixtes* qui ne sont plus tout à fait ceux de la forme primitive et qui déjà ont quelque ressemblance avec ceux de la forme future? On conçoit du reste que, par leur nature, de tels caractères laissent le champ libre aux interprétations arbitraires et permettent de discuter longtemps encore la question de savoir s'il y a oui ou non des formes de passage entre les diverses variétés de granulations établies par Ehrlich.

Propriétés physiques. — Incolores presque toujours, teintés parfois, d'une réfringence variable, opaques ou clairs, les leucocytes sont des masses

[G. DELAMARE.]

protoplasmiques molles, malléables et nues, plus lourdes que le plasma et moins lourdes que les hématies. Visqueux, ils adhèrent aux surfaces les plus lisses. Lorsque la circulation se ralentit, ils s'accumulent contre la paroi vasculaire et résistent au courant qui les étire. Placés sur une lame de verre, ils lui adhèrent et ne sont pas entraînés par une goutte d'eau qui, pénétrant par capillarité, chasse les globules rouges. Les recherches de Berthold semblant démontrer qu'une goutte protoplasmique, dénuée de membrane, possède les caractères physiques d'un liquide, on peut supposer qu'au repos, le leucocyte est arrondi par une tension superficielle égale en tous les points de sa surface ; cette tension est de même ordre, mais plus faible, que celle des globules de beurre en suspension dans le lait. Pour si suggestive que soit cette comparaison, elle n'est pas absolument exacte, car le protoplasma leucocytaire, nous l'avons vu, est loin d'être homogène.

Constitution chimique. — Encore bien lacunaires, nos connaissances touchant la constitution chimique des leucocytes se sont enrichies, dans ces dernières années, de notions intéressantes non seulement pour la physiologie de cette cellule, mais pour la physiologie générale.

Dès 1871, Hoppe Seyler, analysant les globules de pus séparés du liquide qui les contient, constate qu'il y a, dans 100 parties de leucocytes :

13,762 d'albuminoïdes indéterminées ;
34,257 de nucléine ;
20,566 de substances insolubles ;
14,384 de lécithine et de graisses ;
7,400 de cholestérine ;
5,199 de cérébrine ;
4,433 de substances extractives.

Les cendres contiennent de l'acide phosphorique, du chlore et des métaux nombreux (sodium, potassium, calcium, magnésium, fer). Tout récemment, Stassano et Bourcet ont trouvé dans les leucocytes du sang normal un autre métalloïde, l'iode.

En ce qui concerne le fer, les recherches d'Arnold, d'Hayem, de Quincke, Barker, Hausermann démontrent sa présence, sinon constante, du moins fréquente, dans les leucocytes. Arnold a vu les leucocytes ingérer le fer exogène. Rouget a montré que ces mêmes cellules absorbaient les vieux globules rouges et tous les pathologistes savent, depuis Virchow, que les pigments résiduels des vieux foyers hémorragiques sont emportés par les cellules blanches. Suivant Quincke, les globules rouges phagocytés se transforment les uns en grains jaunes, les autres en albuminate de fer incolore que seule peut révéler l'analyse histochimique. Barker croit à la présence du fer dans les granulations éosinophiles. Hayem admet la surcharge hémoglobique de certains leucocytes, notamment après la saignée. Ces dernières constatations, comme toutes celles, anciennes ou récentes, qui, basées sur la simple apparence ou sur des réactions colorantes, permirent d'admettre la dégénérescence hémoglobique des leucocytes, commandent les plus expresses réserves.

Il n'en reste pas moins bien établi que le protoplasma leucocytaire peut renfermer les métaux les plus divers et souvent, sinon toujours, du fer. Cette constatation n'est pas dénuée d'intérêt maintenant que nous savons combien leur protoplasma est riche en ferments solubles. Il est en effet permis de concevoir que là, comme dans les expériences de Bertrand, d'Hanriot, le métal intervient dans l'action de la diastase.

Avant d'étudier ces diastases, nous devons dire un mot des substances ternaires et quaternaires du leucocyte.

En fait de substances ternaires, le globule blanc peut contenir des graisses et du glycogène.

Le leucocyte des invertébrés accumule parfois, sans dégénérer, des graisses de réserve, absolument comme fait la cellule connectivo-adipeuse des vertébrés supérieurs. Cuénot mentionne expressément le fait pour les leucocytes des Tuniciers. Toutefois, le même auteur remarque que, chez certaines hirudinées, chez certains mollusques (doris tuberculata), chez les ascidies et les batraciens, la graisse se montre surtout dans les cellules vieilles ou dans les cellules d'animaux anémiés. Et de fait, chez les vertébrés supérieurs, la graisse n'apparaît guère que dans les leucocytes malades ou mourants. Il n'y a plus *surcharge* mais bien *dégénérescence graisseuse*. Ainsi, les cadavres leucocytaires du pus sont très riches en graisses. Et cependant, chez les mammifères mêmes, les globules blancs qui, cheminant à travers l'épithélium intestinal, absorbent les corps gras d'origine digestive font exception à cette règle.

Dans la cellule lymphatique des animaux à sang froid, Ranvier a vu que le glycogène, gommeux, était répandu de façon diffuse. Chez les mammifères, le glycogène ne semble pas exister constamment dans le protoplasma leucocytaire. Après injection de chlorure de sodium, de staphylocoques, de streptocoques, Salmon voit le glycogène apparaître dans les lymphocytes et dans les polynucléaires, jamais dans les macrophages. Ce simple fait suffit à montrer combien cet auteur a tort d'écrire que le glycogène joue un rôle dans le mécanisme de la défense de l'organisme par les globules blancs. Tout au plus en est-il le témoin.

Dans le pus, les variations quantitatives du glycogène sont considérables (Kühne, Jaffé, Kramer, Lilienfeld). Hüppert l'a vu osciller entre des traces et 1 gr. 67. Cette glycogénie leucocytaire apparaît dans les circonstances morbides les plus diverses (narcoses, diabètes, contusions graves, etc.).

Suivant Salmon, ce glycogène se présente sous des aspects variés : croissants, anneaux concentriques au contour cellulaire et même boules ou excroissances qui rappellent des prolongements amiboïdes. Parfois ces boules sortent du leucocyte et tombent dans le plasma.

La coloration brun acajou que prend le glycogène sous l'influence de l'iode pâlit entre 50° et 60° (Errera); elle disparaît entre 65° et 73° (Cantrian).

Ce glycogène paraît très stable (Lépine). — On peut lui supposer des origines multiples : le leucocyte est en effet capable d'absorber soit du glycose, soit de l'amidon.

Nous verrons qu'il sait transformer ce dernier en sucre. Il est donc permis de se demander si la cellule blanche, comme la cellule hépatique, peut, par hydrolyse, transformer en glycogène les sucres par elle ingérés. On voit bien, après injection péritonéale de glycose, les leucocytes se charger de glycogène; mais, étant donné que le même phénomène se produit après une simple injection de Na Cl, il convient d'être réservé dans son interprétation.

D'autre part, on peut concevoir la formation de ce glycogène aux dépens de certaines albumines leucocytaires : Kossel, en effet, a montré que la nucléine et l'histone peuvent se décomposer en bases exoniques intéressantes à rapprocher des produits de la décomposition des corps polysaccharés.

Nous savons que Hoppe Seyler mentionne l'existence d'une albuminoïde indéterminée et d'une nucléine; Gautier signale des nucléo-albumines (substance hyaline de Rovida, globuline d'Halliburton). Cette étude a été développée par Hofmeister, Lilienfeld et Kossel.

Hofmeister a trouvé des peptones abondantes dans le leucocyte. Lilienfeld a retiré de l'extrait aqueux des leucocytes, après centrifugation et filtration, puis précipitation par l'acide acétique, une poudre blanche insoluble dans les acides, solubles dans l'eau et les alcalis faibles : c'est la *nucléohistone* qui, traitée par les alcalis, les acides étendus ou l'eau bouillante, se scinde en *leuconucléine*, acide, et *histone de Kossel*, basique. Il y a dans le leucocyte 68,8 pour 100 de leuconucléine et 8,7 pour 100 d'histone.

La nucléine est susceptible d'engendrer de l'acide urique. L'élimination urinaire de cet acide augmente considérablement dans certaines leucémies. Ainsi, l'on peut concevoir l'intervention du leucocyte dans les processus de la désassimilation azotée de l'organisme.

A un autre point de vue, il n'est pas moins curieux de constater que la nucléine et l'histone, ces deux protamines, retirées de la même cellule ou du moins de la même espèce cellulaire, possèdent des propriétés physiologiques antagonistes : la première est coagulante, la seconde anticoagulante.

Normalement, il y a des pigments dans certains leucocytes des animaux à sang froid (Cuénot, Renaut) et, anormalement (paludisme, mélanose), dans ceux des animaux à sang chaud.

Il est maintenant bien établi que les leucocytes produisent ou, du moins, contiennent des ferments solubles et que, par suite, ils sont non seulement capables d'absorber des substances étrangères mais encore d'en digérer véritablement certaines.

Pour Heckel, qui a vu rougir les grains bleus de tournesol ingérés par les leucocytes, cette digestion se fait en milieu acide. Metchnikoff crut d'abord qu'elle avait lieu en milieu neutre ou alcalin; depuis, ayant reconnu que les vacuoles se coloraient en rouge brique par le rouge neutre, il pense qu'elle a lieu en milieu faiblement acide.

Dès 1888, Leber a constaté qu'un pus aseptique digérait la fibrine et liquéfiait la gélatine; ces propriétés disparaissaient par le chauffage. Dans les leucocytes amygdaliens, Rossbach a trouvé une amylase. Plus récemment Zobolotny a fait la même constatation sur les leucocytes péritonéaux du cobaye. Il semble que les effets de ce ferment soient parfois assez lents

[*G. DELAMARE.*]

à se produire; peut-être aussi n'existe-t-il pas dans tous les leucocytes et chez tous les animaux. Telle est sans doute l'explication des résultats négatifs annoncés par Schœfer, Netchaeff et Salmon. Cependant Salmon a vu l'amidon ingéré devenir dextrine.

Suivant Lépine, la diastase glycolytique, fabriquée par le pancréas, serait fixée d'une façon intérimaire par le globule blanc.

Portier puis Brandenburg ont étudié les oxydases leucocytaires. Mantegazza et Schmidt, la plasmase. Cette plasmase a été retrouvée dans les extraits leucocytaires de Jacob, Löwit et Schattenfroh. Elle serait surtout très abondante dans les noyaux. Ce fait prouve qu'il ne faut pas trop se hâter d'établir un rapport entre la présence de ces ferments et celle des granulations cytoplasmiques. De même que, pour livrer les produits de leur élaboration, les glandes holocrines se détruisent, de même les leucocytes doivent mourir pour que la plasmase se répande dans le liquide ambiant. Aussi a-t-on pu dire que la coagulabilité du sang est d'autant plus rapide que les globules blancs sont moins résistants. Dans les macrocytes, Delezenne a trouvé l'entérokynase, et Tarassewitch, la macrocytase. Dans le pus aseptique obtenu par injection de térébenthine, Achalme a retrouvé l'amylase, les oxydases, le ferment liquéfiant la gélatine et, de plus, un ferment voisin de la trypsine, une caséase, une saponase.

Cuénot et Cattaneo ont pensé qu'il y avait dans les globules blancs des crustacés décapodes un ferment formateur d'hémocyanine.

Ainsi, en dépit des variations individuelles, les leucocytes peuvent cumuler les multiples fonctions des cellules hépatiques, pancréatiques et rénales, fonctions qu'ils exercent non plus en des points déterminés mais partout, dans l'intimité même des tissus. En effet, comme la cellule hépatique, ils sont capables d'élaborer du glycogène, d'emmagasiner de la graisse; comme la cellule pancréatique, ils peuvent produire de l'amylase et porter une glycolysine; comme la cellule rénale, ils peuvent prendre part aux ultimes mutations de la matière azotée, puisqu'ils engendrent de l'acide urique. Ces glandes unicellulaires sont donc, non seulement des organes d'assimilation et des lieux d'accumulation pour les réserves nutritives, mais encore des organes excréteurs.

Propriétés biologiques. — La cellule blanche possède toutes les propriétés primordiales de la matière vivante : sensibilité, motilité, pouvoirs d'absorption, de sécrétion, de reproduction.

Motilité. — Elle est connue depuis longtemps, puisque, dès 1846, Wharton Jones observa les déplacements et les expansions pseudopodiques des leucocytes du sang de raie et de grenouille. Quelques années plus tard, en 1850, Davaine fit les mêmes constatations sur les globules blancs du sang humain. Ces changements de forme furent comparés par Lieberkühn à ceux des amibes et, maintenant encore, on les désigne sous le nom d'*amiboïsme*. Le leucocyte, sphérique, émet un prolongement ou pseudopode; ce pseudopode se ramifie, puis le corps cellulaire se déplace, se fusionnant avec cette expansion et ainsi de suite. Tantôt, les expansions protoplasmiques sont lobées, arrondies et assez larges; tantôt, au contraire, elles sont minces, filiformes, semblables à des aiguilles. Les pseudopodes des éosinophiles seraient moins effilés que ceux des autres leucocytes (Max Schultze, Jolly). Pour Flemming et de Bruyne, il n'y aurait dans le sang circulant que des lobopodes; les fins pseudopodes se produiraient sur les globules sortis des vaisseaux. A côté de ces mouvements d'ensemble, il paraît exister des mouvements endoplasmiques qui, sans déplacer la cellule, déplacent seulement les granulations et peut-être le noyau.

D'après Ranvier, ce noyau éprouve, sous l'influence des mouvements protoplasmiques, des changements véritablement passifs; les bourgeons, les étranglements et même les divisions qu'il présente résultent de l'activité du protoplasma qui étrangle, par une sorte de contraction, des portions de la masse nucléaire, comme ferait un anneau sur un sac. Sherrington, Dekhuysen,

Gulland et Korschelt pensent de même. Jolly voit dans le polymorphisme du noyau, un signe et peut-être même bien, en partie, un effet de l'activité amiboïde du protoplasma cellulaire.

Metchnikoff, Heidenhain trouvent dans l'apparence de ce noyau multilobé un des signes de l'adaptation des leucocytes à la diapédèse. Ehrlich a remarqué depuis longtemps que les polynucléaires se déplacent plus souvent et en plus grand nombre que les autres leucocytes. Metchnikoff insiste sur la rareté relative de ce type nucléaire chez les invertébrés avasculaires et il trouve évident qu'un noyau fragmenté en plusieurs lobes doit traverser la paroi vasculaire beaucoup plus facilement qu'un grand noyau entier.

Il est bien évident que ni la théorie de Ranvier, ni celle de Metchnikoff ne peuvent expliquer la genèse de tous les noyaux polymorphes. S'appliquent-elles à quelques-uns d'entre eux?

Les observations de Ranvier et de Jolly montrent la *concomitance* des modifications nucléaires et protoplasmiques sans établir entre elles une relation de causalité évidente. En effet, elles supposent mais n'établissent pas la passivité du noyau, son immobilité; elles n'expliquent pas la polymorphie du noyau de certaines cellules immobiles et la presque absolue sphéricité du noyau de certaines cellules amiboïdes. Cependant Demoor, après avoir paralysé le protoplasma leucocytaire par narcose chloroformique, a vu des mouvements du noyau. En admettant même avec Jolly, qu'étant donné l'objet d'étude (leucocytes de grenouille), ces observations soient sujettes à caution, il n'en reste pas moins bien établi qu'à certains moments de sa vie (division directe et indirecte), le noyau peut se mobiliser.

Jolly tente d'expliquer le noyau contourné des cellules immobiles en supposant que ce noyau n'a pas eu le temps de revenir à la forme ronde. Il est fort possible que cette explication satisfasse à quelques cas particuliers, elle ne saurait être généralisée. D'ailleurs, ce noyau polymorphe se voit dans des cellules qui n'ont jamais été mobiles. Arrivons au noyau arrondi des cellules amiboïdes. Jolly pense qu'il s'agit de cellules ne présentant que des mouvements exoplasmiques, sans influence sur le noyau. Nul doute que de tels mouvements existent, le tout est de savoir si les mononucléaires ne cheminent toujours que grâce à de semblables mouvements. Comme il n'en est rien, nous sommes en droit de conclure avec Lavdovsky, Hardy et Wesbrock que, contrairement à l'opinion de Ranvier, il n'est pas démontré que les déformations nucléaires soient purement passives et sous la dépendance étroite de la contractibilité protoplasmique.

La théorie de Metchnikoff est passible des mêmes objections et de quelques autres encore; nous ne reviendrons pas sur la diapédèse des mononucléaires, sur la polymorphie du noyau de certaines cellules immuablement fixes. Nous nous contenterons de remarquer que, si certaines formes de polynucléaires paraissent se bien prêter au passage à travers d'étroits défilés intercellulaires, il en est d'autres (formes en O, en rosace) qui, à coup sûr, ne sauraient faciliter les migrations endothéliales.

Les leucocytes, pour se déplacer, font un effort considérable (Engelmann). Pour le concevoir, il suffira de se rappeler qu'ils possèdent une tension superficielle plus faible mais de même ordre que celle des globules de graisse en

[G. DELAMARE.]

suspension dans un liquide aqueux. En chambre humide, Lavdovsky a vu des leucocytes traverser de part en part un caillot sanguin. Les globules blancs des animaux à sang froid manifestent leur amiboïsme à la température ambiante; ceux des animaux à sang chaud ne le font qu'entre 20° et 37°. La chaleur excite cette activité; à 43°, elle les tue en leur donnant une forme ronde. L'oxygène est nécessaire à leur vie et surtout à leurs manifestations motrices. Aussi peut-on introduire, sous la peau, un morceau de phosphore sans voir survenir le moindre leucocyte et cela, parce que le phosphore absorbe tout l'oxygène voisin.

Rollett, Goluber et Engelmann ont constaté que, sous l'influence des chocs d'induction, les leucocytes rentraient leurs pseudopodes et prenaient une forme sphérique. Forts, ces courants les tuent. Moins forts, ils les paralysent momentanément. Ranvier pense qu'il est difficile, dans de semblables expériences, de se mettre à l'abri des causes d'erreur d'origine chimique (action électrolytique du courant).

L'acide carbonique, l'oxyde de carbone, l'hydrogène, la quinine, le curare, le chloroforme paralysent puis tuent les leucocytes.

L'humeur aqueuse de la grenouille est un milieu défavorable à ces cellules.

Grâce à leur motilité, les leucocytes méritent bien leur nom de cellules migratrices; fréquemment ils quittent la lymphe et le sang pour se répandre dans les tissus voisins (Recklinghausen, Waller, Cohnheim, Stricker et Sanderson, Metchnikoff, Sabatier, Pouchet, Kowalewsky, Durham, etc.). Comme le prouvent une série d'expériences classiques, ils peuvent traverser les corps poreux. Tantôt ils cheminent dans les espaces intercellulaires (stomates), tantôt ils perforent le protoplasma cellulaire (fenestrations des cellules intestinales). Un certain nombre d'entre eux quittent définitivement le milieu intérieur pour se perdre — corps et biens pourrait-on dire — à l'extérieur, soit à la surface du tégument cutané, soit dans la cavité du canal intestinal. Ainsi, l'on conçoit la possibilité d'une élimination assurée par les leucocytes.

Durham a constaté que les leucocytes excrétaient de cette façon des substances étrangères, introduites expérimentalement dans le corps d'Asterias rubens. Des globules blancs chargés de fonctions identiques ont été signalés dans l'ovaire de Lacerta agilis et des mammifères par Strahl et Löwenthal.

Maintenant la mobilité est-elle une propriété commune à tous les leucocytes sans exception ? Le problème est difficile parce qu'il est toujours délicat, sans coloration, de savoir à quelle variété de leucocytes on a affaire. Dans ces conditions, il est impossible par exemple de savoir si l'on observe un éosinophile ou un leucocyte à granulations basophiles, et parfois même un petit leucocyte à granulations neutrophiles.

Les plus amiboïdes de tous sont les globules à grains neutrophiles, viennent ensuite les grands globules sans granulations et les éosinophiles. Contrairement à Renaut, l'amiboïsme de ces derniers leucocytes a été démontré par Max Schultze, Bizzozero, Mayer, Weiss, Müller et Rieder, Lavdovsky et Jolly.

De ses recherches sur le sang leucémique, Jolly conclut que, en général, les petits globules sans granules ne sont pas mobiles; parfois cependant, il a vu, comme Rieder, de petits globules mobiles. Le fait vient d'être tout dernièrement confirmé par Hirschfeld et Wolff.

L'amiboïsme leucocytaire, constaté par de grands observateurs, facile à vérifier, est un fait définitivement acquis que ne sauraient ébranler les opinions dissidentes de Semper, Griesbach et Retterer. Rappelons donc, à titre documentaire, que, pour Griesbach, la migration, observée *in vitro*, n'est que l'effet de l'adhérence, de la diffusion et de l'absorption de gaz; que, pour Retterer, les expansions pseudopodiques, ne sont que « le résultat de l'hydratation, de la désagrégation et de l'effritement du corps cellulaire ».

Maintenant, pouvons-nous concevoir le mécanisme de cette motilité, manifestation élémentaire de la substance contractile la plus primitive? Engelmann a tenté d'appliquer aux mouvements de ce protoplasma, dénué de la double réfraction, sa théorie thermodynamique de la contraction musculaire. Il suppose qu'il existe dans le protoplasma de la cellule amiboïde d'innombrables éléments contractiles, trop petits pour être visibles aux plus forts grossissements. Ces éléments, entassés pêle-mêle, auraient une forme allongée et deviendraient sphériques en se gonflant. De ce gonflement résulterait la formation des pseudopodes. Il s'agit, on le voit, d'hypothèses pures, rejetées avec raison par Verworn. Nous devons à ce dernier auteur une théorie, au moins très ingénieuse. Pour lui, la mobilité des leucocytes, comme tous les phénomènes de contraction, résulte de l'alternance de deux phases opposées : l'une, de contraction, dans laquelle la surface diminue par rapport à la masse (forme sphérique), l'autre, d'expansion, dans laquelle la surface s'agrandit (formations pseudopodiques). Les leucocytes, ayant une tension superficielle analogue à celle des liquides, il est permis de penser que, lorsqu'ils sont sphériques, ils possèdent une tension superficielle égale en tous les points de leur surface. De même, lorsqu'ils émettent un pseudopode, c'est que leur tension superficielle diminue en ce point. Quelles sont donc les causes de cette augmentation ou de cette diminution de la tension superficielle? Étant donné que les pseudopodes se forment en présence d'oxygène et disparaissent en son absence, Verworn suppose que ce gaz, pris comme exemple, est l'excitant unilatéral susceptible de diminuer, en un point de la surface leucocytaire, la tension superficielle et, par suite, de produire des pseudopodes. Il diminuerait la tension superficielle en diminuant la cohésion que les diverses molécules organiques affectent entre elles.

Sous l'influence de l'oxygène ou des excitants de la désassimilation, voire spontanément, les molécules organiques se décomposeraient, la tension superficielle augmenterait et, par suite, le leucocyte redeviendrait sphérique par rétraction du pseudopode précédemment formé. Comme toutes les théories, celle de Verworn est passible de certaines objections : le protoplasma leucocytaire n'est pas homogène ; on ne sait pas de façon positive comment l'oxygène diminue la tension superficielle, etc. Elle a toutefois le mérite d'être suggestive et de montrer ou, du moins, de faire entrevoir la signification des phénomènes de chimiotaxie positive ou négative. La chimiotaxie n'est pas une attraction ou une répulsion mystérieuse : elle dérive du mode de mouvement spécial à la forme cellulaire considérée. Dans l'exemple précédent, l'excitant unilatéral choisi était l'oxygène qui, diminuant la tension superficielle, provoquait l'apparition d'un pseudopode du côté excité ; le leucocyte se mobilisait vers l'oxygène, il y avait chimiotaxie positive. Or il existe des excitants unilatéraux qui, au contraire, augmentent la tension superficielle au point excité : le pseudopode se forme du côté opposé, là où l'excitation de contraction est minime et où le protoplasma peut s'étaler sans obstacle; le leucocyte s'éloigne de l'excitant, il y a chimiotaxie négative. Provoquent la chimiotaxie positive, en outre de l'oxygène, des substances albuminoïdes (caséine du gluten, bouillie de farine de pois, de froment), des ferments (laccase), des toxines microbiennes et la plupart des microbes pathogènes ou saprophytes. Lubarsch a montré que les bactéries vivantes provoquaient une chimiotaxie positive plus marquée que les mêmes bactéries préalablement chauffées. Des recherches de Peckelharing, il résulte que les bactéries déterminent une chimiotaxie plus intense que les corps inertes tels que les filaments de coton. Par contre, la quinine, le jequirity, le chloroforme, l'alcool, la glycérine, l'acide lactique, les solutions à 10 p. 100 de sels de soude et de potasse, le microbe du choléra des poules provoquent une chimiotaxie négative. Chez la grenouille curarisée, il n'y a pas leucolyse comme le pensait Drozdoff, mais émigration en masse des globules blancs dans les voies lymphatiques (Tarchanoff). L'eau, les solutions faibles de sels de soude et de potasse, la peptone, la phloridzine, la créatine, la créatinine, l'allantoïne ne provoquent pas de chimiotaxie.

La sensibilité des leucocytes varie suivant l'espèce animale et suivant l'âge de l'individu :

G. DELAMARE.

les leucocytes des mammifères paraissent plus sensibles que ceux des animaux à sang-froid (Gabritchevsky); et, suivant Borissoff, ils seraient plus sensibles chez les jeunes que chez les vieux. Cet auteur a constaté qu'aucune des substances expérimentées par lui n'attirait une variété leucocytaire plutôt qu'une autre. J'ai vu, chez le même sujet, le même microbe provoquer des réactions leucocytaires qualitativement variables suivant l'organe considéré. Parfois, au contraire, telle variété de cellule blanche phagocyte tel microbe, à l'exclusion de tout autre. Ainsi, pour Metchnikoff, les polynucléaires englobent les streptocoques de l'érysipèle, les gonocoques, ce que ne font pas les mononucléaires; les mononucléaires englobent le bacille de Hansen, ce que ne font pas les polynucléaires. De même, dans les expériences de Besredka, c'étaient toujours et exclusivement les macrocytes (grands mononucléaires) qui étaient attirés par le trisulfure d'arsenic. Toutefois on ne saurait poser en règle générale que chaque type leucocytaire possède une chimiotaxie spéciale. Étant donné ce fait, étant donné qu'un même leucocyte, neutrophile ou éosinophile, est attiré par les microbes les plus divers, on conçoit que, même pour des infections pures, l'étude qualitative d'une leucocytose soit peu capable d'aider le diagnostic clinique.

Absorption de particules solides et d'éléments figurés (phagocytose). — On sait depuis longtemps que les leucocytes englobent des particules solides amorphes, des débris cellulaires. Heckel a découvert, dès 1862, que les leucocytes de Thétys phagocytaient des grains d'indigo. Recklinghausen, Preyer, Schultze et Balbiani ont fait de semblables observations sur des objets différents. Virchow, Kœlliker et Langhans ont vu que les débris hématiques des vieux foyers hémorragiques étaient emportés par les cellules blanches. Arnold a décelé la présence du fer, non seulement dans le protoplasma, mais parfois encore dans le noyau; dernièrement, Jolly a vu des grains d'amidon qui déprimaient le noyau, tandis que d'autres se trouvaient à son centre, comme si les deux saillies nucléaires s'étaient soudées derrière le corps étranger ainsi incorporé.

Ces faits devaient ouvrir des horizons bien nouveaux à la biologie. Puisque les leucocytes absorbaient des particules solides de matière colorante, on pouvait supposer qu'ils en faisaient autant pour des substances chimiques insolubles, utiles ou nuisibles. Et de fait, Besredka a observé la phagocytose du trisulfure d'arsenic; Arnozan, Montel, celle du calomel, du salicylate de soude; Landerer, celle du baume du Pérou. Ainsi, contrairement au vieil adage *corpora non agunt nisi soluta*, on peut concevoir que l'organisme utilise des substances insolubles. On peut et on doit admettre une assimilation se faisant dans l'intimité des tissus, en dehors du tube digestif. Enfin, puisque les leucocytes absorbaient des débris cellulaires, il était permis de supposer que, peut-être aussi, ils phagocytaient des cellules animales ou végétales (microbiennes). Sur les larves d'amphibiens, Rouget a observé, dès 1874, des leucocytes hématophages qui, après avoir détruit les hématies par eux ingérées, se transformaient en cellules pigmentaires. Metchnikoff a étudié l'histolyse des Spongiaires, des Échinodermes et des Amphibiens. De même, les travaux de Kowalewsky et de van Rees se sont efforcés d'établir l'importance du rôle des leucocytes myophages dans les phénomènes histolytiques de la nymphose. Metchnikoff et ses élèves ont montré que la cellule blanche pouvait phagocyter les cellules microbiennes les plus diverses. Cette phagocytose ne semble pas du reste une propriété spéciale et exclusive de la cellule blanche : si, par exemple, l'histolyse de la queue des batraciens est attribuée aux leucocytes par Bataillon, elle est attribuée à des phagocytes musculaires par Metchnikoff et Soudakewitch. De même, la neuronophagie, œuvre des leucocytes pour Kolesnikoff,

Weller, Babès, Valenza, Pugnat, Franca et Athias, est le fait de la cellule névroglique aux dires de Krauss, Marinesco, Nissl, Anglade et Rispal. D'ailleurs, tous les leucocytes ne sont pas phagocytes : les petits globules ne le sont pas; les éosinophiles le sont peu.

Maintenant, les cellules englobées par les leucocytes sont-elles normales ou préalablement altérées? La réponse ne paraît pas devoir être identique pour la cellule animale et la cellule microbienne.

Pour la cellule microbienne, nul doute, semble-t-il, qu'elle puisse être englobée vivante, puisque ainsi phagocytée, parfois encore, elle est capable de tuer.

Pour la cellule animale, le problème est plus complexe et la réponse moins aisée. En effet, *a priori*, ce phénomène peut tenir soit à une exaltation anomale de l'activité cytophage du globule blanc, soit à l'affaiblissement préalable ou à la mort de la cellule phagocytée. L'évolution du processus est souvent assez rapide pour qu'il soit histologiquement bien difficile de faire la part respective de ces deux facteurs. D'autre part, une cellule peut être fonctionnellement affaiblie, malade sans que cet état de moindre résistance ait nécessairement une traduction morphologique appréciable. Ces considérations permettent de concevoir toutes les discussions soulevées par le rôle des phagocytes dans l'histolyse nymphale des insectes ou dans celle des batraciens anoures : les uns, soutenant que la cellule disparaît sous l'effort répété des leucocytes, les autres, les plus nombreux maintenant, affirmant que les globules blancs se bornent à enlever les restes d'un organe déjà altéré. Sans aborder ici l'étude de cette question, nous nous bornerons à remarquer que, même en faisant abstraction des recherches de Loos, Eberth, Nœtzel, etc., recherches qui tendent à prouver que l'action dissolvante des sucs des tissus et du sang suffit à cette destruction, il est de toute évidence que, fonctionnellement au moins, les cellules ainsi phagocytées sont en état d'infériorité manifeste (arrêt de développement, diminution considérable ou suspension de leurs mutations nutritives, etc.).

Mais, que trouvons-nous chez les mammifères? Si nous laissons de côté les cellules épithéliales fortuitement détruites par la migration des globules blancs, nous voyons ces derniers s'attaquer aux cellules musculaires dans le cours des processus infectieux ou toxiques, aux globules rouges chez les leucémiques. Cette hématophagie des leucocytes leucémiques permet logiquement de supposer aussi bien une hyperactivité des cellules blanches qu'une diminution de la résistance des globules rouges. Par contre, la myophagie des leucocytes est plus suggestive. Elle démontre que les fibres musculaires ne sont phagocytées qu'après avoir été, au préalable, dystrophiées sous l'influence de la lésion du nerf ou sous celle d'un agent toxique. Étant donnés ces faits, étant donnés ceux observés dans l'atrophie physiologique des invertébrés et des batraciens, il ne sera peut-être pas illogique de penser que, si vraiment les phagocytes interviennent dans les processus de l'atrophie en général et de l'atrophie sénile en particulier, ils ne font que détruire des cellules en imminence de ruine.

Reproduction. — Les leucocytes se reproduisent par division directe (amitose) et par division indirecte (caryocinèse). Arnold pense avoir trouvé dans la disposition plus ou moins filamenteuse des éléments chromatiques de certains leucocytes la preuve de l'existence d'un mode de division intermédiaire aux

[*G. DELAMARE.*]

divisions directe et indirecte. Mais, pour Flemming et Reinke, il s'agirait soit de divisions indirectes, multipolaires, soit de figures altérées par les réactifs.

Les leucocytes peuvent se diviser dans le sang, la lymphe, le tissu conjonctif, les organes hématopoiétiques : ganglions lymphatiques, rate, moelle osseuse.

D'une façon générale et, sauf exceptions, en général, pathologiques, il est possible de dire que, plus nombreux et plus développés sont les organes hématopoiétiques, moins nombreuses sont les divisions des globules blancs en circulation. Par exemple, chez les invertébrés, Cuénot trouve peu ou pas de divisions dans les leucocytes des céphalopodes, des crustacés décapodes qui possèdent des glandes lymphatiques; les divisions sont, au contraire, fréquentes pour les globules blancs circulants des pulmonés, des gastéropodes, des orthoptères, des aranéides, des solifuges, des oligochètes, des hirudinées qui sont ou paraissent dépourvus d'organes lymphatiques.

Il y a des exceptions : les lamellibranches possèdent des glandes lymphatiques, et cependant Apathy, de Bruyne, Cuénot ont vu des mitoses, Knoll, Owsjannikow, Carazzi, des amitoses sur leurs globules libres.

De même, chez les vertébrés, voire chez les mammifères où pourtant les centres hématopoiétiques prennent, à de certains moments, un si extraordinaire développement, il est possible d'observer la division des cellules blanches errantes dans le sang, la lymphe, le tissu conjonctif, les corps étrangers (moelle de sureau).

Dans le sang, on peut trouver des mitoses ou des divisions directes. C'est dans le sang de l'axolotl que Ranvier a observé la division directe des leucocytes; c'est dans le sang de ce même animal que Lavdovsky a trouvé des mitoses. Flemming met en doute la réalité des observations de ce dernier auteur. Klein et Löwit ont observé des divisions dans le sang du triton.

Des mitoses ont été signalées dans le sang du chien, du lapin, de l'embryon humain et de l'enfant par Kultchitsky, Spronck et Prins, Wertheim, Hock et Schlesinger. Aussi Rœhmer admet-il la possibilité de la reproduction des leucocytes du sang par l'un ou l'autre des deux modes de division. Cette reproduction dans le sang est encore admise par Medwedeff et Markewitsch. Wlaeff l'a observée après la splénectomie; de nombreux auteurs l'ont trouvée dans le sang leucémique.

Gourevitch a vu des caryocinèses dans le sang après injection d'abrine et de ricine, substances qui provoquent d'abord l'hypoleucocytose, puis l'hyperleucocytose.

Dans la lymphe du canal thoracique, Löwit a observé des mitoses; j'ai observé d'assez nombreuses mitoses des leucocytes circulant dans les voies caverneuses d'un ganglion mésentérique de lapin dans les veines duquel j'avais injecté de la pilocarpine.

Les chromosomes de quelques globules blancs étaient disposés en couronne. Cette disposition a été observée par von Kostanecki. Meves et Henneguy ont démontré qu'elle tenait à la persistance de la sphère attractive au centre de la figure et qu'elle entraînait la formation du noyau annulaire ou troué des spermatogonies de la salamandre. Il est donc permis de supposer que certains noyaux annulaires des leucocytes ont une semblable origine.

Dans le liquide céphalo-rachidien d'un paralytique général, j'ai vu la division directe du noyau de quelques petits globules blancs dépourvus de granulations.

Dans la sérosité péritonéale de Lacerta viridis, Jolly signale des mitoses.

Peremeschko, Kultchitsky, Muskabluth, Metchnikoff, Flemming, Giovannini, Dekhuysen, van der Stricht, Denys, M. Heidenhain ont décrit les mitoses des cellules migratrices du tissu conjonctif; Arnold et Marchand, celles des leucocytes émigrés dans un fragment de moelle de sureau (?). Les mitoses, observées par Heidenhain et de Bruyne, sur les globules blancs qui infiltrent l'épithélium intestinal, sont contestées par Nicolas.

A l'état normal, chez les mammifères, la reproduction des globules blancs libres paraît donc très réelle; mais, au moins en ce qui concerne le sang, elle ne paraît pas aussi fréquente que certains travaux le laisseraient supposer. En effet, Spronck et Prins ont trouvé 18 mitoses sur 9653 leucocytes comptés sur des coupes de veine cave (lapin) et 2 mitoses sur 1091 leucocytes de sang humain obtenu par piqûre digitale. Or Lövit a pu dénombrer 5000 globules blancs sans trouver une seule cinèse. Cet auteur a soutenu que les leucoblastes se divisaient toujours directement; les érythroblastes indirectement. Mais Denys et van der Stricht ont démontré la réalité de la mitose des leucoblastes.

On crut aussi que les polynucléaires se divisaient directement; les monucléaires, indirectement. Il est démontré aujourd'hui que les polynucléaires, comme les éosinophiles, présentent des caryocinèses. L'un ou l'autre mode de division ne saurait donc être regardé comme l'apanage exclusif de telle ou telle variété leucocytaire.

Par contre, l'amitose semble, sinon exister exclusivement, du moins prédominer chez les pulmonés, les oligochètes, les hirudinées tandis que la cinèse prédomine chez les orthoptères (Heidenhain), les solifuges. Enfin, l'amitose semble plus fréquente chez l'axolotl que chez les mammifères.

Nous n'avons point à décrire ici la caryocinèse des leucocytes qui, en général, ne présente rien de particulier. Bornons-nous à rappeler la possibilité de cinèses anomales. Celles dans lesquelles les chromosomes se disposent en couronne autour du centrosome et qui produisent certains noyaux troués. Celles à pôles multiples qui, ne s'accompagnant pas de division protoplasmique, engendrent des cellules multinucléaires. Van der Stricht qui, comme Heidenhain, n'admet pas de rapport entre la polymorphie du noyau et sa division directe, pense, avec van Bambeke et Kostanecki, que certains noyaux polymorphes résultent de la fusion de plusieurs noyaux fils.

L'amitose des leucocytes, décrite par Ranvier, Bizzozero, Arnold, nous arrêtera davantage. Ranvier a constaté qu'à 16°, un globule blanc d'axolotl met trois heures pour se diviser directement. Dans la division directe ordinaire, on voit le noyau se partager en deux segments ou bourgeons à peu près égaux, reliés par un pédicule qui, s'amincissant de plus en plus, finit par se rompre. La division du corps protoplasmique suit d'assez près celle du noyau. Il est bien évident que si la division protoplasmique n'a pas lieu, il en résulte une cellule multinucléée (Arnold). Il arrive aussi que les bourgeons ne se détachent pas ou viennent de nouveau se fusionner (Ranvier). Lorsque le noyau se divise directement en plusieurs fragments inégaux, on se trouve en présence du processus décrit par Arnold sous le nom de *fragmentation*. Arnold a pensé qu'il pouvait exister une relation entre cette fragmentation et la production de certains noyaux troués. Pour Gœppert, la perforation du noyau serait un phénomène secondaire et résulterait d'une invagination de la paroi qui s'approfondirait jusqu'à atteindre la face opposée de la membrane nucléaire. Les noyaux annulaires se diviseraient directement par étranglement en deux demi-anneaux qui se sépareraient ensuite en plusieurs fragments, toujours par étranglement. On s'est demandé ce que devenaient les centrosomes dans la division directe. Flemming, constatant sur les leucocytes de la salamandre que le centrosome ne se dédouble pas, pense cependant que la sphère attractive exerce une influence sur cette division, car elle est toujours placée vis-à-vis de la ligne de séparation des deux moitiés du noyau.

Quelle est la signification de l'amitose des leucocytes? Pour Flemming, ce serait un phénomène de dégénérescence qui, le plus souvent, augmenterait la surface du noyau en produisant des cellules multinucléées. Ziegler et vom Rath soutiennent une opinion à peu près analogue : pour eux, lorsque la division directe porte et sur le noyau et sur le corps protoplasmique, les cellules filles ne peuvent plus se diviser ultérieurement. Par contre, Löwit admet, à côté de la division directe, dégénérative, une division directe, régénérative, à la suite de laquelle les cellules peuvent continuer à se multiplier. Pour cet histologiste, la teneur du noyau en pyrénine et en chromatine serait variable; un noyau riche en pyrénine se diviserait directement, un noyau riche en chromatine se diviserait indirectement. Henneguy pense que les noyaux qui se divisent directement ne sont pas plus riches en pyrénine qu'en chromatine.

Évolution. Dégénérescences et mort. — Des protoplasmas ancestraux à vie libre et indépendante, les leucocytes ont conservé, malgré les adaptations nécessaires aux conditions nouvelles de l'existence en colonie cellulaire, non seulement la sensibilité, la motilité, les capacités de digestion et de reproduction mais encore l'individualité et la résistance remarquable aux agents destructeurs. Vingt-quatre heures après la mort du corps humain, la plupart des leucocytes sont encore vivants et peuvent, lorsqu'on les maintient dans des conditions favorables, demeurer plus longtemps en vie (Verworn). Recklinghausen et Ranvier ont démontré qu'ils étaient susceptibles de conserver leurs propriétés en dehors de l'organisme, pendant un temps parfois très long (22 jours).

Il est difficile de savoir la durée, même approximative, de la vie normale d'un leucocyte. Everard, Massart et Demoor la supposent très brève. Cependant cette vie est peut-être assez longue, du moins chez le vieillard. Comme les globules blancs des sujets âgés ne paraissent pas se diviser dans le sang ou dans les organes hématopoiétiques atrophiés, on peut croire, sinon à leur pérennité, du moins à leur plus ou moins grande longévité.

Toutefois, spontanément ou sous des influences diverses, physiques, chimiques, les leucocytes peuvent dégénérer et mourir. Les altérations dégénératives sont nombreuses : Hayem signale la surcharge hémoglobique présentée, dans certaines anémies, par quelques mononucléaires. D'autres s'infiltrent de graisse, de glycogène, de pigments (voy. Constitution chimique). Pour Czerny et Grigorjeff, l'amyloïde peut infiltrer les leucocytes; ce fait est contredit par Obrzut. Ziegler décrit la dégénérescence muqueuse de ces éléments.

Heidenhain, Arnold, Gunprecht ont étudié la dégénérescence chromolytique des leucocytes. Le réseau chromatique se condense en une masse compacte et homogène qui se fragmente. Il en résulte des boules qui, après la rupture de la membrane nucléaire, se répandent dans le protoplasma; ce dernier, après s'être gonflé et vacuolisé, finit par disparaître, dissous dans les liquides ambiants. Le noyau, ainsi altéré, prend d'abord plus fortement qu'à l'état normal les colorants; ailleurs, il est pâle et ses contours sont diffus : cette dernière forme de dégénérescence, décrite par Klein sous la dénomination d' « ombre leucocytaire », est peut-être artificielle. Ranvier s'est demandé si les leucocytes qui se détruisent au niveau des plaies en voie de réparation ne fournissent pas ainsi des matériaux nutritifs aux tissus en voie de réédification. J. Botkine, Engel, Borissoff, Khetagouroff ont étudié l'histolyse des leucocytes du sang. Botkine a même supposé que bien des variétés leucocytaires n'étaient autre chose que les stades divers de leur dissolution dans le plasma.

Fig. 535. — Leucocytes en dégénérescence : hyperchromasie et fragmentation du noyau (chromolyse); vacuolisation et hypochromasie du noyau.

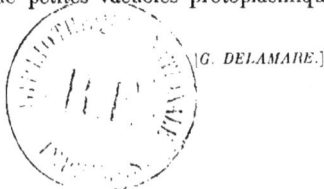

A côté de l'histolyse totale, il est une destruction partielle au moyen de laquelle le globule blanc essaime quelques-unes de ses granulations ou un fragment de son protoplasma. Cette dégénérescence physiologique a été décrite par Ranvier sous le nom de clasmatose et considérée par lui comme une sorte de sécrétion figurée. D'autres leucocytes perdent ainsi, par une sorte d'autotomie, des fragments de leurs corps protoplasmiques. Jolly pense que, parfois, les granulations éosinophiles, brusquement séparées les unes des autres et disséminées sur une assez grande surface (Klein), peuvent parfois revenir au contact; il y aurait dans ces cas étalement et non destruction véritable du leucocyte.

Comme tous les éléments protoplasmiques, les Rhizopodes par exemple, les globules blancs meurent toujours en se contractant, c'est-à-dire en prenant une forme à peu près sphérique. Du protoplasma en voie de décomposition sortent des expansions pâles qui festonnent ses bords. Ces excroissances se détachent sous forme de boules (boules ou excroissances sarcodiques de Dujardin) claires, homogènes et lisses qui disparaissent sans jamais rentrer dans le corps cellulaire. On ne saurait donc les confondre avec les pseudopodes.

Les leucocytes, tués par des agents physiques (électricité, chaleur), prennent une forme ronde.

Parmi les substances chimiques, l'eau, l'acide acétique les tuent, en gonflant leur protoplasma et en accusant leur noyau. L'acide carbonique leur ferait perdre toute colorabilité (Yegorovski). Les bases (ammoniaque, soude, potasse) font disparaître le noyau et apparaître de petites vacuoles protoplasmiques.

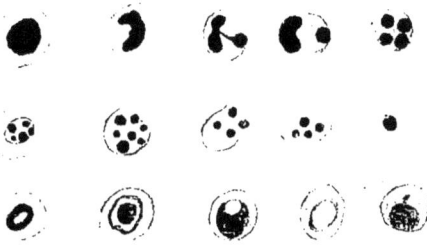

[G. DELAMARE.]

L'iode les tue et les colore en jaune verdâtre; il provoque l'apparition d'excroissances sarcodiques, incolores ou légèrement violettes.

La peptone ne les détruit pas (Tchistovitsch et Schultze); elle les dissout (Botkine, Delezenne).

II. LES DIFFÉRENTS LEUCOCYTES

Il existe de nombreuses classifications des leucocytes. Nous admettrons les variétés suivantes :

1° *Microcytes* (lymphocytes d'Einhorn, Ehrlich).

2° *Macrocytes* (grands mononucléaires).

3° *Cellules à grains neutrophiles* (cellules neutrophiles).

4° *Cellules à grains acidophiles* (cellules éosinophiles).

5° *Cellules à grains basophiles métachromatiques* (cellules d'Ehrlich).

Avant d'aborder l'étude de chacune de ces variétés il nous paraît indispensable d'indiquer les différentes classifications qui ont été proposées. De leur étude et de leur critique, nous tirerons la justification de la nomenclature que nous proposons.

Aperçu historique sur les classifications. — Leuwenhœk (1722), Della Tore (1776) et Mascagni (1780) virent des corpuscules arrondis dans la lymphe. En 1770, Hewson découvrit les leucocytes du sang et, bien après, Recklinghausen, les cellules migratrices du tissu conjonctif. De longues années devaient s'écouler avant que l'attention des histologistes se portât sur les différentes variétés de globules blancs. C'est en 1845-1846 que Virchow, étudiant le sang leucémique, distingua deux sortes de leucocytes : les uns, les plus nombreux, étaient grands; les autres étaient petits et presque dépourvus de protoplasma. Il se demanda quelle était la signification de ces différentes cellules : d'abord il crut qu'il s'agissait d'éléments ayant des origines diverses. Plus tard, il pensa qu'il y avait là les multiples étapes évolutives et fonctionnelles d'un même élément. Depuis, on a multiplié les recherches, perfectionné les méthodes, accumulé les arguments; mais le problème posé, il y a bien longtemps, par l'auteur de la *Pathologie cellulaire* n'est pas encore résolu de façon définitive. En 1846, Wharton Jones reconnaissait que, parmi les leucocytes, les uns étaient granuleux, les autres dépourvus de granulations. Cette notion a conservé son importance dans les classifications contemporaines qui, toutes à des titres divers, se souviennent de la très complète étude de Max Schultze (1865.) En se fondant sur leurs dimensions, la forme de leur noyau, la présence des granulations, cet histologiste distingua quatre sortes de leucocytes qu'il désigna sous les noms de 1re, 2e, 3e, 4e variété : la 1re variété comprenait des cellules plus petites que les hématies et presque dénuées de protoplasma; la seconde, des cellules plus grandes, à protoplasma plus abondant et à noyau arrondi; la troisième, des cellules plus nombreuses, à protoplasma très finement granuleux, à noyau unique ou multiple; la quatrième, des cellules à grosses granulations réfringentes. Ainsi, mises à part les cellules d'Ehrlich (à grains δ), Max Schultze connut toutes les variétés de leucocytes. Les classifications d'Hayem rappellent beaucoup celles de Max Schultze: mais, notion nouvelle, l'hématologiste français décrit deux sortes de cellules non granuleuses : les unes ont un protoplasma clair et les autres un protoplasma opaque, coloré. Comme on le voit, les premiers histologistes s'étaient abstenus d'imposer des noms aux cellules qu'ils étudiaient; cette réserve n'a pas été observée par leurs successeurs. Les noms sont en rapport soit avec les dimensions cellulaires, la forme du noyau, la nature des granulations, soit avec l'origine présumée, l'âge probable de la cellule blanche; parfois encore ils rappellent l'une de ses propriétés physiologiques. Des compromis se sont établis entre les terminologies fondées sur ces principes divers. Le moindre inconvénient de cette synonymie est de rendre très pénible la lecture des livres d'hématologie.

Suivant leurs dimensions et suivant la forme de leurs noyaux, Löwit a distingué parmi les globules blancs :

1° Des petits mononucléaires;

2° Des grands mononucléaires;

3° Des leucocytes à noyaux polymorphes;

4° Des polynucléaires.

Cette terminologie, encore très employée aujourd'hui, a été l'objet de critiques nombreuses et justifiées. Ranvier, Flemming et Heindenhain, ayant montré que le leucocyte dit *polynucléaire* était presque toujours une cellule à noyau polymorphe, il fallait proscrire le terme inexact, mais malheureusement consacré par l'usage, de polynucléaires. Enfin, comme l'a fait observer Metchnikoff, ce sont précisément les cellules dites grands globules mononucléaires, qui présentent parfois véritablement deux ou trois noyaux, parfaitement distincts. Ce savant a désigné les grands mononucléaires sous le nom de *macrophages*, nom qui a le mérite, sans préjuger de leur origine ni de l'apparence nécessairement variable de leurs noyaux, de rappeler leur taille et leurs remarquables propriétés phagocytaires. Les autres leucocytes (éosinophiles, cellules à grains neutrophiles) sont appelés *microphages*. Une semblable terminologie n'est pas sans inconvénients au point de vue histologique : elle groupe, sous le nom générique de macrophage des éléments de provenance et de signification très diverses : leucocytes, cellules endothéliales, cellules névrogliques et nerveuses. Elle ne supprime pas la nécessité de désignations autres pour les différents microphages et pour les globules blancs non phagocytes.

D'après leur âge, Ouskoff distingue des leucocytes *jeunes*, *mûrs* et *vieux*. Sont *jeunes*, les petits et les grands lymphocytes, les petits globules transparents. Sont *mûrs*, les globules transparents grands et lobulés, les formes de passage petites, grandes et lobulées; sont *vieux*, les mononucléaires et les polynucléaires. Ainsi, les éosinophiles ne rentrent dans aucun des cadres établis par l'histologiste russe.

Il est bien évident que les petits mononucléaires ressemblent beaucoup aux cellules jeunes et même aux cellules embryonnaires. Il est plus difficile d'admettre la sénilité des grands mononucléaires et des polynucléaires : leur amiboïsme, leurs propriétés phagocytaires témoignent trop de leur puissante vitalité.

Ehrlich décrit 6 formes normales de leucocytes :

1° Lymphocytes ;
2° Grands mononucléaires ;
3° Formes de transition ;
4° Polynucléaires ;
5° Éosinophiles ;
6° « Cellules gavées » (Metchnikoff traduit ainsi l'expression de Mastzellen); on dit encore « cellules d'engraissement ». « Cellules farcies » serait peut-être plus exact.

Ehrlich admet en outre 4 formes anomales :

1° Mononucléaires neutrophiles (myélocytes neutrophiles) ;
2° Petits pseudo-lymphocytes neutrophiles ;
3° Mononucléaires éosinophiles (myélocytes éosinophiles) ;
4° Forme d'irritation de Türck.

On voit qu'à part le terme de lymphocyte (Einhorn), Ehrlich conserve la terminologie fondée sur l'apparence du noyau. Maintenant qu'il est bien établi que le lymphocyte se trouve non seulement dans les organes lymphoïdes (ganglions, rate) mais encore dans la moelle osseuse (Dominici, Pappenheim), il ne semble pas qu'il y ait intérêt à substituer cette désignation à celle de petits mononucléaires. La forme de transition peut être décrite avec le grand mononucléaire. Et puisque la forme d'irritation de Türck paraît représenter une hématie nucléée (Ehrlich, Engel), il est inutile de la conserver ici. L'existence de cette cellule suffit à prouver combien parfois est délicate la distinction entre une cellule blanche et une cellule rouge.

Si les mononucléaires éosinophiles constituent des éléments anormaux du sang humain, ils sont constants dans le sang de porc et de cheval. On ne saurait les désigner sous le nom de myélocytes éosinophiles, puisqu'ils se forment parfois dans les ganglions lymphatiques et dans le thymus.

De nombreuses objections s'adressent à la classification, pourtant si claire, de Denys. Cet auteur pose en principe que tous les leucocytes non granuleux dérivent du tissu lymphoïde : il les confond sous le nom de *lymphocytes*. Tous les leucocytes granuleux, provenant de la moelle osseuse, sont désignés sous le nom de *myélocytes*. Quelles que soient leurs dimensions et la forme de leurs noyaux, ces myélocytes sont *acidophiles*, *basophiles*, *neutrophiles*, suivant la nature de leurs granulations. Il est dommage que la brillante simplicité de cette conception s'accorde assez mal avec la réalité. Tout d'abord elle suppose, ce qui est loin d'être démontré, que les leucocytes ne peuvent dériver que de la moelle osseuse ou des appareils lymphoïdes. Elle omet jusqu'à la possibilité de leur origine conjonctive. Or les globules blancs sont des formations très constantes dans la série animale, très anciennes, on pourrait presque dire communes à tous les êtres pluricellulaires. Dans la phylogenèse comme dans l'ontogenèse, ils préexistent à l'apparition des organes hématopoïétiques. Qu'ils soient primitivement des dérivations mésoblastiques ou entodermiques (endothélium vasculaire), certains d'entre eux affectent d'étranges ressem-

[G. DELAMARE.]

blanccs avec les éléments fixes du tissu conjonctif. Ces ressemblances sont telles que maintenant encore on discute la nature conjonctive ou leucocytaire de la cellule plasmatique de Waldeyer et d'Unna. Tandis qu'Unna, Menahem Hodara soutiennent sa nature conjonctive, Jadassohn, Marshalko, Dominici en font un leucocyte (lymphocyte).

D'autre part, les cellules d'Ehrlich (cellules d'engraissement), distraites à cause de leurs granulations métachromatiques du groupe des cellules plasmatiques, sont souvent plus nombreuses dans les tissus conjonctifs viscéraux que dans la moelle osseuse. D'ailleurs, sur la nageoire du têtard de grenouille, Metchnikoff a observé toutes les transitions entre la cellule conjonctive et la cellule blanche. De plus, sachant que les cellules fixes ne sont pas phagocytes et trouvant des substances étrangères dans l'intérieur de certaines d'entre elles, Metchnikoff en a conclu que celles-ci étaient d'anciens phagocytes immobilisés. Enfin, les belles recherches de Ranvier ont démontré que les clasmatocytes sont des leucocytes fixés capables de se mobiliser. Il est donc bien certain que d'étroites analogies unissent la cellule conjonctive et la cellule blanche ; il est démontré que le leucocyte peut devenir cellule conjonctive. Il est au moins très probable que la cellule conjonctive peut devenir globule blanc. La plupart des anatomo-pathologistes admettent que la cellule conjonctive embryonnaire, morphologiquement si semblable aux jeunes leucocytes, est capable de se mobiliser et, par suite, de leur ressembler physiologiquement.

De nombreux auteurs ayant vu les leucocytes erratiques se diviser dans les mailles du tissu conjonctif, il est certain que ces éléments peuvent se reproduire ailleurs que dans les grands centres lympho-médullaires.

Comme l'hématopoïèse, la leucopoïèse paraît une élaboration à sièges multiples, variables suivant l'espèce zoologique et probablement suivant l'âge de l'individu. Nous savons qu'il est bien difficile de concevoir les rénovations hématiques du vieillard si, admettant les seules origines lympho-médullaires, on rejette, comme invraisemblables, la pérennité ou la reproduction des éléments libres dans les plasmas sanguins, lymphatique ou conjonctif. Une leucopoïèse d'origine conjonctive, leucopoïèse discrète, intermittente, fournirait peut-être une explication plus satisfaisante de ce phénomène.

Voyons maintenant de quelles objections est passible la théorie qui, distinguant deux grandes variétés de leucocytes, place l'origine des uns dans la moelle, celle des autres dans le ganglion. Cette conception suppose résolue par la négative la question, si controversée, des relations présentées par les divers leucocytes.

S'il n'est pas certain qu'il existe des transitions entre les diverses granulations connues, si, dans le sang et la lymphe, les formes de transition entre les cellules granuleuses et non granuleuses sont peu nombreuses et peu nettes, il en va tout autrement, au niveau des organes hématopoïétiques. C'est là qu'il est possible et facile de voir la cellule blanche acquérir ses granulations.

Or, tandis que la moelle osseuse possède normalement des cellules non granuleuses qui, petites et grandes, sont identiques à celles du ganglion lymphatique, ce dernier peut présenter, à l'état normal, toutes les cellules granuleuses regardées comme l'apanage exclusif de la moelle osseuse. Mais, a-t-on dit, présence ne signifie pas production : ces éléments migrateurs, nés ailleurs, se fixent là sous des influences connues. Il faut convenir que cette objection peut être faite à ceux qui placent dans la moelle le lieu de formation des éosinophiles et des cellules d'engraissement, cellules qui sont loin d'y présenter des mitoses nombreuses.

Mais les éosinophiles existent dans la lymphe ; parfois, dans le ganglion même, ils présentent les signes indiscutables de la cytodiérèse ; parfois encore, ils ne possèdent qu'un seul noyau et quelques granulations. Enfin leur nombre augmente dans les hypertrophies pathologiques ou vicariantes du ganglion lymphatique, après l'adénie, après la splénectomie. Il est très possible que cette dernière éosinophilie relève, non seulement du ganglion, mais encore de la moelle. Celle-ci est donc hyperactive ; on comprend mal cette suppléance de la rate par un organe antagoniste : on la conçoit très bien en supposant que la moelle, la rate sont des formations primordialement identiques, plus différentes en apparence qu'en réalité et toujours prêtes à manifester leurs synergies anciennes. Or, nous savons que chez certains animaux un seul et même organe suffit à remplir les fonctions dévolues à la moelle, à la rate, aux ganglions. Il y a longtemps que Renaut, Metchnikoff ont fait observer que les cyclostomes, dépourvus de moelle osseuse, possédaient des éosinophiles. D'autre part, le vieillard, malgré la disparition fonctionnelle de sa moelle, depuis longtemps envahie par la graisse, a des éosinophiles et des neutrophiles. Comment appeler *myélocytes* des cellules qui préexistent et survivent à l'organe considéré comme leur unique générateur? Comment appeler *lymphocytes* des cellules qui existent aussi bien dans la moelle que dans la rate ou le ganglion?

En réalité, même chez les vertébrés supérieurs, la moelle et le ganglion gardent le souvenir de leur primitive fusion : il n'est pas une cellule dite myéloïde qui ne puisse exister dans les organes lymphoïdes et inversement. Des influences morbides multiples sont capables de mettre en évidence cette symbiose des deux formations lymphomédullaires, symbiose si bien démontrée par l'histologie normale et comparée. Dominici a rapporté de nombreux cas de ce genre et les a groupés sous le nom de transformation myéloïde de la rate. S'il faut, pour toutes ces raisons, sacrifier les termes de lymphocytes et de myélocytes, il convient de se souvenir que Denys, à très juste raison, ne fait pas intervenir la forme du noyau et se contente de désigner les cellules granuleuses par la nature de leurs grains.

Sans répéter tous les inconvénients de la terminologie de Löwit, nous remarquerons encore que la forme du noyau traduit un état fonctionnel, parfois identique, dans les cellules les plus diverses et n'est en aucune façon le signe distinctif d'une espèce cellulaire définie. En d'autres termes, des cellules de même espèce, les éosinophiles, par exemple, présentent des noyaux différents (unique ou double), suivant l'animal, suivant l'endroit, etc.; inversement, des cellules différentes par leur taille, leurs propriétés physiologiques, les lymphocytes et les grands mononucléaires d'Erlich présentent toutes deux un noyau unique et arrondi.

Microcytes

Syn. : 1re variété de Max Schultze, globulins, noyaux libres de Robin; noyaux d'origine de Pouchet; lymphocytes d'Einhorn et d'Ehrlich; petits mononucléaires clairs et opaques d'Hayem; leucocytes jeunes d'Ouskoff; petits corpuscules lymphatiques d'Engel; leucoblastes, leucocytes primaires, petits lymphocytes de Denys; petites cellules hyalines de Gulland.

Ce sont des cellules dont les dimensions sont égales, inférieures ou quelque peu supérieures à celles des hématies; le diamètre des plus petites est de 5 μ. 5 à 6 μ.; celui des plus grandes (moyens mononucléaires de Malassez) oscille entre 7 μ. 5 et 8 μ. Il est d'ailleurs à peu près impossible de fixer, avec précision, cette limite supérieure, car, *au point de vue de la taille*, tous les intermédiaires existent entre ces leucocytes et ceux désignés sous le nom de macrocytes.

Arrondis, ovalaires et parfois polygonaux, ces éléments pos-

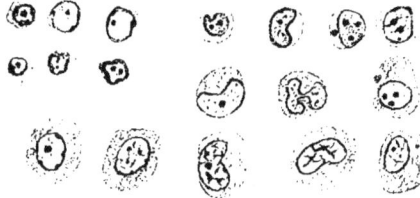

Fig. 336. — Microcytes et Macrocytes.

sèdent un noyau central, relativement considérable, à peine entouré d'une bordure protoplasmique, mince, parfois très difficile à voir. Elle avait échappé à certains histologistes qui décrivirent ces éléments comme des noyaux libres. Le protoplasme est, proportionnellement au noyau, bien plus développé dans les éléments un peu plus volumineux (moyens mononucléaires). Cette couche protoplasmique est assez irrégulière et présente des épaississements en forme de calotte; son contour extérieur est parfois hérissé de pointes ou de bourgeons susceptibles de se détacher. Le protoplasma est plus réfringent que le noyau. Il est tantôt nacré, incolore, clair, tantôt opaque, coloré (Hayem). Il paraît homogène ou très finement granuleux. (Il s'agit là de granulations cytoplasmiques sans rapport probable avec les granulations leucocytaires proprement dites). Il a une réaction alcaline (Ehrlich). Il peut être : 1° peu colorable ou légèrement basophile; 2° fortement basophile, plus même que le noyau. D'après Hayem, le protoplasma des petits mononucléaires opaques du sang humain est colorable sans électivité : il se teint intensément par l'éosine, l'aurantia; il est verdâtre avec le bleu de méthylène et violacé avec la thionine. Ailleurs, le même auteur constate que les mononucléaires opaques de la lymphe de cheval sont

[G. DELAMARE.]

surtout basophiles. Le noyau est arrondi ; il peut présenter, surtout dans les plus grandes formes, une incisure latérale (Ehrlich) ; lorsque cette encoche s'agrandit, le noyau devient polymorphe.

Après fixation par la chaleur et coloration au triacide, le noyau apparaît à peu près homogène, verdâtre ou bleu noir (Engel). Par d'autres fixations, on distingue l'existence de grains ou d'amas de chromatine centraux et périphériques ; la chromatine centrale apparaît sous forme d'amas allongés ou de corpuscules arrondis ; la chromatine périphérique forme une membrane nucléaire épaisse par place, amincie ailleurs.

Ces cellules possèdent parfois, mais non toujours, un et même deux vrais nucléoles bien mis en évidence par la fixation au chlorure de platine (Löwit). On les voit aussi après fixation au sublimé et coloration à l'hématoxyline-orange.

Toutes ces cellules ont, en somme, assez de caractères communs pour constituer, en apparence au moins, une famille naturelle. Mais à côté des ressemblances (exiguïté de la taille, du protoplasma, disposition à peu près identique de la chromatine nucléaire, etc.), il est des différences dans les propriétés optiques et les affinités tinctoriales du protoplasma, dans le contour cellulaire, qui se montre régulier ou irrégulier. Ces différences ont paru assez importantes à Hayem pour justifier la distinction de deux espèces cellulaires : les mononucléaires clairs et les mononucléaires opaques. Ces derniers répondraient aux lymphocytes d'Ehrlich ; seuls, ils se rencontreraient dans la lymphe et, par suite, mériteraient bien cette appellation, traductrice de leurs origines. Dominici fait des distinctions plus nombreuses : il décrit, à côté du lymphocyte ordinaire à noyau assez fortement teinté, ponctué de grains de chromatine centraux et périphériques, à protoplasma légèrement basophile ou clair, des éléments identiques dont la seule marque spéciale est d'émettre des bourgeons protoplasmiques capables de se détacher. Il donne à ce stade physiologique l'individualité d'un type cellulaire défini : c'est la *cellule mère de globulins*. Puis, sous le nom de *petite plasmazelle*, il décrit une cellule à noyau très coloré et à protoplasme très basophile ; sous celui de *petit mononucléaire basophile*, un élément à protoplasma homogène, très basophile mais dont le noyau est clair, presque dépourvu de chromatine. On sait qu'une même cellule, suivant l'état de sa nutrition, suivant le repos ou l'activité mitosique de son noyau, présente des variations considérables dans la teneur et la colorabilité de sa chromatine nucléaire ; on sait d'autre part que les réactions colorantes du protoplasma peuvent varier pour le même élément, suivant les phases de son évolution ; enfin, c'est une propriété très commune chez les leucocytes, que celle de semer dans les milieux ambiants de petits fragments de leur protoplasma. Dans ces conditions, il est permis de penser que la *cellule mère de globulins*, la *petite plasmazelle* et le *petit nucléaire basophile* sont moins des types cellulaires véritables, jouissant d'une signification et d'une individualité propres que les aspects d'un même élément, variable, suivant l'évolution, la nutrition ou la dégénérescence.

Les microcytes ne sont pas phagocytes (Metchnikoff). Leur amiboïsme, nié par certains auteurs, semble restreint mais réel (Laguesse, Wolff, Hirschfeld) ; il est peut-être inconstant (Jolly).

Ils se rencontrent normalement dans le sang, la lymphe, la sérosité péritonéale, dans les formations lymphoïdes diffuses ou circonscrites voisines des épithéliums, surtout digestifs, dans les ganglions lymphatiques, dans la rate, dans la moelle osseuse.

Dans le sang, sur 100 globules blancs, il y a 22 à 25 microcytes (Ehrlich et Lazarus); Ouskoff en trouve 20 à 25 pour 100; Mathias Duval, 23 pour 100; Dumont, 28,5 pour 100. — Ils sont plus nombreux chez les jeunes enfants (Voïno-Oranski, Ehrlich, Engel), plus rares chez les vieillards, à partir de 75 ans et surtout de 90 ans (Solovieff). — Ils augmentent pendant la lactation (Ostrogorsky), pendant la digestion (Rieder), après injection de pilocarpine (Waldstein, etc.), après la splénectomie (Uskow, Emilianoff, Hartmann et Vaquez). Dans ce dernier cas, Koroboff les a vus diminuer. — Ils augmentent sous l'influence des causes morbides les plus diverses : lymphadénie, lymphomes malins (Ehrlich, Karewski), tuberculinhémie (Grawitz), coqueluche (Meunier).

Ils diminuent après extirpation du pancréas d'Aselli (Rokitzky, Tchigaieff); après extirpation de quelques groupes ganglionnaires importants, Ehrlich et Reinbach en ont trouvé 0,6 pour 100 au lieu de 25 pour 100. — Koroboff signale leur diminution après la ligature du canal thoracique; Omelianski, après la section des vasomoteurs.

Ce sont les éléments les plus nombreux de la lymphe : Hayem n'a trouvé dans la lymphe du tronc satellite de la carotide que des « mononucléaires opaques ». Dans le canal thoracique du chien, sur 133 éléments, j'ai trouvé 128 microcytes. Après fixation par le sublimé, leur protoplasma se teignait bien par les couleurs acides. Ils prédominent aussi dans les voies caverneuses du ganglion lymphatique.

S'ils sont généralement considérés comme des éléments très jeunes, certains au contraire les regardent comme des éléments vieux, dégénérés, ayant perdu leur protoplasma.

Au point de vue de leurs relations avec les autres leucocytes, il est intéressant de noter que dans certaines circonstances pathologiques, ils peuvent, sans grandir davantage, se charger de granulations neutrophiles (Rieder). Ils deviennent alors les *petits pseudo-lymphocytes neutrophiles* d'Ehrlich. De même, on trouve parfois dans le ganglion lymphatique normal des microcytes éosinophiles.

Rappelons encore qu'il n'y a pas de limites précises, au point de vue de la taille, entre ces éléments et ceux que nous allons étudier sous le nom de macrocytes.

Macrocytes

Syn. : 2ᵉ variété de Max Schultze, formes grandes des mononucléaires clairs et opaques d'Hayem ; certains macrophages de Metchnikoff ; certaines cellules vacuolaires de Renaut et Lacroix ; mégalocytes de Dumont ; polycidocytes de Darier ; grands mononucléaires de Löwit, Ehrlich ; grands lymphocytes de Denys, Engel ; leucocytes mûrs et vieux d'Ouskoff ; grandes cellules hyalines de Gulland.

Arrondis ou irrégulièrement ovalaires, les macrocytes ont de 15 à 17 μ dans le sang ; ils peuvent atteindre 30 à 40 μ dans les tissus. Ce sont les plus grands leucocytes. Le protoplasma des macrocytes est abondant et présente souvent des vacuoles. Il se colore plus faiblement que le noyau et paraît légèrement basophile (Ehrlich). Le protoplasma des macrocytes observés dans les tissus (tissus lymphoïdes) est ou très basophile ou acidophile.

Le noyau est grand, arrondi ou presque quadrangulaire; il se montre aussi réniforme, cordiforme, lobé en bissac. Il est parfois double et même triple. Ces cellules sont alors véritablement polynucléaires. Excentrique presque toujours, le noyau est assez pâle et présente un ou deux vrais nucléoles centraux et quelques grains de chromatine; le réseau chromatinien, très délicat, disparaît facilement sur les pièces mal fixées. Il est bien évident qu'on ne saurait admettre avec Botkine que la forme et les dimensions de cette cellule sont uniquement le fait de l'altération artificielle d'un mononucléaire moyen.

Ehrlich sépare du grand mononucléaire les éléments dont le noyau est réniforme. Et, comme il trouve dans leur protoplasma quelques granulations neutrophiles, il les décrit sous le nom de *formes intermédiaires* aux leucocytes non granuleux à noyau arrondi et aux leucocytes granuleux à noyau polymorphe. On a remarqué que ces cellules intermédiaires étaient plus grandes que les polynucléaires, qu'elles étaient rares dans le sang. Par contre, Ehrlich n'admet pas d'intermédiaires entre ses lymphocytes et ses grands mononucléaires. Nous retrouvons ici encore les grands mononucléaires opaques et clairs d'Hayem. Les grands mononucléaires opaques ont toujours des dimensions inférieures à celles des mononucléaires clairs. Si pour Hayem, il n'y a pas d'intermédiaires entre les clairs et les opaques, tous les intermédiaires existent entre les formes petites et grandes de chacune de ces deux séries.

Les macrocytes sont amiboïdes et très phagocytes. Ils phagocytent le bacille de Hansen, des globules rouges, des leucocytes, des particules de trisulfure d'arsenic (Besredka).

Ils existent dans le sang, la lymphe, la sérosité péritonéale, le tissu conjonctif, les formations lymphoïdes, les ganglions lymphatiques, la rate, la moelle osseuse.

Dans le sang, Ehrlich, sur 100 leucocytes, compte : 1 grand mononucléaire et 2 à 4 formes de transition; Dumont en trouve 1,5 pour 100; Hayem, 13 pour 100. Cette différence tient évidemment à ce que ces auteurs n'ont pas adopté la même limite de démarcation arbitraire entre les micro- et les macrocytes.

Dans la lymphe, Hayem n'a trouvé que des grands mononucléaires opaques. Dans celle du canal thoracique, Dominici a trouvé des macrophages, des myélocytes basophiles. Dans le canal thoracique du chien, j'ai trouvé quelques macrocytes à noyau réniforme. Et j'ai vu d'assez nombreux macrocytes vacuolaires ou non, à protoplasma presque toujours acidophile dans les voies lymphatiques du ganglion normal de lapin. Ces éléments augmentent dans la leucémie, le mycosis fongoïde (Bensaude, Leredde), la malaria, après section des vasomoteurs (Omelianski),

Cellules à grains neutrophiles.

Syn. : 3ᵉ variété de Max Schultze et d'Hayem; leucocyte polynucléaire ou mieux à noyau polymorphe; l'un des microphages de Metchnikoff; leucocyte vieux d'Ouskoff; cellule à fines granulations oxyphiles de Kanthack et Hardy; myélocytes neutrophiles de Denys.

Ce sont des cellules de 10 à 14 µ qui, dans le sang normal, sont facilement reconnaissables grâce à la grande polymorphie de leurs noyaux. Dans le sang de certains leucémiques et dans la moelle osseuse, il est des cellules plus grandes, à grains neutrophiles et à noyau arrondi ; c'est à celles-ci seulement qu'Ehrlich réserve le nom de myélocytes neutrophiles (mononucléaires neutrophiles). Anormalement encore, des cellules, petites comme les microcytes, possèdent des grains neutro-

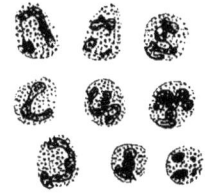

Fig. 537.—Cellules à grains neutrophiles.

philes (globules nains de Spilling, Rieder et Jolly ; petits pseudo-lymphocytes neutrophiles d'Ehrlich).

Le noyau polymorphe est étranglé en bissac, contourné de mille manières et plus ou ou moins comparable aux lettres E O S Y Z. Souvent il est formé de 2, 3 ou 4 masses arrondies ou stalactiformes reliées, en général, par des filaments chromatiniens si fins qu'ils sont presque imperceptibles. Ce noyau est tour à tour moniliforme, étoilé, bourgeonnant.

Nous avons vu que des causes multiples semblaient présider à la genèse de ces formes capricieuses. Sans rappeler ici toutes ces causes, nous nous bornerons à ajouter que souvent, comme l'ont constaté Denys et Jolly, la forme annulaire, parfaite ou incomplète, tient, non pas à une anomalie caryodiérétique, mais au simple rapprochement des extrémités libres d'un boudin nucléaire arciforme.

Ce noyau possède un réseau de chromatine fort dense; il se colore en verdâtre ou en noir bleu par le triacide.

Le noyau unique (myélocyte ou mononucléaire neutrophile d'Ehrlich) est grand et perforé de trous qui laissent voir les granulations cytoplasmiques.

Le protoplasma, très réfringent, se colore bien par les colorants acides (Ehrlich). Il est parsemé

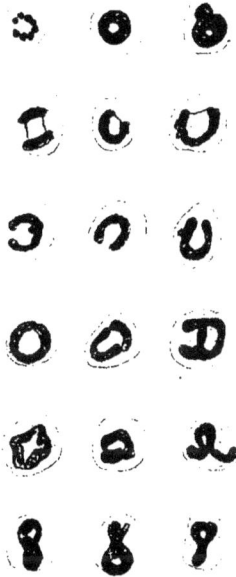

Fig. 538. — Noyaux annulaires et semi-annulaires : ceux de la première rangée paraissent explicables par une anomalie de la caryocinèse (disposition en couronne des chromosomes); ceux de la deuxième rangée semblent explicables par une fragmentation incomplète; les autres tiennent au rapprochement des deux extrémités libres du boyau nucléaire.

de fines granulations qui se teintent en violet par le triacide (mélange de vert de méthyle, d'orange et de fuchsine acide). Ce sont les granulations dites

[*G. DELAMARE.*]

neutrophiles par Ehrlich. Nous avons vu quelles discussions ont suscité les affinités colorantes de ces granulations.

Elles sont solubles dans l'eau distillée, la potasse, l'acide acétique à 3 pour 100.

Les cellules à grains neutrophiles sont très amiboïdes et très phagocytes. Comme les autres leucocytes, elles peuvent se reproduire par mitose. On les trouve dans le sang, beaucoup plus rarement dans la lymphe. Rares dans les ganglions et la rate, elles sont bien plus nombreuses dans la moelle osseuse.

Elles forment la majeure partie des cellules blanches du sang. 70 à 72 pour 100 (Einhorn), 70 à 80 pour 100 (Ouskoff), 75 pour 100 (Ehrlich et Lazarus), 60 pour 100 (Jolly), 66 pour 100 (Leredde et Bezançon), 67 pour 100 (Dumont). Elles paraissent moins nombreuses chez les très jeunes enfants : 28 à 40 pour 100 (Goundobine), 40 pour 100 (Jolly), 40 à 50 pour 100 (Besredka). Chez le vieillard, Jolly en trouve 70 pour 100.

Elles augmentent pendant la digestion (Ouskoff, Leredde et Lœper). Leur nombre s'accroît dans les infections les plus diverses, dans certaines intoxications (abrine, ricine) (Gourevitch).

Suivant Yegorovski, elles seraient plus nombreuses dans le sang artériel que dans le sang veineux.

L'introduction d'oxygène dans un segment artériel les ferait augmenter (Yegorovski, Markevitsch); l'introduction d'oxygène dans un segment veineux les ferait diminuer.

Sous l'influence du chloroforme, elles diminuent (Popoff); elles diminuent aussi avec la pression (Vinogradoff).

Si Hayem ne les a pas trouvées dans la lymphe de cheval, Dominici les a vues dans celle du canal thoracique, et j'en ai observé 3 sur 133 leucocytes comptés dans le lymphe du chien (canal thoracique).

Cellules à grains acidophiles.

Syn. : 4ᵉ variété de Max Schultze, Hayem; leucocytes de Semmer; alexocytes de Hankin et Kanthack; éosinophiles; myélocytes éosinopiles de Denys.

En général, un peu plus grandes que les cellules à grains neutrophiles, les éosinophiles ont un noyau arrondi ou polymorphe. S'il est normal de ne trouver dans le sang de l'homme sain que des leucocytes de Semmer à noyau polymorphe, la forme à noyau arrondi existe dans le sang du porc et du cheval bien portants (Hirschfeld, Hayem). C'est à ce type mononucléaire qu'Ehrlich réserve le nom de myélocyte éosinophile.

Le noyau des éosinophiles de l'homme est, en général, un peu moins colorable que celui des neutrophiles. Parfois formé de trois masses, il est en général constitué par deux amas à peu près égaux, arrondis ou ovalaires, réunis ou non par un mince filament chromatique. Jolly insiste sur cette disposition, déjà figurée mais non décrite par Hayem, Renaut, Hardy et Wesbrook, Klein, etc.

Ce noyau peut être formé par un boudin arciforme très identique à celui des polynucléaires neutrophiles. Fréquemment troué, ce noyau laisse apercevoir les granulations cytoplasmiques.

Dans le protoplasma se trouvent, plus ou moins nombreuses, d'assez grosses granulations sphériques ou plus rarement ovales; très réfringentes, elles ont une teinte jaune pâle.

Cette granulation se colore intensément par les couleurs acides, l'éosine et, plus encore, l'orange. La périphérie se teinte plus que le centre (Ehrlich). Par la thionine, elle se teinte en vert clair (Dominici). Elle n'est pas colorable par l'acide osmique. Elle est insoluble dans l'alcool, l'éther, le chloroforme, l'essence de térébenthine, le sulfure de carbone.

Contrairement à l'hémoglobine et bien qu'elle contienne du fer, suivant Barker, Löwit, Sacharoff, Tettenhamer, elle est insoluble dans l'eau (Schwarze, Robin, Malassez) et dans la glycérine. Elle est insoluble dans l'huile de girofle, la potasse à 3 pour 100, l'acide acétique qui nuit cependant à sa coloration ultérieure, les bichromates alcalins, le sublimé, le formol, l'acide chromique.

Par le réactif de Reichl et Mikosch, Renaut et Weiss ont reconnu qu'elle était de nature albuminoïde (globuline). De même Siawcillo lui trouve quelques propriétés

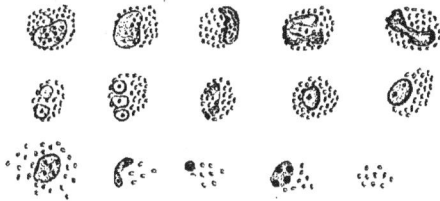

FIG. 539. — Éosinophiles à noyau unique et à noyau polymorphe ou multiple. Essaimage des granulations; histolyse.

des albuminoïdes : elle se colore en jaune par l'acide nitrique, en rouge par le réactif de Millon, en brun par la solution iodo-iodurée. Il est généralement admis qu'elle se colore en jaune par ce dernier réactif. Cette différence tient-elle à ce que Siawcillo a étudié les éosinophiles de la raie et à ce que les autres hématologistes ont étudié celles des mammifères? D'autre part, son insolubilité dans le suc gastrique la rapprocherait des nucléines.

S'il paraît bien démontré que les grains éosinophiles ne représentent ni des restes cellulaires, comme le pensaient Tettenhamer et Sacharoff, ni des microbes phagocytés, comme l'ont soutenu Metchnikoff et Mesnil; s'il paraît bien ne pas s'agir d'hémoglobine, contrairement à l'opinion de Pouchet et d'Hayem, il est plus difficile de savoir à quels buts servent ces granules, élaborés puis conservés comme les réserves vitellines et enfin essaimés dans les tissus. Hankin et Kanthack en firent le substratum organisé de l'alexine, mystérieuse substance bactéricide. Pour Altmann, ce seraient des ozonophores qui joueraient un rôle dans les oxydations de l'organisme. Pour Cattaneo, ils porteraient un ferment nécessaire à l'assimilation de certaines substances albumineuses. Wagner pense qu'ils sont nécessaires à la nutrition et à la formation des différentes cellules.

Contrairement à Renaut, de nombreux auteurs (Max Schultze, Bizzozero, Hayem, Tschlenoff, Müller et Rieder, Jolly) ont constaté l'amiboïsme des leucocytes de Semmer.

Leurs propriétés phagocytaires, niées par Hankin et Kanthack, ont été démontrées par Dolega, Mesnil. Elles sont d'ailleurs assez minimes.

Les éosinophiles existent dans le sang, la lymphe, la sérosité péritonéale, le tissu conjonctif (autour des glandes salivaires, gastriques, intestinales, mam-

[G. DELAMARE.]

maires et bronchiques), dans les ganglions lymphatiques, la rate, la moelle osseuse.

Tandis que Michaelis voyait une relation entre l'abondance des sécrétions éosinophiles et la suppression d'une sécrétion externe (mamelle), Bonne, plus récemment, insistait sur la contemporanéité des sécrétions bronchiques et éosinophiles.

Dans le sang, Ehrlich compte 2 à 4 éosinophiles pour 100 cellules blanches ; Dumont, 2, 5 pour 100 ; Leredde et Lœper, 1 à 2 pour 100 ; Engel, 2 à 3 pour 100 ; Canon, 2 pour 100. Ce dernier auteur trouve chez des enfants 1,06 pour 100, 2,31 pour 100, et chez des vieillards, 2,09 pour 100 ; 7 pour 100 chez un vieillard de 88 ans.

Les éosinophiles augmentent sous l'influence de la pilocarpine (Neusser), des préparations ferrugineuses, après la splénectomie et dans les états morbides les plus divers : leucémie, affections cutanées (pemphigus, pellagre, eczéma, psoriasis, prurigo, sclérodermie, syphilis), vaccine, helminthiase, scorbut, blennorragie, tuberculinémie, scarlatine, fièvre intermittente, asthme, emphysème, psychoses, névroses. Ils diminuent ou disparaissent à l'acmé de la pneumonie (Bettmann, Engel), de la typhoïde, du rhumatisme, de l'érysipèle (Bettmann).

Comme Hayem et Dominici, j'ai trouvé quelques éosinophiles dans la lymphe du canal thoracique du chien (1 sur 133).

Cellules à grains basophiles, métachromatiques ou cellules d'Ehrlich.

Syn. : Mastzellen d'Ehrlich ; cellules isoplastiques d'Audry ; myélocytes basophiles de Denys.

Leurs dimensions, très variables suivant les animaux, vont de 8 à 12 μ chez les mammifères ; chez les batraciens, elles atteignent 30 à 40 μ.

Elles sont arrondies, polygonales ou effilées et même ramifiées. Dans ce dernier cas, leur noyau est tantôt central, tantôt polaire et elles ressemblent beaucoup aux clasmatocytes.

Le noyau, souvent masqué par les granulations, est tantôt arrondi, plus ou moins ovoïde, tantôt polymorphe (bi- ou trilobé). Dans les cellules d'Ehrlich des ganglions lymphatiques,

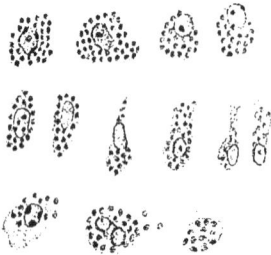

Fig. 540. — Cellules d'Ehrlich. — Dans quelques-unes d'entre elles, les granulations sont dissoutes. Remarquer combien, par leur forme effilée, certaines des cellules de la seconde rangée ressemblent aux clasmatocytes.

j'ai, d'une façon constante, trouvé un noyau arrondi assez semblable à celui des microcytes. Il en diffère par sa moindre colorabilité (Pappenheim).

Ce noyau est coloré en bleu pâle par le bleu polychrome de Unna ; il présente une mince membrane d'enveloppe et quelques fines granulations chromatiniennes.

Dans le protoplasma se trouvent des granulations dont la forme, les dimensions et la distribution sont irrégulières.

Arrondies, cocciformes, ces granulations sont tantôt plus fines que les éosinophiles, tantôt aussi grosses; parfois même, elles présentent des dimensions supérieures (Engel). Dans certaines cellules, elles sont pressées les unes contre les autres; ailleurs elles sont plus dispersées.

Ces grains sont solubles dans l'eau distillée, dans l'acide acétique à 3 pour 100, dans le liquide d'Adam; ils sont insolubles dans l'alcool, dans l'alcool-éther.

Ils prennent le Gram et le Ziehl; ils se colorent par le dahlia, mais, traités par le carbonate de potasse, ils se décolorent, ce que ne font pas les microbes.

Par analogie, on s'est demandé si ces granulations ne devraient pas à la présence d'une cape graisseuse leur résistance à la décoloration par les acides forts. En tout cas, elles ne se teignent pas en noir par l'acide osmique.

Avec la thionine, le bleu de Unna, elles présentent une coloration rouge, c'est-à-dire métachromatique, analogue à celle du mucus mais plus intense.

Elles se colorent presque en brun pur avec le kresyl violett extra.

Pour Nordmann et Raudnitz, ces granulations ne sont ni de la matière amyloïde, ni du mucus.

D'ailleurs, si la métachromatie rouge est obtenue non seulement avec la

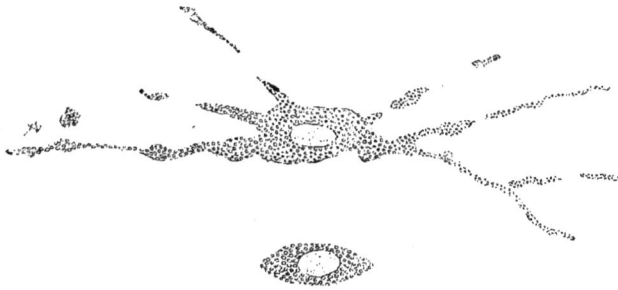

Fig. 541. — Clasmatocytes du triton (d'après Ranvier).

granulation des leucocytes d'Ehrlich mais encore avec le mucus, la substance fondamentale du cartilage hyalin, la gélatine de Wharton, elle se montre avec les substances chimiques les plus diverses (acides azotique, sulfurique, potasse, chloroforme, acétone, aniline, huile de cèdre).

Il n'est pas rare de voir les cellules d'Ehrlich égrener leurs granulations autour d'elles; parfois les granulations sont mises en liberté après avoir été préalablement dissoutes dans le corps protoplasmique.

Par leur forme, leur mode de sécrétion, les cellules d'Ehrlich se rapprochent beaucoup des cellules de Ranvier (clasmatocytes). Chez les batraciens, l'analogie est complète; chez les mammifères il existe une différence : la métachromatie fait défaut aux grains des clasmatocytes (Jolly). Cette différence justifie-t-elle une séparation profonde entre ces deux éléments si semblables à tant d'égards?

Tout d'abord, il n'est pas démontré que la métachromatie soit un phénomène d'ordre chimique. Puis, à supposer qu'il existe une différence de constitution chimique entre les granulations basophiles métachromatiques et non

[G. DELAMARE.]

métachromatiques, cette différence ne semble pas suffisante pour légitimer une séparation complète entre deux ordres d'éléments dont l'anatomie comparée nous montre les étroites affinités. D'ailleurs, les hématies des divers animaux ne sont-elles pas morphologiquement et fonctionnellement identiques malgré de très réelles différences de constitution chimique?

Les cellules d'Ehrlich existent dans le sang, les liquides séreux[1], dans les tissus conjonctifs périvasculaires du grand épiploon, dans les papilles dermiques, dans la sous-muqueuse intestinale, parfois dans les espaces conjonctifs du foie, enfin, dans les ganglions lymphatiques, la rate, la moelle osseuse.

Elles sont très rares dans le sang humain; Ehrlich et Lazarus en trouvent 0,5 pour 100 au maximum, Canon 0,28 pour 100. D'après Canon, elles seraient plus abondantes dans le sang des enfants (0,88 à 1,86 pour 100). Zollikofer les a trouvées nombreuses dans le sang de sujets atteints de sciatique, d'hystérie et de rhumatisme aigu. Après injection de pyrodine, Schmauch les a vues augmenter, comme Levaditi, après injection de toxines staphylococciques.

Dans le sang du lapin, Bauer en trouve 2 à 5 pour 100; Levaditi, 4,3 pour 100. Or, elles sont précisément très rares dans le tissu conjonctif de cet animal. Il est intéressant de remarquer que la cellule d'Ehrlich est d'autant moins abondante dans le sang qu'elle est plus abondante dans le tissu conjonctif. C'est là une loi commune à presque tous les leucocytes des vertébrés supérieurs, normaux. Ainsi, les macrocytes, les éosinophiles, rares dans le sang, abondent dans le tissu conjonctif; nombreux dans le sang, les microcytes et les neutrophiles sont rares ou font défaut dans les tissus conjonctifs.

Ballowitz a constaté que les cellules d'Ehrlich étaient peu abondantes dans les tissus conjonctifs du lapin, du lièvre, du cobaye, des oiseaux; il en a observé beaucoup chez le chien, le veau, la chèvre, le rat, la chauve-souris.

Chez la chauve-souris, il les a trouvées aussi nombreuses après qu'avant l'hibernation. Au contraire, chez la grenouille bien nourrie ou chauffée, Korybutt Daskiewicz, puis Stassano et Hass ont vu augmenter les cellules d'Ehrlich et les clasmatocytes. D'après Unger, la suppression de la sécrétion lactée déterminerait l'augmentation de ces éléments dans la mamelle. Par contre, Westphal les a trouvées nombreuses chez des cachectiques. Comme l'a remarqué Rosenheim, leur multiplication est donc indépendante de la surnutrition, et Friedländer, Gleumann, Ballowitz ont eu raison de trouver peu justifiée l'expression de Mastzelle imposée par Ehrlich.

On les a trouvées dans diverses productions pathologiques : lipomes, tubercules cutanés (Westphal, Bergonzini), urticaire pigmentée (Unna), zone péricancéreuse (Ballowitz), vésicules épidermiques de miliaire, sarcomes (Ackermann), nodules morveux, induration brune du poumon (Israel), névrites aiguës (Rosenheim), foyers d'hémorragie cérébrale et de sclérose multiple (Neumann), écorce des paralytiques généraux (Franca et Athias), dans la maladie du sommeil (Athias). A supposer que, dans quelques-unes de ces circonstances morbides, il y ait réellement hypernutrition locale, il est bien évident que dans

1. Milchner les a trouvées nombreuses dans l'ascite d'un leucémique, Neisser, dans l'exsudat d'une blennorragie.

certaines d'entre elles au moins, il y a, au contraire, un véritable ralentissement de la nutrition locale (lipome, maladie du sommeil, paralysie générale).

A propos de chaque leucocyte, nous avons indiqué la proportion dans laquelle
on le trouve dans le sang. Cette proportion est, en général, assez variable pour
qu'il soit difficile d'établir avec certitude les limites normales, précises de ce
qu'on a appelé l'*équilibre leucocytaire*. D'ailleurs les hématologistes ne s'accordent guère pour fixer la quantité moyenne de globules blancs contenus
dans un millimètre cube de sang. Hayem donne 6000, Ranvier 8000, Dumont 7650. On ne peut donc considérer comme pathologique tout nombre
supérieur à 7500, comme l'ont dit Leredde et Lœper.

Bibliographie. — LEUWENHŒK. *Opera omnia s. arcana naturæ detecta.* Lugd. Batav.,
1722. — DELLA TORE. *Nuove osservazzione microscopiche.* Napoli, 1776. — WHARTON JONES.
The blood corpuscle considered in its different phases of development. *Philosophical Transac-
tions,* 1846. — DAVAINE. *Mémoires de la Société de Biologie,* 1850. — MOLESCHOTT. Ueber die
Entwickelung der Blutkörperchen. *Archiv f. Anat. u. Phys.,* 1853. — VIRCHOW. *Verh. der
phys. med. Ges. zu Wurzburg,* II, p. 323; — *Virchow's Archiv,* 1853, V, p. 43. — LIEBERKÜHN.
U. Psorospermien. *Müller's Archiv,* 1854. — ROBIN. Sur quelques points de l'anatomie et de
la physiologie des leucocytes. *Journ. de Phys.,* 1859, II, p. 41. — HECKEL. *Die Radiolären,*
1862. — RECKLINGHAUSEN. Ueber Eiter u. Bindegewebe-Körperchen. *Virchow's Archiv,* XXVIII.
— KUHNE, Unters. ueber das Protoplasma u. die Contractilität, 1864. — MAX SCHULTZE. Ein
heizbarer Objecttisch u. seine Verwendung bei Untersuch. des Blutes. *Arch. f. mikrosk.
Anat.,* 1865, I. — COHNHEIM. U. Entzündung u. Eiterung. *Virchow's Arch.,* 1867, XX. —
BIZZOZERO. Sul processo di cicatrizzione dei tendini tagliati. *Ann. univ. di medicina,* 1868, CCIII.
— PREYER. *Centralblatt f. die medic. Wissensch.,* 1869, p. 305. — KLEIN. U. die Theilung
farbloser Blutkörperchen. *Centralbl. f. d. med. Wiss.,* 1870, n° 8, p. 17. — ROUGET. Migrations et métamorphoses des globules blancs. *Arch. de Phys.,* 1874. — SEMMER. *Inaug. Diss.,*
Dorpat, 1874. — RANVIER. Recherches sur les éléments du sang. *Archives de Phys.,* 1875.
— S. MAYER. *Arch. f. mikr. Anat.,* XIII. — WALDEYER, Ueber die Bindegewebszellen. *Arch.
f. mikr. Anat.,* 1875, XI. — V. ROIETZKY. Contrib. à l'étude de la fonction hématop. de la
moelle osseuse. *Arch. Sciences biol.,* Pétersbourg, 1877. — VULPIAN. *C. R. Acad. Sciences,*
4 juin 1877. — EHRLICH. Beiträge zur Kentniss der granulierten Bindegewebszellen u. der
eosinoph. Leucocyt. *Archiv f. Anat. u. Phys.,* 1879; — Ueber die specifischen Granula-
tionen des Blutes. *Verhandl. d. physiol. Gesellschaft zu Berlin,* 1878-1879, n° 20. — PERE-
MESCHKO. U. die Theilung der Zellen. *Centralbl. f. d. med. Wissenschaft,* 1878. — KORY-
DUTT DASKIEWICZ. *Arch. f. mikr. Anat.,* 1878, XV; — *Arch. f. mikr. Anat.,* 1880, XVII. —
POUCHET. Note sur les leucocytes et la régénération des hématies. *C. R. Soc. Biol.,* 5 jan-
vier 1878; — Évolution et structure des noyaux des éléments du sang chez le triton. *Journ.
de l'Anat. et de la Phys.,* 1879. — HAYEM. Recherches sur l'évolution des hématies. *Arch.
phys. norm. et path.,* 2° série, VI, 1879. — FLEMMING. U. das Verhalten des Kerns bei der
Zelltheilung u. über die Bedeutung mehrkernigen Zellen. *Virchow's Arch.,* 1879, LXXVII;
— Beiträge zur Kentniss der Zelle u. ihr. Lebenserscheinungen, I Theil. *Arch. f. mikrosk.
Anat.,* 1879, XVI; — *Archiv. f. mikr. Anat.,* 1882, XX; — *Zellsubstanz, Kern u. Zelltheilung,* 1882.— WESTPHAL. Ueber Mastzellen. *Inaug. Diss.,* Berlin, 1880. — SPILLING. U. Blutuntersuchungen bei Leukämie. *Inaug. Diss.,* 1880. — EHRLICH. U. die Bedeutung der
neutrophilen Körnung. *Charité Annalen,* XIII; — Methodologische Beiträge zur Phys. u.
Pathol. der verschiedenen Formen der Leukocyten. *Zeitschrift f. klin. Med.,* 1880, I. —
SCHWARZE, Ueber eosinoph. Zellen. *Inaug. Diss.,* 1880. — CH. ROBIN. Sur les cor-
puscules nucléiformes des leucocytes. *Journ. de Phys.,* 1881. — CERTES. *C. R. Acad. Sciences,*
1881, XCII, n° 8. — RENAUT. Recherches sur les éléments du sang. *Arch. de Phys.,* 1881. —
SCHŒFER. *British med. Jour.,* 1882, n° 1134, p. 573. — ISRAEL. *Berlin. kl. Wochenschr.,* 1883.
— S. ARNOLD. *Virchow's Archiv,* 1882; — Beobacht. u. Kerne u. Kerntheilungen in den
Zellen der Knochenmarkes. *Virchow's Archiv,* 1883, LXXXVIII; — *Virchow's Arch.,* 1884,
XCV. — RAUDNITZ. *Arch. f. mikrosk. Anat.,* 1883, XXII. — ACKERMANN. *Volkmann's Samm-
lung, Klinischer Vorträge,* 1883. — EINHORN. *Inaug. Diss.,* Berlin, 1884. — BIZZOZERO. *Vir-
chow's Arch.,* 1884. — LAVDOVSKY. Mikroskopische Untersuch. einiger Lebensvorgänge des
Blutes. *Virchow's Arch.,* 1884, XCVI. — BIZZOZERO. U. die Bildung der rothen Blutkörper-
chen. *Virchow's Arch.,* 1884, XCV. — NORDMANN. Beiträge zur Kentniss u. namentlich zur
Färbung der Mastzellen. *Diss.,* Berlin, 1882; — *Internat. Monatsch. f. Anat. u. Hist.*

73*

[*G. DELAMARE.*]

1885, II. — Löwit. U. die Bildung der rothen u. weisser Blutkörp. *Sitz. der K. Akad. der Wissensch.* Wien, 1883, III; — U. Neubildung u. Zerfall der weissen Blutkörperchen. *Sitz. der K. Akad. der Wissensch.* Wien, 1885, XCII, p. 121. — Neumann. *Ueber Plasmazellen.* Von d. med. Fakultät d. univ. Rostock gekrönte Preisschrift. Rostock, 1885. — Rosenheim. Ueber das Vorkommen u. die Bedeutung der Mastzellen im Nervensystem der Menschen. *Arch. f. Psych. u. Nervenkrank.*, 1886, XVII. — Prus. *Medycyna*, 1886, n°s 30 et 40. — Pfitzner. U. Theilungsvorgänge an den Leukocyten, ihre progressiven u. regressiven Metamorphosen. *Arch. f. mikr. Anat.*, 1887, XXX. — Denys. La cytodiérèse des cellules géantes et des petites cellules incolores de la moelle des os. *La Cellule*, 1887, II, p. 243; — La structure de la moelle des os et la genèse du sang des oiseaux. *Ibid.*, 1887, IV. — Schultze Die vitale Methylenblaureaction der Zellgranula. *Anat. Anzeig.*, 1887. — Arnold. Ueber Theilungsvorgänge an der Wanderzellen. *Arch. f. mikrosk. Anat.*, 1887, p. 205; — Weitere Beobacht. u. Theilungsvorgänge an der Knochen Markszellen u. weissen Blutkörperchen. *Virchow's Arch.*, 1887, XCVII; — Alter u. Neues über Wanderzellen insbesondere deren Herkunft u. Umwandlungen. *Virchow's Arch.*, CXXXII. — Kultschitsky. Karyokinesis in farblosen Blutkörp. *Centralbl. f. die med. Wissenschaft*, 1887. — Leber. *Fortschritte der Medicin*, 1888, VI. — Lubarsch. *Fortschr. d. Medicin.*, 1888, VI, n° 4; — *Centralbl. f. Bakt.*, VI, n°s 18, 20. — Spronck. Over Regeneratie in Hyperplasie van Leukocyten in het circuleirend blœd. *Nederlandsch Tydschrift voor Geesselskunde*, 29 mars 1889. — Prins. Karyokinese in het blood by intgebreide etherings processen. *Diss.* Utrecht. — Korschelt. *Zool. Jahr.* Abtheil. f. Anat. der Thiere, 1889. — Hermann. *Arch. f. mikr. Anat.*, 1889, XXXIV, p. 100. — Peckelharing. *Sem. méd.*, 1889, n° 22, p. 184. — Marchand. *Ziegler's Beiträge*, 1889, IV. — Hayem. *Du sang et de ses altérations anatomiques*, Paris, 1889, p. 110. — Löwit. U. die Beziehung d. weissen Blutkörp. zur Blutgerinnung. *Ziegler's Beiträge*, 1889, V. — Naumann. U. das Vorkommen der sogen. Mastzellen bei pathol. Veränderungen des Gehirns. *Virchow's Archiv*, 1890, CXXII, 2. — H. F. Muller. Zur Leukämiefrage. *Deut. Arch. f. klin. Med.*, 1890. — Obrastzow. *Deut. med. Woch.*, 1890. — Massart et Bordet. Recherches sur l'irritabilité des leucocytes et sur l'intervention de cette irritabilité dans la nutrition des cellules et dans l'inflammation. *J. de la Soc. R. des Sciences méd. et nat. de Bruxelles*, 1890. — Gabritchevsky. Sur les propriétés chimiotaxiques des leucocytes. *Annales de l'Institut Pasteur*, 1890. — Buchner. Die chemische Reizbarkeit der Leukocyten u. deren Beziehung zur Entzündung u. Eiterung. *Berlin. klin. Wochenschrift*, 1890. — Auerbach. U. die Blutkörperchen der Batrachier. *Anat. Anzeiger*, 1890. — Uskoff. *Le sang comme tissu.* Pétersbourg, 1890. — Ranvier. Des clasmatocytes. *C. R. Acad. Sciences*, 27 janvier 1890; — Sur les éléments anatomiques de la sérosité péritonéale. *C. R. Acad. Sciences*, 14 avril 1890. — Rosbach. *Deut. med. Woch.*, 1890, p. 389. — Brigidi. *Lo Sperimentale*, settembre 1891. — Pacinotti. Intorno alle cellule granulose di Ehrlich o mastzellen. *Giorn. della R. Accad. di medicina di Torino*, 1891, n° 6. — Flemming. U. Theilung u. Kernformen bei Leukocyten u. über deren Attractionsphären. *Arch. f. mikrosk. Anat.*, 1891, XXXVII; — Attractionsphären u. Centralkörper in Gewebszellen u. Wanderzellen. *Anat. Anzeiger*, 1891, VI. — V. der Stricht. Div. mitosique des érythroblastes et des leucoblastes à l'intérieur du foie embryonnaire des mammifères. *Anat. Anzeiger*, 1891. — Denhuysen. U. Mitosen in frei im Bindegewebe gelegenen Leukocyten. *Anat. Anzeiger*, 1891, VI. — Gulland. The nature and varieties of leucocytes. *Rep. Lab. roy. Coll. Phys. Edinburgh*, 1891, III. — Weiss. Das Vorkommen u. die Bedeutung der eosinoph. Zellen u. ihre Beziehung zur Bioblastentheorie Altmann's. *Wien. med. Presse*, 1891, n°s 41-44. — Muller u. Rieder. U. das Vorkommen u. klinische Bedeutung der eosinoph. Zellen (Ehrlich) im circulirenden Blute der Menschen. *Deut. Arch. f. klin. Med.*, 1891, XLVIII, p. 96. — Ranvier. Transformation in vitro des cellules lymphatiques en clasmatocytes. *C. R. Acad. Sciences*, 6 avril 1891. — Griesbach. Beiträge zur Histologie der Blutes. *Arch. f. mikr. Anat.*, 1891, XXXVII, p. 22; — Struktur u. Plasmoschise der Amœbocyten. *Verhandl. d. Anat. Ges. München*, 1891. — Bergonzini. U. das Vorkommen von granulierten basophilen u. acidophilen Zellen im Bindegewebe u. über die Art sich sichtbar zu machen. *Anat. Anzeiger*, 1891. — H. F. Muller. U. Mitose an eosinoph. Zellen. *Arch. f. experim. Path.*, 1891. — Muller. *Deut. Arch. f. klin. Med.*, 1891, XLVIII. — Muir. *Journ. of Anat. and Phys.*, 1891, XXV. — Ballowitz. U. das Vorkommen der Ehrlich'schen granulierten Zellen, « Mastzellen » bei winterschlafenden Säugethieren. *Anat. Anzeig.*, 1891. — V. Bambeke et van der Stricht. Caryomitose et div. indirecte des cellules à noyau bourgeonnant. *Ann. Soc. de Méd. de Gand*, 1891. — Löwit. U. amitotische Kerntheilung. *Biol. Centralblatt*, 1891, XI: — *Anat. Anzeiger*, 1891; — U. Neubildung u. Beschaffenheit der weissen Blutkörp. *Beiträge z. path. Anat., von Ziegler*, 1891, X. — Ostrogorski. Contrib. à l'étude des modific. morphol. du sang pendant la grossesse, l'accouchement et la période postpuerpérale. *Th.* Pétersbourg, 1891. — Hansemann. Ein Beitrag zur Enstehung u. Vermehrung der Leukocyten. *Verh. der Anat. Gesellsch. München*, mai 1891; — *Anat. Anzeiger*. — Gœppert. Kernthoilung durch indirecte Fragmentierung in der lymphat. Randschicht der Salamanderleber. *Arch. f. mikr. Anat.*, 1891, XXXVII. — Weiss. Eine neue mikrochemische Reaction der eosinoph. Zellen. *Centralbl. f. die medicin. Wissensch.*, 1891. — Cuénot. Étude sur le sang et les glandes lymphatiques dans la série animale. *Arch. Zoologie exp. et gén.*, 1891, 2ᵉ série, 7-9. — Scarpaletti. U. die eosinoph. Zellen des Kaninchen-Knochenmarkes. *Arch. f. mikrosk. Anat.*, 1891. — Unna. *Monatschr. f. prakt. Dermat.*, 1891, XII. — Schaffer. Ueber das Vorkommen eosinoph. Zellen in der menschlichen Thymus. *Centralbl. f. d. med. Wissensch.*, 1891. — Hock u. Schlesinger. Blutuntersuchungen bei Kindern. *Centralbl. f. klin. Med.*, 1891, nᵒ 46. — Netchaeff. *Virchow's Arch.*, 1891, CXXV. — Wertheim. *Zeitschr. f. Heilkunde*, 1891, XII. — Noll. *Wiener med. Presse*, 1892. — Unna. *Zeit. f. wiss. Mikr.*, 1892, VIII, 4; IX. — Bastianelli. *Boll. della R. accademia med. di Roma*, 1892, XVIII. — Voïno Oranski. Morphol. du sang chez les nouveau-nés. *Th. Pétersbourg*, 1892. — Goundobine. De la morphologie norm. et path. du sang chez les enfants. *Th. Pétersb.*, 1892. — M. Heidenhain. U. die Centralkörpergruppen in den Lymphocyten der Säugethiere während der Zellenruhe u. Zelltheilung. *Verhandl. d. anat. Gesellsch. Göttingen*, 1892; — *Festschr. Kölliker*, Leipzig, 1892. — Canon. U. eosinoph. Zellen u. Mastzellen im Blut Gesunder u. Krankeit. *Deut. med. Woch.*, 1892, nᵒ 10. — Muller. U. Mitose an eosinoph. Zellen. Beitrag zur Kentniss der Theilung der Leukocyten. *Arch. f. exp. Path. u. Pharmak.*, 1892, XXIX. — Rieder. *Beiträge zur Kentniss der Leukocytose.* Leipzig, 1892. — Löwit. *Studien zur Phys. u. Path. des Blutes u. der Lymphe.* Iéna, 1892. — Lilienfeld. Hämatol. Untersuchungen. *Arch. f. Anat. u. Phys.*, 1892. — Éverard et Demoor. Les modifications des globules blancs dans les maladies infectieuses. *Soc. Sc. méd. et nat.* Bruxelles, 1892. — Éverard, Massart et Demoor. *Annales de l'Institut Pasteur*, VII, p. 165. — Grawitz. Ueber die schlummernden Zellen der Bindegewebes u. ihre Verhalten bei progressiven Ernährungsstörungen. *Virchow's Archiv*, 1892, CXXVII. — Mesnil. *Annales de l'Institut Pasteur*, IX, p. 301. — Zappert. U. das Vorkommen der eosinoph. Zellen im mensch. Blute. *Zeitschrift f. klin. Med.*, 1892, XXIII, p. 227. — Kourloff. *Wratch*, 1892. — Ranvier. Les clasmatocytes, les cellules fixes du tissu conjonctif et les globules du pus. *C. R. Acad. Sciences*, 1893, CXVI, nᵒ 7, p. 295. — Hémicourt et Richet. Modifications dans le nombre des leucocytes du sang après injection de diverses substances. *C. R. Soc. Biol.*, 1893, nᵒ 35, p. 965. — Medwedeff. Comment se comportent les leucocytes vis-à-vis de certaines substances introduites dans le sang. *Thèse Pétersbourg*, 1893. — Golzmann. Contrib. à l'étude de la leucocytose. *Th. Pétersbourg*, 1893; — *Gaz. hebd. méd. Russie mérid.*, 1894, nᵒ 46. — Schulz. *Deut. Arch. f. klin. Med.*, 1873, LI. — E. Botkine. Influence de l'albumine et des peptones sur quelques fonctions de l'organisme. *Thèse Pétersbourg*, 1893. — Autonenko. Modific. morphol. du sang sous l'influence de la saignée. *Thèse Pétersbourg*, 1893. — Wladimiroff. Modific. morphol. du sang sous l'influence des modif. de la pression. *Th. Pétersb.*, 1893. — Cuénot. Évolution des amibocytes chez les crustacés décapodes. *Bibliogr. anat.*, 1893, p. 157. — V. der Stricht. Nature et div. mitosique des globules blancs des mammifères. *Verhandl. der anat. Gesellschafft in Göttingen*, 1893. — Klein. Die diagnostiche Verwerthung der Leukocytose. *Sammlung. klin. Vorträge*, 1893, nᵒ 87. — Tettenhamer. U. die Enstehung der acidophilen Leukocyten. Granula aus degenerirender Kernsubstanz. *Anat. Anzeig.*, 1893, VIII, p. 223. — Tschistowitsch. Contrib. à l'étude de la leucolyse. *Gaz. de Botkine*, 1894, nᵒ 9. — E. Botkine. Solubilité des leucocytes dans la peptone. *Gaz. de Botkine*, 1894, nᵒ 22. — Omelianski. De l'influence des troubles circulatoires locaux sur la morphologie du sang. *Thèse Pétersbourg*, 1894. — Yegorovski. Modific. morphologiques des globules blancs dans les vaisseaux sanguins. *Thèse Pétersbourg*, 1894. — Vinogradoff. Contrib. à l'étude de la pression artérielle sur la morphologie du sang. *Thèse Pétersbourg*, 1894. — Przevosky. *Soc. méd. de Varsovie*, nov. 1894. — Rokitzki. Modifications morphologiques du sang chez les chiens après l'ablation du pancréas d'Aselli. *Thèse Pétersbourg*, 1894. — Solovieff. Examen du sang chez les vieillards. *Th. Pétersbourg*, 1894. — Sherrington. *Proceedings of the Royal Society of London*, 1894, LX, p. 187. — Onimus. Naissance des leucocytes dans les liquides amorphes. *C. R. Soc. Biologie*, 1894, nᵒ 25, p. 651. — Unna. *Zeit f. wiss. Mikr.*, 1894, XI, 4, p. 511; — *Monatsschrift f. prakt. Dermat.*, 1894, XVIII. — Zenoni. U. die Enstehung der verschied. Leukocytenformen des Blutes. *Ziegler's Beiträge*, 1894, XVI, p. 537. — M. Heidenhain. U. Bau u. Funktion der Riesenzellen (Megakaryocyten) im Knochenmark. *Würzburger Verhandl.*, 1894. — Kanthack a. Hardy. The morphology and distribution of the wandering cells of mammalia. *Journ. of physiol.*, 1894, XVII, p. 81. — Altmann. Ueber die Elementarorganismen u. ihre Beziehungen zu den Zellen. Leipzig, 1891-1894. — Muller. Die Morphol. des leukäm. Blutes. *Centralbl. f. allg. Path.*, Juli, 1894. — Barker. On the presence of iron in the granules of the eosinophile leucocytes. *John Hopkins Hosp. Bull.*, 2 oct. 1894, nᵒ 4. — Ligouzat. Les cellules éosinoph. *Thèse Lyon*, 1894. — Leonard. Série de photomicrographies relatives aux mouvements amiboïdes des corpuscules blancs du sang. *C. R. Acad. Sciences*, 1894, CXIX, nᵒ 4. — Maurel. *Recherches expérimentales sur les leucocytes du sang.* Paris, 1894; — Origine

[G. DELAMARE.]

et évolution des éléments figurés du sang. *Assoc. franç. p. l'avancement des Sciences.*, 22ᵉ sess., Besançon, 1893-1894. — Kanter. U. das Vorkommen u. eosinoph. Zellen im malignen Lymphom u. bei einigen anderen Lymphdrüsenerkrankungen. *Centralbl. f. allg. Path.*, 1894. — Siawcillo. Cellules éosinophiles. *Annales de l'Institut Pasteur*, IX, p. 289. — De Bruyne. De la phagocytose observée sur le vivant dans les branchies des mollusques lamellibranches. *C. R. Acad. Sciences*, CXVI, n° 2, p. 65; — *Bibl. anat.*, 1895, n° 4. — E. Botkine. De la leucocytolyse. *Gaz. de Botkine*, 1895, nᵒˢ 18-19. — Semakine. De la distribution inégale des leucocytes dans les vaisseaux sanguins. *Th. Pétersbourg*, 1895. — Popoff. Influence de l'anesthésie sur la leucocytose et l'aleucocytose. *Th. Pétersbourg*, 1895. — Markevitsch. Étude de la modification des globules blancs dans les vaisseaux sanguins. *Thèse Pétersbourg*, 1895. — Gourevitch. De la leucocytose. *Thèse Moscou*, 1895. — Borrissoff. De la chimiotaxie des globules blancs. Soc. des méd. russes de Pétersb. *Vratch*, 1895, n° 18. — Messarosch. Modif. morphol. du sang chez les sujets sains sous l'influence du chauffage artificiel. *Thèse Pétersbourg*, 1895. — Arnold. Zur Morphologie u. Biologie der Zellen des Knochenmarkes. *Arch. f. path. Anat.*, 1895, CXXX. — Prus. Secretorische fuchsinophile Degeneration. *Centralblatt. f. allgem. Pathol. u. path. Anat.*, 1895, VI. — Marquevitsch. Modific. des glob. blancs dans les vaisseaux sanguins. *Th. Pétersbourg*, 1895. — Broïdo. Travaux russes sur la leucocytose. *Gaz. hebd. de méd. et de chirurgie*, 7 déc. 1895. — Demoor. Contribution à l'étude de la cellule. Individualité fonctionnelle du protoplasma et du noyau. *Bull. de la Soc. belge de microscopie*, 1893-1894, XX, nᵒˢ 1, 3; — *Arch. biol.*, 1895, XXIII. — Hardy a. Wesbrook. The wandering cells of the alimentary canal. *Journ. of Phys.*, nov. 1895, XVIII, p. 490. — Roule. La phagocytose normale. *Revue générale des Sciences*, 1895, n° 13, p. 586. — Mahschalko. U. die sogenannten Plasmazellen. *Arch. f. Dermat.*, 1895. — Menahen Hodara. Cellules plasmatiques dans les organes hématopoiétiques normaux de l'homme? Grands mononucléaires. *Annales Dermat. et Syph.*, 1895, n° 10, p. 856. — Siedlicki. U. die Structur u. Kerntheilungsvorgänge bei den Leukocyten der Urodelen. *Anzeiger der Akad. der Wissenschaft. in Krakau*, avril 1895. — Chatin. De la phagocytose chez les huîtres. *C. R. Acad. Sciences*, 1896, CXXII, n° 8, p. 487. — Weiss. Hämatol. Unters. Pseudoleukäm. als Sammelbegriff. *Prochask*. Wien, 1896. — Valenza. *C. R. Soc. Biol.*, 1896, n° 35. — Calleja. Distribucion y significacion de las celulas abœdas de Ehrlich. *Rivista trimestr. micrografica*, 1896, I. — Gulland. On the granular leucocytes. *Journ. of Phys.*, 1896, XIX, p. 385. — Botkine. Zur Morphol. der Blutes u. der Lymphe. *Virchow's Archiv*, 1896, CXLV, p. 369. — Vassale. *Centralbl. f. allgemein Path.*, 1896, IX. — Cuénot. Amibocytes et organes lymphoïdes. *Revue biol.*, Nancy, 13 janv. 1897; — *Bibl. anat.*, 1897, n° 1. — Ranvier. Rôle phys. des leucocytes à propos des plaies de la cornée. *C. R. Acad. Sciences*, 1897. — Muller u. Rieder. U. Vorkommen u. klinische Bedeutung der eosinoph. Zelle im circulierend. Blut des Menschens. *Deut. Arch. f. klin. Med.*, XLVIII. — Ribbert. Beiträge zur Entzündung. *Virch. Arch.*, CL, 3. — Besredka. L'état actuel de la question de la leucocytose. *Ann. de l'Institut Pasteur*, 1897, p. 726. — Przesmycki. U. die intravitale Färbung des Kernes u. Prot. *Biol. Centralbl.*, XVII, nᵒˢ 9-10. — Hirschfeld. Beiträge zur vergleichenden Morphologie der Leucocyten. *Inaug. Diss.*, Berlin, 1897. — Lœb. U. die Entstehung von Bindegewebe : Leukocyten u. roten Blutkörperchen aus Epithel u. über eine Methode isolierte Gewebsteile zu züchten. Chicago, M. Stern, 1897. — Pappenheim. U. Enstammung u. Enstehung der rothen Blutzelle. *Virch. Arch.*, 1895. — Masslow. Einige Bemerkungen zur Morphologie u. Entwickelung der Blutelemente. *Arch. f. mikrosk. Anat.*, 1897, LI, p. 157. — Bogdanoff. Vorkommen u. Bedeutung der eosinoph. Granulat. *Biol. Centralbl.*, 1898, CLXXXI. — Ehrlich u. Lazarus. Die Anæmie. Wien, 1898. — Engel. Leitfaden zur klinischen Untersuchung. des Blutes. Berlin, 1898. — Jolly. Recherches sur la valeur morphologique et la signification des différents types de globules blancs. *Thèse Paris*, 1898. — Leredde et Bezançon. Principales formes cellulaires des tissus conjonctifs et du sang. *Presse médic.*, 1898, p. 305. — Unger. Das Colostrum. *Virch. Arch.*, 1898, CLV. — Denys. Lymphocytes et myélocytes. *Presse médicale*, 1898, p. 118; — 5ᵉ *Congrès de Médecine*, 1899. — Klemsiewicz. Neue Untersuchungen über den Bau u. Thätigkeit der Eiterzellen. *Mitteilung des Vereins der Aertzte in Steiermark*, 1898. — Lœvy. Zur Biologie der Leukocyten. *Virchow's Archiv.*, 1898, CLI. — Chantemesse. Le globule blanc. *Presse médicale*, 7 déc. 1898. — Arnold. Ueber Struktur u. Architektur der Zellen : I, II, III. *Archiv. f. mikrosk. Anat.*, 1898, LII. — Lukjanow. Contrib. à l'étude des cellules migratrices. *Arch. Sc. biol.*, VI, n° 2; — *Inst. imp. méd. expérim.*, Pétersbourg, février 1898. — Saint-Hilaire. Die Wanderzellen in der Darmwand der Seeeigel. *Trav. Soc. imp. nat. Pétersbourg*, XXVII, liv. 3, Sect. Zool. et Phys. — Bettmann. Ueber das Verhalten der eosinoph. Zellen im Hautblasen. *Münch. med. Woch.*, 1898, n° 39. — Cardite. Sur la vie des leucocytes en dehors de l'organisme. *Archivio per le Scienze mediche*. Turin, 1898, XXIII, fasc. 4. — Rosa. Prétendus rapports génétiques entre lymphocytes et chloragogènes. *Arch. ital. Biol.*, 4 nov. 1898, XXX, n° 1. — Arnold. Die

Farbwechsel der Zellgranula insbesonders der acidophilen. *Centr. f. allg. Path.*, 1899, X, n⁰ˢ 21-22. — Milchner. D. die Emigration von Mastzellen bei myelogen Leukämie. *Zeit. f. klin. Med.*, 1899, XXXVII. — Zollikofer. *Inaug. Diss.*, Berne, 1899. — Häusermann. Contenance en fer du plasma sanguin et des leucocytes. *Zeitschrift f. physiolog. Chemie*, 1891, XXVI, n° 5. — Kaminer. Leucocytose et réaction iodée des leucocytes. *Berlin. klin. Wochenschrift*, 7 fév. 1899. — Carrière et Bourneville. Genèse des éosinophiles. *Écho médic. Nord*, février 1899. — Leredde et Lœper. Équilibre leucocytaire. *Presse médicale*, 25 mars 1899. — Besredka. Étude sur l'immunité vis-à-vis des composés arsenicaux. *Annales de l'Institut Pasteur*, 1899, p. 49; — Du rôle des leucocytes dans l'intoxication par un composé arsenical soluble. *Ibid.*, p. 209. — Pio Foa. *Beit. zur path. Anat. u. zur allgem. Path.*, 1899, XXX, p. 2. — Tallquist u. Willebrand. Zur Morphologie der weissen Blutkörperchen des Hundes u. des Kaninchens. *Skandin. Arkiv. f. Phys.*, X, 72, p. 37. — Sicherer. Zur Chemiotaxie der Leukocyten in vitro. *Centralblatt f. Bakt.*, XXVI, n⁰ˢ 11, 12, p. 360. — J. Arnold. U. Granulafärbung lebender u. uberlebender Leukocyten. *Virchow's Arch.*, 1899, p. 425. — Salmon. Glycogène et leucocytes. *Th. Paris*, 1899. — Pappenheim. Vergleich. Untersuch. u. die elementare Zusammensetzung des rothen Knochenmarkes einiger Säugethiere; Bemerkungen zur Frage des gegenartigen Verhältnisse der verschiedenen Leukocyten-Formen zu einander. *Archiv. f. pathol. Anat. u. Phys.*, CLVII, 1. — Hayem. Mononucléaires du sang humain. *C. R. Soc. Biol.*, 1899, p. 283; — De l'infiltration granuleuse des globules polynucléaires. *C. R. Soc. Biol.*, 1899, p. 434; — Leucocytes du sang de cheval. *C. R. Soc. Biol.*, 1899, p. 623; — Leucocytes de la lymphe de cheval. *C. R. Soc. Biol.*, 1899, p. 624. — Jolly. Leucocytes granuleux du sang humain. *C. R. Soc. Biol.*, 1899, p. 140. — Franca et Athias. *C. R. Soc. Biol.*, 1899, p. 317. — Malassez. Représentation graphique du nombre des leucocytes. *C. R. Soc. Biol.*, 1899, p. 181. — Dominici. Origine des leucocytes polynucléaires du lapin. *C. R. Soc. Biol.*, 1899, p. 168. — Achalme. *C. R. Soc. Biol.*, 1899. — Brandenburg. La réaction des leucocytes avec la teinture de gaïac. *München. medicin. Wochensch.*, 1900, n° 6, p. 183. — Ranvier. Des clasmatocytes. *Archiv. d'Anat. microscop.*, 15 mars 1900. — Grünwald. Die Bedeutung der hypeosinophilen Granula. *Centralbl. f. innere Med.*, 1900, n° 14, p. 345. — Bettmann. *Volkmann's Sammlung klin. Vorträge*, 1900, n° 266. — Zabolotny. Ferment amylolytique des globules blancs du sang. *Roussk. Arkh. Patol., klin. Med. i Bakteriol.*, avril 1900. — Cabot. *A guide clinical examination of the blood.* London, 1900. — Michaelis. *Berlin. med. Gesellschaft*, 24 oct. 1900; — *Deut. med. Woch.*, 1900. — Jolly. Clasmatocytes et Mastzellen. *C. R. Soc. Biol.*, 23 juin 1900. — Stassano et Hass. Contribution à la physiol. des clasmatocytes, *C. R. Soc. Biol.*, 1900. — Tarchetti. Ferment diastasique dans les globules blancs. *Gaz. degli Osped.*, 29 juillet 1900. — Laguesse. La classification des leucocytes. *Écho médic. du Nord*, 1900, IV, n° 32, p. 359. — Hofbauer. Leucocytes iodophiles. *Centralblatt f. innere Med.*, 1900, n° 6. — Dominici. Éléments figurés du sang; leur morphologie. *Presse médicale*, 18 août 1900. — Arnozan et Montel. Rôle des leucocytes dans l'absorption des médicaments. *Congrès Paris*, août 1900. — Dominici. Eosinophilie. *C. R. Soc. Biol.*, 20 janvier 1900. — Rouget. Phagocytose et leucocytes hématophages. *C. R. Soc. Biol.*, 31 mars 1900. — Besredka. Leucotoxine. *Annales de l'Institut Pasteur*, 25 juin 1900. — Jolly. Karyokinèse des globules blancs dans la lymphe péritonéale du rat. *C. R. Soc. Biol.*, 21 juillet 1900. — Dumont. Formule hémoleucocytaire normale. Extr. des *Annales de la Policlinique de Lille*, 1900. — Hayem. *Leçons sur les maladies du sang*, 1900. — F. Muller. U. einige pathol. Befunde bei der Ricinvergift. *Ziegler's Beitr.*, 1900, XXVII. — Levaditi. Un cas de leucémie myélogène. Consid. sur la mastzellen-leucocytose et sur l'hétérochromatie des granulations leucocytaires. *Journ. Phys. et Path. gén.*, 1901. — Lombard. Contrib. à la phys. des leucocytes. *C. R. Soc. Biol.*, mai 1901. — Michaelis et Wolff. *Deut. med. Woch.*, 10 sept. 1901. — Hirschfeld. *Berl. klin. Woch.*, 7 oct. 1901. — Bonne. Leucocytose éosinoph. avec essaimage de granul. dans le voisinage d'une glande en suractivité. *C. R. Soc. Biol.*, 4 mai 1901. — Jolly. Sur quelques points de la morphologie des leucocytes. *C. R. Soc. Biol.*, 8 juin 1901. — Stassano. *Acad. des Sciences*, 4 mars 1901. — Stassano et P. Bourcet. Sur la présence et la localisation de l'iode dans les leucocytes du sang normal. *Ac. Sciences*, 24 juin 1901. — Brodie. On the destruct. of leucocytes. *Journ. of Anat. a. Phys.*, 1901, XXXV; — N. ser., XV. — Williams. *Boston med. Journ.*, sept. 1901. — Biffi. Sulla nature e s. signif. delle granulazioni iodofile e di quelle eosinopile nei leucociti. *Il Policlinico*, 1901, VIII, p. 209. — Grunberg. Beiträge zur vergleichenden Morphologie der Leucocyten. *Arch. f. Path. u. Phys. u. f. klin. Med.*, CLXIII (Folge 16, Bd III), 2, p. 303. — Poljakoff, Zur Frage von der Enstehung, dem Bau u. der Lebensthätigkeit des Blutes. *Arch. f. Anat. u. Phys.*, 1901 : Anat. Abth., 1. — Wolff. Ueber die act. Beweglichkeit d. Lymphocyten. *Berlin. klin. Woch.*, 30 déc. 1901. — Dominici. *Arch. Méd. exp. et d'Anat. path.*, 1901-1902. — Levaditi. Contrib. à l'étude des Mastzellen, etc. *Thèse Paris*, 1902.

[*G. DELAMARE.*]

LES VAISSEAUX LYMPHATIQUES.

Historique. — ARISTOTE (384-322 av. J.-C.), ainsi qu'en témoigne une phrase de *l'Histoire des animaux*, paraît avoir vu des vaisseaux lymphatiques. Mais c'est à HÉROPHILE (300 av. J.-C.) et à HÉRASISTRATE (280 av. J.-C.) qu'il faut, d'après les écrits galéniques, attribuer la découverte des chylifères. Hérasistrate vit leur contenu laiteux; Herophile, leur terminaison dans les ganglions mésentériques. L'un en fit des artères, l'autre des veines. Niées par Galien, ces observations furent oubliées et, c'est seulement en 1532, que NICOLAS MASSA semble trouver quelques lymphatiques rénaux. Puis, FALLOPE aperçoit quelques vaisseaux blancs qui se terminent dans les glandes péripancréatiques.

En 1563, EUSTACHIUS découvre, sur un cheval, le canal thoracique et le décrit sous le nom de *vena alba thoracis*. « Du tronc de la veine sous-clavière gauche s'étend un prolongement qui est plein d'une humeur aqueuse et se divise près de sa naissance en deux branches, lesquelles se réunissent bientôt pour reconstituer un seul tronc; celui-ci se porte vers le côté gauche du rachis, traverse le diaphragme, arrive presque au milieu des lombes où il *s'élargit* en entourant l'aorte et se perd en présentant un mode de terminaison qui ne m'est pas encore connu. » Eustachius vit donc « l'élargissement » inférieur du canal thoracique; est-ce suffisant pour lui attribuer avec WINSLOW (Exposition anatomique de la structure du corps humain, MDCCLXI) la découverte de la citerne de Pecquet?

La grande veine lymphatique fut trouvée par STÉNON.

En 1622, nouvelle découverte des chylifères par ASELLI qui, les rencontrant chez le chien, le chat, l'agneau, le bœuf, le porc, le cheval, les voit aboutir aux glandes mésentériques et pense qu'ils se terminent dans le foie.

Il appartenait à PECQUET (1649) de démontrer leur abouchement dans la partie initiale, renflée du canal thoracique à laquelle il donna le nom de citerne ou de réservoir du chyle.

Mais, comme Galien avait nié les canaux d'Herasistrate et d'Herophile, RIOLAN et HARVEY nièrent les veines lactées d'Aselli. Et il fallut, pour définitivement établir leur existence, les travaux de GASSENDI (1628), VESSLING (1634), FOLIUS et TULPIUS (1639), WALLÉE (1641) et PECQUET (1649).

Puis, VESSLING et RUDBECK décrivent les lymphatiques du foie, du pancréas, du thorax, des poumons et du bassin.

RUDBECK conclut de ses recherches que les « vaisseaux séreux » existent non seulement dans le mésentère, mais dans tout l'organisme où ils forment un système spécial. BARTHOLIN et JOLYFF ne tardèrent pas à confirmer cet essai de généralisation. Et le *système séreux* de Rudbeck devint le *système lymphatique*. Cette substitution, purement verbale, valut à Bartholin d'être regardé comme l'auteur de la première systématisation des vaisseaux blancs. Et maintenant, suscités par cette nouvelle et féconde notion d'anatomie générale, les travaux vont paraître nombreux, trop nombreux pour qu'il soit possible de les citer tous.

C'est RUYSCH qui, en 1665, étudie après Rudbeck, Bartholin, Swammerdam, Blasius, les valvules et compare leur forme à celle d'un croissant de lune.

Puis, ce sont NUCK, R. HALE, MECKEL, HALLER et CRUIKSHANKS qui découvrent des lymphatiques inédits dans les régions encore inexplorées. HUNTER trouve les vaisseaux blancs de l'endartère et s'efforce de soutenir l'importance capitale du système lymphatique dans l'absorption.

HEWSON étudie ces vaisseaux chez les poissons. Il pense que, chez les mammifères, certains d'entre eux peuvent gagner le canal thoracique sans traverser les ganglions.

MASCAGNI, l'auteur d'une admirable iconographie, démontre l'inexactitude de cette proposition. Avec HALLER et CRUIKSHANKS, il rejette, contrairement à STÉNON, WEPFER, SCHMIEDEL, BŒRHAVE, BARTHOLIN et MECKEL, toute communication périphérique entre les systèmes lymphatique et sanguin. Pour lui, c'est avec le tissu conjonctif que communiquent les vaisseaux blancs, car ils naissent dans ses mailles. Cette opinion de Mascagni devait avoir une singulière fortune. Elle fut adoptée et généralisée par BICHAT qui admit des bouches lymphatiques, non seulement dans le tissu conjonctif et à la surface des séreuses, mais encore sur les membranes tégumentaires (Pores de HAASE).

Pour le grand anatomiste, « le système lymphatique entre essentiellement dans la formation des séreuses. Il faut regarder les membranes séreuses comme de grands réservoirs intermédiaires aux systèmes exhalant et absorbant où la lymphe, en sortant de l'un, séjourne quelque temps avant d'entrer dans l'autre, où elle subit sans doute diverses préparations. »

Quelques années plus tard, LIPPI (1822) et LAUTH (1824) soutiennent à nouveau l'existence de communications lymphatico-veineuses périphériques. De plus, LAUTH établit que tout lymphatique fait suite à un réseau originel.

Enfin paraissent, dès 1832, d'importantes recherches d'anatomie comparée dues à JEAN.

MÜLLER, PANIZZA et FOHMANN. JEAN MÜLLER découvre le cœur lymphatique postérieur de la grenouille. PANIZZA découvre les cœurs lymphatiques de la couleuvre à collier et de la grenouille. Il les considère comme analogues aux renflements supravalvulaires des troncs lymphatiques chez les mammifères. Ces organes sont décrits chez quelques oiseaux par Panizza, Fohmann, puis par STANNIUS et GADOW. Pour eux, ces cœurs communiquent avec les veines. D'ailleurs FOHMANN qui, contrairement à Panizza, considérait les cœurs lymphatiques comme des ganglions rudimentaires, admettait, avec TIEDMANN et LAUTH, l'existence de communications lymphatico-veineuses à l'intérieur du ganglion.

RUSCONI décrit les gaines lymphatiques périvasculaires de la grenouille comme un simple manchon dans la lymphe duquel baignent les vaisseaux sanguins. Plus tard, MILNE-EDWARDS les compare aux séreuses viscérales des mammifères et RANVIER démontre leur double endothélium.

Dès 1847, SAPPEY commençait une longue série de recherches poursuivies sans relâche jusqu'à la publication de son grand atlas (1876). Si les résultats descriptifs, demeurés classiques, ne laissèrent aux travailleurs nouveaux qu'un champ restreint, le sort des essais d'anatomie générale fut moins heureux. SAPPEY nia puis admit les communications veino-lymphatiques. A l'encontre de Mascagni, il soutint « qu'un assez grand nombre de parties constituantes du corps (système nerveux, cœur et vaisseaux, muqueuses vésicales et urétérales, séreuses, tissus conjonctif, élastique et osseux) sont absolument et constamment dépourvues de vaisseaux lymphatiques ». Enfin, pour lui, les vaisseaux blancs naissent par un double réseau de capillicules et de lacunes absolument clos.

Jusqu'ici, les problèmes ont été posés et résolus à peu près uniquement avec les seules ressources de l'anatomie macroscopique. VIRCHOW, le premier, applique, en 1851, la méthode histologique à la question, déjà bien discutée, de l'origine des lymphatiques. Une illusion d'optique lui fit décrire la cellule conjonctive — *sa cellule plasmatique* — comme une cellule étoilée, creuse et anastomosée, par ses prolongements, avec les cellules voisines. Dans le *système plasmatique* formé par l'ensemble de ces cellules, circule le plasma et prend naissance le système lymphatique.

KŒLLIKER qui, dès 1846, avait vu dans la queue du têtard des lymphatiques en voie de développement, crut que leur pointe terminale creuse se continuait avec les prolongements des cellules conjonctives voisines. C'était, pour lui et pour LEYDIG, une preuve nouvelle à l'appui de la théorie de Virchow, combattue par HENLE et abandonnée bientôt par LUDWIG et BRÜCKE qui, les premiers, revinrent à la conception de Mascagni et de Bichat.

RECKLINGHAUSEN, qui découvrit l'endothélium lymphatique, crut aussi à l'existence de canaux plasmatiques. Ces « canaux du suc » (Saftkanälchen) ont une paroi propre ; anastomosés entre eux, ils forment ainsi des carrefours à l'intérieur desquels se trouve une cellule, masse protoplasmique pleine.

Le même savant démontra, par une expérience demeurée célèbre, les communications lymphatico-séreuses admises autrefois par Bichat. Cette expérience, répétée et variée par Ludwig, Schweigger-Seidel, Dogiel, Dybkowsky, Wagner, Œdmanson, conduisit à admettre l'existence d'orifices béants, toujours ouverts, intermédiaires aux cavités séreuses et lymphatiques. Cette conclusion fut infirmée par les recherches histologiques de RANVIER (1873), d'HERMANN et de TOURNEUX (1874). RANVIER conclut à l'existence d'une sorte de soupape à lèvres mobiles, écartables par les cellules lymphatiques. HERMANN et TOURNEUX, confirmés par BIZZOZERO et SALVIOLI, nièrent tout orifice et crurent à des points de rénovation endothéliale.

En 1874, ARNOLD soutient encore l'existence de communications périphériques entre les lymphatiques, les vaisseaux sanguins et les cellules conjonctives. TARCHANOFF (1875) démontre qu'il s'est laissé tromper par de simples apparences.

Les recherches histologiques fournissent rapidement des renseignements précieux sur la structure des voies lymphatiques de tous ordres (RECKLINGHAUSEN, RANVIER, RENAUT, etc.). Elles sont plus lentes à trouver la solution, si longtemps poursuivie, du problème soulevé par les origines réelles des vaisseaux blancs.

Et c'est seulement en 1893 et 1894 que RENAUT, REGAUD et RANVIER tranchent définitivement. la question en montrant que, suivant l'ancienne opinion de BELAJEFF, DYBKOWSKY, COHNHEIM, ROBIN et HOGGAN, les lymphatiques commencent tous par une ampoule close.

RANVIER (1895) étudie le développement, la régression et la confluence de ces vaisseaux ; il en conclut que le système lymphatique rappelle une vaste glande vasculaire qui, née des veines, déverse dans leur cavité son produit de sécrétion, la lymphe.

SALA, après BUDGE, suit la formation des cœurs lymphatiques et du canal thoracique chez le poulet. Et le canal thoracique lui apparaît comme une formation mésenchymateuse d'abord absolument indépendante du système veineux.

KYTMANOFF (juin 1901) applique la méthode d'Ehrlich à la recherche des nerfs des vais--

[G. DELAMARE.]

seaux lymphatiques, recherche déjà entreprise par Timofejew, Dogiel, Smirnow, Weliki, Quénu et Darier.

Techniques. — Si le canal thoracique et les chylifères sont visibles sans préparation, l'étude des autres lymphatiques nécessite l'emploi de méthodes capables de manifester leur présence, soit par la *distension de leur cavité*, soit *en révélant les contours de leur endothélium*.

Les méthodes de l'*anatomie descriptive* se bornent à distendre la lumière vasculaire, parfois au moyen d'un obstacle apporté au cours de la lymphe et, presque toujours, par l'injection d'une substance étrangère.

Willis, pour découvrir les vaisseaux blancs du poumon, arrêta l'écoulement de la lymphe par une ligature, placée sur l'extrémité supérieure du canal thoracique. Dans le même but, Ruysch et Cruikshanks lièrent les vaisseaux sanguins du rein pour apercevoir ses lymphatiques.

L'injection est poussée par l'artère ou bien, *au hasard*, dans le tissu cellulaire. L'injection des lymphatiques par le système sanguin, déjà connue de Mascagni et de Meckel, est aujourd'hui moins usitée que l'injection interstitielle, et cela, à cause des substances utilisées.

Il serait difficile de dire toutes les substances essayées depuis Swammerdann et Ruysch. Il suffira, pour montrer leur diversité, de mentionner l'eau, la gélatine, la cire, l'huile, l'encre de Chine, le bleu de Prusse, le carmin en solution ou en suspension, le mercure et même les cultures microbiennes. Bien qu'elle ait permis à Sappey de voir les lymphatiques profonds du rein, l'eau n'est plus guère employée. L'encre de Chine, les microbes et la gélatine colorée conviennent surtout aux recherches histologiques, tandis que les études macroscopiques utilisent de préférence le mercure, suivant la méthode imaginée par Meckel et perfectionnée par Sappey, ou les matières colorantes suivant les procédés de Gerota et de Boddaert.

Méthode de Sappey. — Il convient de choisir un sujet adulte et aussi maigre que possible. La putréfaction, assez avancée pour que la peau soit verte et que l'épiderme se soulève par larges lambeaux, favorise l'injection des réseaux cutanés mais empêche l'injection des troncs collecteurs. Elle rend impossible l'étude des vaisseaux sous-muqueux et sous-séreux.

L'appareil nécessaire à l'injection, haut de 120 centimètres, se compose essentiellement de deux tubes. L'un de ces tubes est en verre et muni, à ses deux extrémités, d'une armature métallique. Son extrémité supérieure est surmontée d'une anse mobile par laquelle on le suspend à une poulie glissant sur une tige de fer horizontale. A son extrémité inférieure, s'adapte le second tube flexible, en caoutchouc vulcanisé, dont les parois sont très épaisses et le calibre très petit.

C'est à l'extrémité libre de ce tube flexible que s'adaptent le robinet et l'ajutage creusé d'un pas de vis. Le tube de verre, étiré à la lampe pour piquer les tissus, est introduit dans l'ajutage par sa grosse extrémité, préalablement entourée d'un fil ciré.

Il faut pénétrer dans la couche superficielle du derme et labourer sur une étendue de 2 à 3 millimètres. C'est alors seulement que l'index de la main droite fait tourner le levier du robinet de droite à gauche. En cas de succès, le mercure remplit le réseau lymphatique. Le tube est retiré au bout d'une demi-minute ou d'une minute au plus. En restant davantage, on risque une rupture. Il arrive souvent qu'injecté par les réseaux, le mercure ne pénètre pas dans les troncs jusqu'aux ganglions. Il est alors nécessaire d'injecter directement le vaisseau après avoir posé une ligature au-dessous du point où l'on se propose de pénétrer dans sa cavité. Pour ce faire, Sappey déprime légèrement la paroi et ponctionne brusquement dans la ride ainsi formée.

Il va sans dire que l'injection doit toujours être faite dans le sens du cours de la lymphe.

Il est préférable, une fois l'injection terminée, de laisser le tissu conjonctif qui entoure les vaisseaux lymphatiques que de blesser ceux-ci au cours d'une dissection trop minutieuse. Du reste, par la dessiccation ultérieure, ce tissu conjonctif devient transparent. Pendant toute la durée de la dessiccation, les pièces seront placées dans une position horizontale.

Méthode de Gerota. — Cet auteur a imaginé des masses au noir absolu, à l'orcanette, au cinabre, au bleu de Prusse. L'orcanette, dont le pouvoir colorant est assez faible, diffuse et teint la graisse. Le cinabre, broyé dans l'huile de lin et le chloroforme, est peu pénétrant. C'est la masse au bleu de Prusse qui semble la meilleure.

Sa préparation est du reste fort simple : on prend 2 grammes de bleu de Prusse conservé dans un tube en étain ; on ajoute 3 grammes d'essence de térébenthine pure. On triture soigneusement dans un mortier de porcelaine. Ajouter 15 grammes d'éther sulfurique, filtrer sur un double linge de lin et pratiquer l'injection immédiatement.

L'injection se pratique avec une seringue de 10 à 20 centimètres cubes à l'embout de laquelle on adapte un ajutage qui reçoit l'aiguille de verre destinée à piquer les tissus.

Pour l'étanchéité du système, la grosse extrémité de l'aiguille de verre est entourée d'un fil ciré. Sa pointe est étirée à la lampe ; *elle ne doit être ni trop fine, ni trop épaisse.*

Si la méthode de Gerota fournit de moins belles préparations que l'injection mercurielle, elle présente de nombreux avantages au point de vue des recherches. Sans insister sur son exécution plus facile, son instrumentation plus simple et le bon marché de sa masse, il convient de remarquer qu'elle dessine beaucoup mieux que le mercure les territoires lymphatiques. Cette différence entre les résultats fournis par les deux méthodes tient aux raisons suivantes : le mercure donne souvent des injections étendues des réseaux et distend toujours fortement les vaisseaux à parois très minces qui constituent ces derniers. Les collecteurs, plus résistants, se laissent moins dilater. Aussi se détachent-ils très mal sur leur réseau d'origine. La masse de Gerota, toujours poussée sous faible pression, donne ordinairement une injection limitée des réseaux et laisse aux collecteurs leur prépondérance de volume. Il en résulte que ces collecteurs sont toujours bien visibles et que les limites de leurs territoires apparaissent avec netteté. La possibilité d'injecter les différents systèmes de collecteurs par des masses de couleurs variées permet de pousser presque au schéma la distinction des différents territoires. Autre avantage, la méthode de Gerota permet l'étude histologique.

C'est qu'en effet l'anatomie microscopique n'utilise pas seulement les méthodes capables de démontrer l'endothélium. Souvent, elle distend la cavité vasculaire au moyen de substances colorées ou faciles à caractériser par leurs réactions histochimiques. Ce résultat est obtenu par *injection, absorption physiologique* ou *imbibition.*

L'injection se fait sur le cadavre ou sur le vivant. Les masses colorées, injectées sur le cadavre, sont celles qui servent à l'étude des vaisseaux sanguins. Elles doivent avoir les mêmes qualités de pénétration facile, d'homogénéité, de transparence et d'indiffusibilité. Les meilleures sont les masses au carmin et au bleu de Prusse solubles préconisées par Ranvier. Le bleu de Prusse ne diffusant pas en solution aqueuse, permet d'éviter l'emploi de la gélatine qui, par sa solidification rapide, complique toujours le manuel opératoire. Les autres véhicules, le collodion, l'albumine, la glycérine fournissent des résultats médiocres ou mauvais.

Fondées sur le pouvoir absorbant, depuis longtemps connu, des vaisseaux lymphatiques, les *injections vitales* n'ont été méthodiquement employées que dans ces dernières années. Tandis que Boddaert injecte de la fluorescéine, d'Abundo et Guillain de l'encre de Chine, Albarran puis Homen et Laitinen inoculent des microbes.

S'il est parfaitement acquis que certains microbes, dans certaines conditions encore imprécises, suivent avec une électivité remarquable les voies de la lymphe et réalisent ainsi de merveilleuses injections, on ne saurait méconnaître que ces cas sont assez rares et que leur déterminisme nous échappe complètement. Il est difficile d'obtenir, à coup sûr, une infection purement lymphatique; il est impossible de faire abstraction de la vitalité, de la mobilité propre des microbes qui, suivant la juste remarque de Guillain, peuvent créer des lésions par eux-mêmes ou par leurs toxines ou bien envahir la circulation sanguine.

Il est une autre méthode qui, fondée sur l'absorption physiologique des graisses par les lymphatiques intestinaux permet de retrouver ceux-ci sur les coupes préalablement traitées par l'acide osmique.

Altmann a constaté qu'en *imbibant* de graisse un fragment de tissu quelconque, les lymphatiques s'en imprégnaient d'une façon prédominante. Pour obtenir le réseau lymphatique, il noircit les corps gras au moyen de l'osmium et détruit les autres parties de l'organe par corrosion.

Altmann immerge le tissu frais dans un mélange d'huile et d'alcool absolu. Après un séjour de 5 jours dans ce liquide, les pièces sont lavées trois ou quatre heures dans l'eau distillée. Ce lavage enlève la graisse superficielle et précipite celle qui a pénétré par imbibition dans les voies lymphatiques. La pièce est placée 24 heures dans une solution d'acide osmique au 1/100ᵉ puis soumise à la corrosion lente dans l'eau de javelle étendue de 3 fois son volume d'eau. On peut même, nous l'avons fait, supprimer la corrosion et déshydrater rapidement à l'alcool absolu et au xylol : le contenu des vaisseaux reste seul coloré en noir et se détache nettement sur le fond rouge brun de la préparation.

Les méthodes propres à démontrer l'endothélium sont nombreuses, mais elles se réduisent toutes à une *imprégnation* obtenue avec un sel métallique ou une couleur d'aniline telle que le bleu de méthylène.

Les sels d'argent sont plus employés que les sels d'or (méthode de Hoggan au chlorure d'or). Et, de tous les composés argentiques proposés : picrate, acétate, lactate (Alferow),

[*G. DELAMARE.*]

nitrate (Recklinghausen), c'est encore ce dernier, le plus anciennement connu, dont l'usage demeure le plus répandu.

On l'emploie parfois en solutions aqueuses dont le titre varie de 1/300e à 1/1000e, parfois additionné de gélatine (Malassez) ou d'acides picrique et osmique (Renaut).

Le bleu de méthylène rectifié d'Ehrlich (Grübler), celui de Merck a fourni à Dogiel et à Mayer de fort belles imprégnations endothéliales.

DISPOSITION ET CARACTÈRES GÉNÉRAUX DES VAISSEAUX LYMPHATIQUES

Nés dans les mailles du tissu conjonctif, les vaisseaux blancs, c'est-à-dire les *chemins de la lymphe, munis d'une paroi propre*, s'anastomosent et constituent les riches plexus périphériques (réseaux capillaires originels de Lauth, Fohmann et Panizza). Puis, leur nombre va diminuant et ils atteignent les ganglions, au niveau desquels ils se capillarisent encore. Et, l'étape ganglionnaire franchie, ils aboutissent aux grands troncs collecteurs, le canal thoracique et la veine lymphatique, par l'intermédiaire obligé desquels la lymphe est versée dans le sang des veines sous-clavières. Ainsi, au niveau de chaque ganglion, il existe un *véritable système porte lymphatique* et, dans son ensemble, la vaste arborisation lymphatique figure un cône dont le sommet central repose sur l'appareil veineux.

Capacité. — A l'origine, au niveau de la base du cône, les lymphatiques ont une capacité égale et souvent supérieure à celle des veines. Cette capacité diminue d'autant plus qu'on se rapproche davantage du canal thoracique dont le calibre est très inférieur à celui de la veine cave. Contrairement aux veines, les lymphatiques diminuent de nombre sans augmenter proportionnellement de calibre.

Couleur. — Observés intacts sur le cadavre ou mieux sur l'animal vivant, leur paroi mince et fragile laisse transparaître la blancheur laiteuse de la lymphe qu'ils contiennent; le nom de *veines lactées* que leur donnait Aselli exprimait à merveille cette apparence.

Forme. — Tantôt cylindriques et tantôt moniliformes, les lymphatiques ressemblent encore soit à des sacs, soit à des fentes. Les variations de leur structure, la texture différente des tissus traversés expliquent ce polymorphisme.

C'est seulement lorsqu'ils possèdent des valvules qu'ils présentent la série de renflements et d'étranglements alternatifs auxquels ils doivent leur si caractéristique apparence de chapelets.

Dans leurs trajets viscéraux, ils sont cylindriques. Cette règle, énoncée par Sappey, comporte de nombreuses exceptions. En réalité, leur forme varie suivant qu'ils se trouvent isolés dans un tissu conjonctif dense et de trame serrée, suivant qu'ils existent, nombreux et très voisins, dans un tissu conjonctif lâche. Étranglés par des faisceaux aponévrotiques comme ceux du centre phrénique par exemple, ils se réduisent à l'état de simples fentes. Dans les mailles du tissu conjonctif lâche, ils se dilatent au maximum, s'anastomosent et tendent à confluer. Ils deviennent sinusiens ou véritablement sacciformes. Ainsi, ils forment ces plexus typiques à force d'irrégularité.

Valvules. — Elles n'existent pas dans toute l'étendue des voies de la lymphe; elles manquent à l'origine, au niveau des capillaires, et sont rares dans les grands troncs collecteurs (canal thoracique). Sappey en a compté 60 à 80 sur les vaisseaux qui s'étendent des doigts aux ganglions axillaires et 80 à 100 dans la longueur du membre inférieur. D'abord distantes de quelques millimètres, elles sont, dans le canal thoracique, séparées par des espaces qui varient de 6 à 10 centimètres et parfois davantage.

Disposées par paires, elles ressemblent aux sigmoïdes aortiques, sans toutefois présenter au niveau de leur bord libre un nodule comparable à celui d'Aranzius. Leur position n'est pas fixe puisque, sur le même vaisseau, on les voit tantôt de face, de profil et tantôt dans toutes les situations intermédiaires (Ranvier). Assez semblables à un croissant, leur bord libre est tourné vers le cœur; leur bord convexe, adhérent, répond à l'étranglement de la paroi vasculaire. Immédiatement au-dessus, cette paroi se dilate.

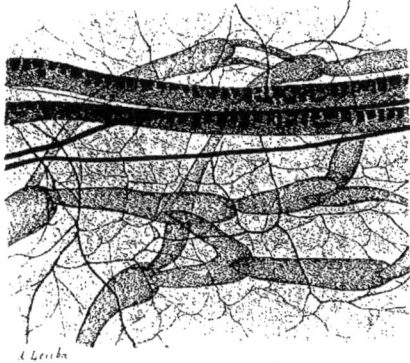

Fig. 542. — Valvules des chylifères mésentériques du chat nouveau-né (mélange picro-osmique, Vérick oc. 2, obj. 0). — Remarquer la minceur de certaines branches anastomotiques.

Anastomoses. — Les anastomoses se font *par convergence* ou par *communication longitudinale* (Sappey). Souvent, les branches anastomotiques sont beaucoup plus grêles que les troncs qu'elles unissent (voy. fig. 542).

Situation. Direction. — Les lymphatiques occupent à peu près exclusivement les tissus de nature conjonctive, car, hormis les gaines périvasculaires du système nerveux dont la signification est discutée, ils ne franchissent jamais les épithéliums et leurs dérivés (Renaut).

Suivant qu'ils sont au-dessus ou au-dessous de l'aponévrose, à la surface ou à l'intérieur des viscères, les vaisseaux blancs sont dits *superficiels* ou *profonds*. En général, il y a communication des lymphatiques viscéraux superficiels et profonds; Mascagni pensait qu'il en était de même au niveau des membres. Sappey, au contraire, soutient l'indépendance absolue des réseaux sus et sous-aponévrotiques; d'après Poirier il ne peut être question que d'une indépendance relative, car les communications sont assez nombreuses, particulièrement au niveau des interlignes articulaires.

Rarement flexueux, les lymphatiques se groupent presque toujours au voisinage des vaisseaux sanguins dont ils suivent à peu près la direction rectiligne. Poirier a fait observer que les vaisseaux lymphatiques, rectilignes le long des divers segments des membres, deviennent flexueux au niveau des articulations; de même, dans les lymphatiques viscéraux, on voit les vaisseaux blancs décrire de nombreuses flexuosités en rapport avec les déplacements et changements de volume de l'organe : flexueux sur les côtés de l'utérus, ils se pelotonnent au niveau du col (Poirier), sous le frein du gland (Marchand), etc., etc.

Beaunis et Bouchard rejettent l'opinion suivant laquelle les réseaux lymphatiques cutanéo-muqueux seraient sus-jacents aux vaisseaux sanguins : pour eux, les vaisseaux lymphatiques sont partout et toujours plus profondément situés que les artères et les veines. Ranvier fait la même constatation. C'est, dit-il, une loi dont on comprend la signification physiologique, puisque les lymphatiques recueillent des matériaux que les capillaires sanguins n'ont pas voulu ou n'ont pas pu prendre. Poirier remarque que, si cela est vrai pour les réseaux d'origine, il n'en est plus de même pour les plus gros vaisseaux. Là, au contraire, on voit les vaisseaux lymphatiques superposés aux grosses veines qu'ils accompagnent de préférence; au creux poplité, au pli de l'aine, dans la fosse iliaque, à l'aisselle, au cou, etc., on constate que les gros lymphatiques et les ganglions qu'ils relient en chaîne sont immédiatement appliqués *sur* les grosses veines de ces régions; quelques rares troncs seulement passent en arrière des veines. Nous ne connaissons guère d'exceptions à la loi établie par notre maître. Les chirurgiens qui ont souvent l'occasion de disséquer les chaînes lymphatiques dégénérées confirmeront cette disposition, heureuse en l'espèce.

Territoires lymphatiques. — Les réseaux d'origine d'un même organe ou d'une même région donnent souvent naissance à des collecteurs qui abandonnent le réseau en des points différents, constituant ainsi plusieurs pédicules distincts. Il semble donc, au premier abord, étant donnée la continuité du réseau d'origine, qu'une injection poussée en un point quelconque de celui-ci remplira tout le réseau et pénétrera dans tous les collecteurs. En fait, sur certains organes dont les réseaux présentent un développement particulier et dans certaines conditions qui favorisent le passage de la masse, cette injection totale peut être obtenue. Mais il n'en est pas moins vrai que, normalement, la piqûre d'un point donné du réseau injecte de préférence certains collecteurs; on est conduit à penser que chaque tronc des pédicules dessert plus particulièrement une portion déterminée de l'organe piqué. Il est donc logique d'admettre que, dans ce réseau, cependant continu, il existe en réalité plusieurs territoires, et que chacun de ces territoires correspond à un groupe donné de collecteurs. Certes, on ne saurait assez le répéter, l'indépendance de ces territoires est toute relative puisque dans les cas favorables on peut, par une seule piqûre, injecter la totalité des collecteurs; de même, leurs limites sont assez indécises.

On peut cependant, au moins pour certains organes, fixer avec une approximation suffisante leurs limites respectives. On peut donc apprécier leur étendue et, par conséquent, établir quelle est la *voie lymphatique principale* d'un organe donné. Or c'est là une notion dont l'importance pratique est considérable, car les processus néoplasiques exagèrent en quelque sorte cette disposition.

Inégale répartition. — Les lymphatiques sont inégalement répartis dans l'organisme. Et nous ignorons presque absolument le pourquoi de cette distribution, en apparence capricieuse. Déjà Sappey s'étonnait que le gros intestin possédât plus de vaisseaux blancs que l'intestin grêle. Ce fait montre bien que la teneur en lymphatiques d'une organe donné n'est pas directement proportionnelle à ses fonctions absorbantes. D'ailleurs la vessie, dont la muqueuse saine est imperméable, possède des lymphatiques.

Leur nombre ne paraît pas davantage en rapport constant avec l'élaboration des produits secrétés puis excrétés par les glandes, car, s'ils sont nombreux dans la mamelle et le foie, ils sont plus rares dans le rein, le pancréas, le corps thyroïde, tandis qu'on les trouve abondants sur le centre phrénique.

Par contre, il semble que la texture du tissu conjonctif ambiant influence leur nombre comme leur forme. Le tissu conjonctif est-il lâche, leur tendance habituelle à confluer les rend sinusiens ou sacciformes. Énormes, ils sont rares. Le tissu est-il assez dense pour s'opposer à cette dilatation et à cette fusion, ils demeurent nombreux mais plus grêles. Ainsi, Regaud observe que, dans un même organe, considéré chez des espèces différentes, les radicules lymphatiques augmentent ou diminuent suivant que la trame conjonctive est serrée ou lâche, en un mot, suivant que le drainage de la lymphe est difficile ou facile.

Maintenant, les lymphatiques existent-ils dans toutes les parties de l'organisme? Sappey, nous le savons, niait leur existence dans les tissus conjonctifs et osseux, dans les séreuses viscérales et articulaires, dans les parois artérielles, dans les muqueuses urétéro-vésicales et dans le système nerveux.

Il est bien établi que le tissu conjonctif est le siège à peu près exclusif des vaisseaux blancs dont la présence dans les tendons et les aponévroses, démontrée par Ludwig et Schweigger-Seidel, est certaine. Budge, après Cruikshanks, Brugmanns et Bonamy, a retrouvé les lymphatiques osseux. Tillmanns a décrit les lymphatiques des séreuses articulaires. Et, pour ceux des séreuses viscérales, on ne saurait, depuis les travaux de Recklinghausen et de Ranvier, nier leur existence. Les recherches des Hoggan, d'Albarran, de Pasteau et de Gerota démontrent la réalité des lymphatiques vésicaux.

Malgré les affirmations de Hunter, Cruikshanks, Mascagni, Lauth et Breschet, l'existence des lymphatiques artériels, quoique vraisemblable, est encore incertaine.

En ce qui concerne le système nerveux, la question est loin d'être définitivement résolue. Et de fait, on a décrit ici, comme voies de la lymphe, des vaisseaux blancs ordinaires, des gaines périvasculaires, des espaces neurogliques et même des fentes séreuses. Mascagni, Fohmann, Arnold et Breschet ont figuré des lymphatiques injectés par eux à la surface du cerveau. Sappey a pensé qu'il s'agissait là d'injections poussées dans les veines ou dans le tissu cellulaire et son opinion a généralement prévalu. Cependant, Poirier affirme avoir vu des vaisseaux lymphatiques indiscutables à la surface externe du cerveau, dans le tissu de la méninge molle et dans la dure-mère.

Quant aux gaines périvasculaires de Robin et de His, si leur existence est indéniable, leur signification est plus discutée. Leur nature lymphatique, d'abord presque universellement admise, est maintenant contestée. Renaut nie l'endothélium autrefois décrit par His et Eberth; pour lui ces gaines sont de simples émanations de la partie amorphe de la membrana prima refoulée par les vaisseaux sanguins.

Si les *espaces* étudiés par Obersteiner, Friedmann, Paladino, Klebs, Rossbach, Schrwald, Kadyi, d'Abundo et Guillain paraissent avoir, physiologiquement, la signification de voies lymphatiques, leur morphologie ne permet

[DELAMARE.]

pas de les ranger parmi les vaisseaux blancs ordinaires. Il en est de même
pour le canal de l'épendyme et pour les cavités séreuses. Nous aurons, du
reste, l'occasion d'étudier plus tard les affinités morphologiques des séreuses
et des lymphatiques.

Structure. — Par leur structure, les vaisseaux lymphatiques appartiennent, les uns au type des *capillaires*, les autres à celui des *troncs collecteurs*.

Dans les capillaires, la lymphe
coule plutôt qu'elle ne circule;
dans les troncs même les plus
petits, sa circulation est très
active. Le bleu de Prusse injecté ne tarde pas à disparaître
(Ranvier).

Les *capillaires*, dépourvus
de valvules, se réduisent à un
endothélium; toujours valvulé,
l'endothélium des troncs collecteurs est entouré d'une gaine
conjonctive, élastique et musculaire. Le développement de

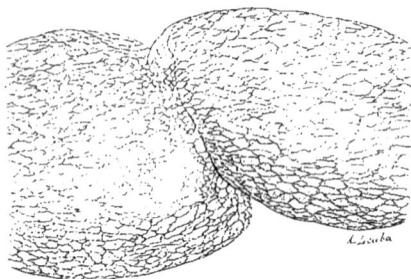

Fig. 343. — Tronc lymphatique de la sous-séreuse gastrique de l'homme (pièce opératoire). Endothélium
lymphatique imprégné de nitrate d'argent.

cette musculature est assez variable : c'est ainsi que certains troncs du pannicule adipeux sous-cutané ne sont pas musclés (veinules lymphatiques de
Renaut); c'est ainsi que le canal thoracique de l'homme, plus musclé que celui
du chien, est un lymphatique propulseur
au même titre que les troncs plus petits
auxquels Renaut réserve cette dénomination.

Troncs collecteurs. — A quelques
variantes près, tous les troncs lymphatiques ont, quel que soit leur calibre, une
même structure fondamentale.

Schématiquement, on peut admettre
que la paroi du canal thoracique est
formée de trois tuniques : interne ou endothéliale, moyenne ou musculaire, externe
ou conjonctive. En réalité, la tunique
interne, endothéliale, est doublée d'une

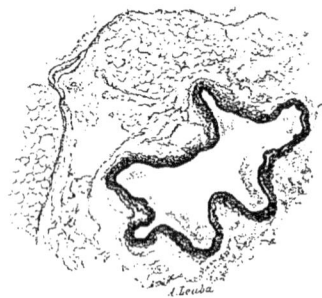

Fig. 344. — Coupe transversale du canal
thoracique de chien.

gaine conjonctive diffuse dans laquelle sont irrégulièrement répartis les éléments élastiques et musculaires.

Les cellules endothéliales, découvertes avant celles des vaisseaux sanguins,
sont plates et allongées suivant l'axe du vaisseau; leurs bords, rectilignes au
voisinage de la sous-clavière, sont ondulés plus bas. C'est, dit Ranvier, la forme
élémentaire d'une disposition qui va se montrer très accusée dans les capillaires. Il n'en faut pas moins retenir que, ni dans le canal thoracique, ni dans
les vaisseaux mésentériques du lapin, les cellules endothéliales n'ont la forme
caractéristique en feuille de chêne. L'endothélium du canal thoracique se

poursuit dans la sous-clavière comme le ferait celui d'une veine collatérale. Renaut a fait la même constatation chez le cheval; ce fait lui paraît militer en faveur de l'origine veineuse et du développement centrifuge du canal thoracique. Les valvules sont de simples replis de l'endothélium; sur leur face interne, les cellules ressemblent à celles qui tapissent la paroi du vaisseau; sur leur face externe, elles sont polygonales et à peu près égales dans toutes leurs dimensions.

Sur une coupe transversale, ces cellules sont loin de présenter toutes le même aspect : les unes ont un protoplasma homogène et assez abondant; leur noyau, ovoïde, présente un ou deux grains de chromatine; les autres possèdent une mince bordure protoplasmique de laquelle s'échappent de petites granulations sphériques colorées par certains colorants acides (éosine, lichtgrün). Le noyau de ces dernières cellules est plus allongé, plus aplati que celui des précédentes; il se colore de façon diffuse et intense presque toujours. Il s'agit dans ce cas de cellules qui se détruisent, peut-être, en sécrétant. En effet, les travaux d'Heidenhain, d'Hamburger, donnent à penser que l'endothélium lymphatique, loin d'être une simple membrane douée de propriétés physiques, joue un rôle actif dans l'élaboration de la lymphe. Ranvier a d'ailleurs démontré la réalité histologique de cette fonction sécrétoire de l'endothélium lymphatique. Il a constaté que les cellules des vaisseaux lymphatiques de l'oreille du lapin élaborent à l'état normal une substance hyaline, très différente de l'éléidine. Cette substance se gonfle comme la myéline; elle se dégage de l'endothélium sous forme de boules qui paraissent homogènes lorsqu'elles sont petites. Plus grosses, elles montrent un centre clair et une enveloppe réfringente. Elles finissent par se fusionner et leur ensemble figure un réseau à travées fibrillaires. Le picrocarmin les laisse incolores ou les teinte en jaune pâle tandis qu'il colore l'éléidine en rouge vif.

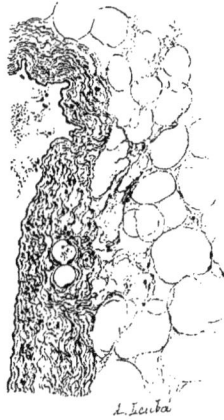

Fig. 545. — Coupe transversale du canal thoracique de chien. — L'adventice se continue avec le tissu cellulo-graisseux ambiant; à la partie moyenne, se trouvent coupés deux vasa-vasorum.

L'enveloppe conjonctive est faite de tissu lâche et de fibres longitudinales assez puissantes. Chez le cheval et chez l'âne, Renaut a vu les cellules conjonctives, imprégnées négativement par le nitrate d'argent, donner sous l'endothélium de belles figures de Langhans entrecroisées dans tous les sens. Cette couche conjonctive sous-endothéliale est très réduite chez le chien et chez l'homme. En dehors, la tunique conjonctive se continue, sans démarcation précise, avec le tissu cellulo-adipeux médiastinal. Souvent la paroi lymphatique est pénétrée par quelques cellules graisseuses. Cette continuité avec le tissu ambiant est un des traits les plus fondamentaux de la structure des vaisseaux blancs. Chez le chien, on trouve quelques cellules d'Ehrlich autour et dans la paroi même du canal thoracique. — Dans les petits troncs, le tissu est lâche et sans grandes fibres longitudinales (Renaut).

[*G. DELAMARE.*]

A côté des fibres conjonctives se trouvent des fibres élastiques très fines qui constituent un délicat réseau sous-endothélial. Dans cette trame conjonctivo-élastique, et surtout à sa partie moyenne, sont disséminées les fibres musculaires lisses. Chez le chien, elles sont, pour la plupart, transversales; quelques-unes cependant sont obliques. Chez l'homme, il en est de longitudinales, d'obliques et de transversales; ces dernières prédominent toujours. Ici la tunique musculaire est plus développée, sans doute, à cause de la station verticale qui force la lymphe à vaincre, pour progresser, l'action de la pesanteur (Ranvier).

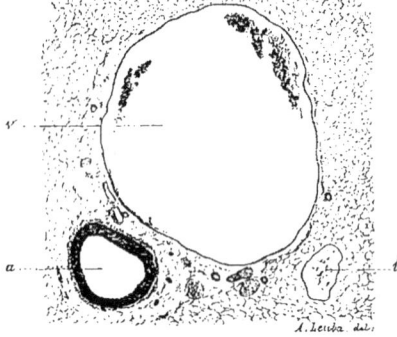

Fig. 546. — Coupe transversale d'un groupe vasculo-nerveux du mésentère de chien; remarquer l'épaisseur et les dimensions relatives de l'artère, de la veine et du lymphatique.

C'est au niveau des renflements supravalvulaires, nombreux sur les petits collecteurs, que prédominent les fibres obliques. Elles s'y entrecroisent sous les incidences les plus variées et forment de riches plexus. Ainsi, les renflements supravalvulaires, véritables poches contractiles, rappellent les cœurs lymphatiques des batraciens.

La présence des trois éléments conjonctif, élastique et musculaire explique les propriétés physiques de la paroi lymphatique qui, malgré sa minceur, est résistante, extensible et rétractile. Sa résistance est assez considérable puisqu'elle supporte, sans rupture, la pression d'une colonne mercurielle de 30 à 40 centimètres et, parfois même, celle d'une colonne de 60 à 80 centimètres (Sappey). Injectés, les vaisseaux lymphatiques se dilatent plus que les artères et moins que les veines (Sappey).

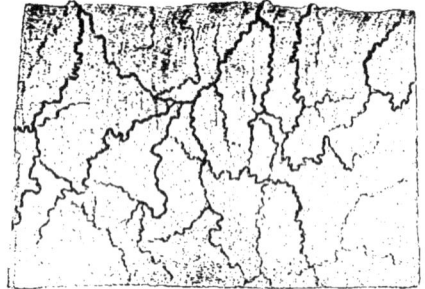

Fig. 547. — Nerfs du canal thoracique (méthode au bleu de méthylène), d'après Kytmanoff.

La paroi des troncs lymphatiques est riche en vaisseaux et en nerfs. Chaque lymphatique pulmonaire, par exemple, est enlacé d'un réseau sanguin à grandes mailles longitudinales (Sappey).

De Timofejew et Dogiel ont vu des réseaux nerveux entourer les lymphatiques du cordon, du prépuce et de la vésicule biliaire. Smirnow a trouvé des terminaisons sensitives et motrices sur les absorbants du cordon. Dans le canal thoracique du chien, Quénu et Darier ont vu des fibres, toutes amyéliniques, former un plexus adventitiel, dépourvu de cellules ganglionnaires. De ses recherches poursuivies par la méthode d'Ehrlich, Kytmanoff conclut que les nerfs des lymphatiques, formés surtout par des fibres de Remak, contiennent aussi quelques fibres à myéline. Il décrit des plexus adventitiel, supramusculaire et sous-endothélial. Les fines fibres variqueuses de ce dernier plexus ressemblent à celles des vaisseaux artériels. Il y a des terminaisons motrices dans les fibres musculaires. Les terminaisons sensitives des tuniques externe et moyenne sont tantôt libres et tantôt en petits bouquets, en buissons ou en arbrisseaux.

Par leurs fibres musculaires en anneau (Recklinghausen), par leurs nerfs sous-endothéliaux (Kytmanoff), les troncs lymphatiques ressemblent aux artères; par la minceur de leur paroi, par leur endothélium (Ranvier) et par leurs valvules, ils rappellent bien davantage les veines.

Capillaires. — La paroi des capillaires lymphatiques se réduit à une simple assise de cellules endothéliales directement appliquées sur les travées conjonctives. Ces vaisseaux ont la forme et le calibre que leur impose la texture du tissu conjonctif dans lequel ils sont plongés. Ainsi s'explique leur polymorphie. Souvent, les faisceaux connectifs voisins, rapprochés les uns des autres, dépriment la membrane souple du lymphatique et font complètement disparaître sa lumière. Le vaisseau ne se manifeste plus que par un amas de noyaux analogues à ceux des cellules plates, placées ailleurs entre les faisceaux du tissu conjonctif. Il est impossible de le reconnaître. La même difficulté se présente lorsque les hasards de la coupe font qu'un ou deux noyaux pariétaux seulement sont visibles.

Klein et Burdon Sanderson avaient remarqué que, sur les coupes, les cellules endothéliales étaient plus saillantes et d'aspect plus trouble que celles des vaisseaux sanguins. Leurs noyaux font saillie dans la cavité vasculaire, qui semble, dit Renaut, être bordée par une rangée de petites perles. Cette saillie est variable : minime si le vaisseau est distendu, elle est plus marquée dans le cas contraire.

Ce noyau, à peu près ovoïde, présente parfois une incisure marginale; il est ponctué de granulations chromatiniennes très fines tantôt dispersées dans toute son étendue, tantôt disposées en séries linéaires et parallèles, soit encore groupées à la périphérie.

Il n'est pas rare de trouver quelques-unes de ces cellules en voie de dégénérescence : leur protoplasme se vacuolise et leur noyau se ratatine ou essaime sa chromatine.

On voit parfois les cellules endothéliales des capillaires lymphatiques du ganglion expulser non seulement des particules chromatiniennes, mais encore de petites sphérules albuminoïdes, teintées par certains colorants acides (lichtgrün, éosine).

Les capillaires lymphatiques s'imprègnent plus facilement par le nitrate d'argent que les capillaires sanguins (Ranvier). Nitratées, les cellules endothéliales, qui mesurent 30 à 40 μ suivant leur grand axe, apparaissent limitées par des lignes noires, sinueuses comme les sutures par engrenage des os de la voûte crânienne (Mathias Duval). Il est classique de dire que les bords de ces cellules sont découpés comme ceux d'une feuille de chêne ou d'une pièce de jeu de patience.

[*G. DELAMARE.*]

De place en place, se trouvent encore quelques petites aires protoplasmiques dénuées de noyaux et décrites par Auerbach sous le nom de Schaltplatten. Suivant Renaut, ces surfaces intercalaires indiquent qu'à un moment donné de son développement, le capillaire lymphatique a dû être formé d'une lame protoplasmique indivise, semée de noyaux.

Le diamètre des capillaires lymphatiques oscille entre 30 et 60 μ.; il est donc très supérieur à celui des capillaires sanguins, qui peut descendre à 7 μ. (Mathias Duval).

Il est une autre différence entre les capillaires sanguins et lymphatiques. Si l'on fait abstraction des capillaires du ganglion lymphatique, on voit que les capillaires blancs, au lieu d'être intermédiaires aux voies d'apport et à celles de retour comme les capillaires rouges, se trouvent à l'extrémité périphérique, à l'origine même du système lymphatique.

Origine des lymphatiques. — Nous savons combien de controverses et de théories a fait naître cette question de l'origine des lymphatiques. La plupart des théories, fondées sur des erreurs d'observation ou sur des hypothèses, depuis infirmées, ne présentent plus qu'un intérêt de

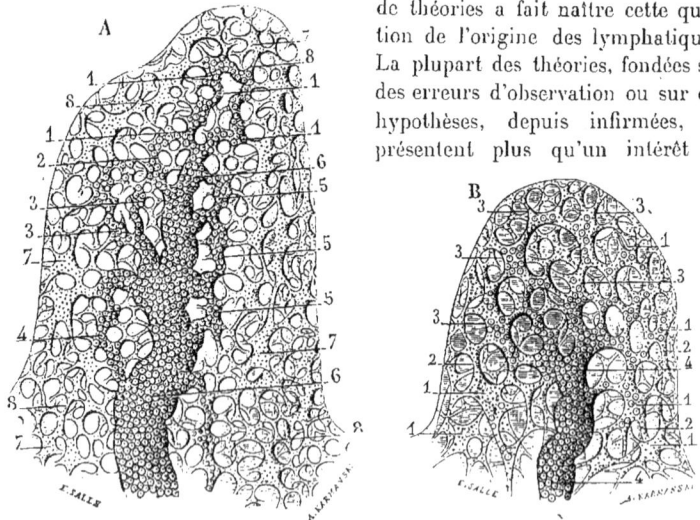

Fig. 548. — Origine des vaisseaux lymphatiques d'une papille de la main (d'après Sappey).

(Cette figure est donnée à titre de document historique.)

A. Vaisseaux lymphatiques d'une papille de la paume de la main.

1, 1, 1, 1. Deux ramuscules lymphatiques, composés de cinq lacunes se continuant entre elles; ils occupent le sommet de la papille et donnent naissance en se réunissant au troncule central. — 2. Un ramuscule curviligne qui s'ouvre dans la partie la plus élevée de ce troncule. — 3, 3. Deux autres ramuscules plus longs qui se réunissent pour former un rameau, lequel se jette presque aussitôt dans le troncule central de la papille. — 4. Ramuscule s'ouvrant par ses deux extrémités dans ce troncule, et communiquant dans son trajet avec les lacunes et capillicules qui l'entourent. — 5, 5, 5. Trois ramuscules qui s'étendent comme autant d'anastomoses longitudinales d'un point de ce troncule à une partie plus inférieure. — 6, 6. Troncule central. — 7, 7, 7, 7. Lacune se continuant avec les capillicules environnantes. — 8, 8. Capillicules se continuant entre eux et avec les lacunes voisines.

B. Vaisseaux lymphatiques d'une papille des paupières.

1, 1, 1, 1, 1. Lacunes isolées. — 2, 2, 2. Capillicules. — 3, 3, 3, 3. Lacunes se continuant entre elles et formant des ramuscules. — 4. Troncule dans lequel viennent s'ouvrir ces ramuscules.

curiosité historique. Il est maintenant bien certain que les capillicules de

Bartholin, d'Arnold et de Sappey, intermédiaires aux artères et aux lymphatiques, n'existent pas plus que les canaux du suc de Recklinghausen et que les vaisseaux séreux de Bœrhave. Contrairement à l'ancienne opinion de Mascagni, de Bichat, d'abord adoptée par Ranvier, il paraît à peu près certain que les lymphatiques ne s'ouvrent pas dans les mailles du tissu conjonctif. Si de telles communications existaient, l'injection des capillaires lymphatiques serait, à coup sûr, suivie d'extravasations; or il n'en est rien (Arloing). Il est bien vraisemblable que les injections interstitielles pénètrent dans les lymphatiques parce que la pointe de l'aiguille déchire leur fragile endothélium.

Enfin, personne n'a jamais vu ces prétendus orifices, et presque tous les histologistes contemporains sont unanimes à constater que chez l'adulte, comme chez le fœtus, les capillaires lymphatiques se terminent par des culs-de-sacs *absolument clos*.

La forme de ces culs-de-sacs est variable : tantôt ampullaires ou renflés en massue, ils présentent ou non des bosselures latérales; ailleurs, ils sont coniques, digitiformes ou même pointus, et, parfois encore, ils rappellent un anneau de clef.

D'ailleurs, malgré la présence d'un endothélium continu, les rapports restent intimes entre la cavité vasculaire et les espaces conjonctifs. Les migrations cellulaires, les échanges osmotiques sont toujours possibles et les capillaires remplissent leurs rôles de

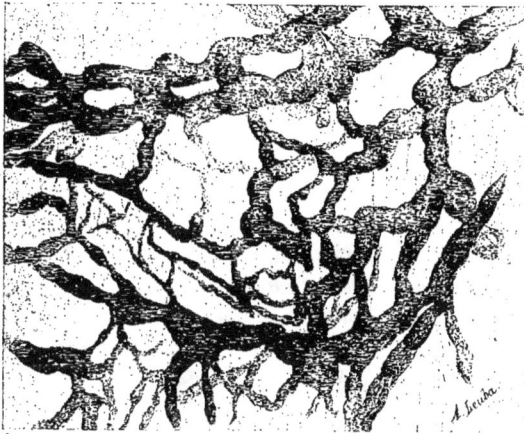

Fig. 549. — Réseau lymphatique de la sous-muqueuse gastrique du lapin : ampoules closes; petit calibre des branches anastomotiques; dilatation des confluents. (Injection vasculaire sanguine de nitrate d'argent).

drains et peut-être même, si les observations de Renaut se confirment, de *drains électifs*. En effet, de ses études sur les capillaires lymphatiques du tissu conjonctif lâche de la marmotte, Renaut croit pouvoir conclure que ces vaisseaux ne renferment ni globules blancs, ni plasma albumineux. Leur contenu liquide serait uniquement formé d'eau et de cristalloïdes, incolorables par l'acide osmique. Seuls, les lymphatiques valvulés contiendraient des leucocytes et des albuminoïdes.

Maintenant, les capillaires lymphatiques ne communiquent-ils pas plus constamment et directement avec les séreuses ou les veines qu'avec le tissu conjonctif? *A priori*, ce que nous savons de la perméabilité de l'endothélium lymphatique nous permet de comprendre qu'il soit traversé par des substances venues du péritoine ou du sang, alors qu'il ne présente aucun orifice béant.

[G. DELAMARE.]

L'expérience de Recklinghausen, de Ludwig et de Schweigger-Seidel n'implique pas nécessairement l'existence de canaux ou d'orifices intermédiaires au péritoine et aux lymphatiques. De même, la possibilité d'injecter les lymphatiques par les artères, la présence d'hématies dans la lymphe, peuvent s'expliquer autrement que par une continuité périphérique quelconque entre les deux ordres de vaisseaux.

Et ces inductions théoriques sont confirmées par les données de l'observation directe qui montre : 1° que les puits lymphatiques du diaphragme sont loin de représenter des voies de communication, toujours ouvertes, entre la séreuse et les vaisseaux ; 2° que les capillicules artériolymphatiques n'existent pas.

En somme, les capillaires lymphatiques, toujours absolument clos, ne communiquent directement ni avec le tissu conjonctif, ni avec les séreuses, ni avec les vaisseaux sanguins. Ils n'en ont pas moins des rapports physiologiques intimes avec ces diverses formations, rapports démontrés par la physiologie normale et pathologique.

Développement. — Les vaisseaux lymphatiques embryonnaires ne sont pas susceptibles d'être imprégnés par le nitrate d'argent. Il faut, pour les mettre en évidence, recourir soit à l'injection interstitielle d'une matière colorée, soit à l'acide osmique qui brunit leurs contours. Les difficultés techniques considérables présentées par leur étude à ce moment expliquent la rareté des travaux parus sur cette question.

Kœlliker crut voir dans la queue du têtard les pointes latérales des lymphatiques embryonnaires se continuer avec les cellules conjonctives. De cette ancienne observation, il n'y a rien à garder, dit Ranvier.

Breschet fit une constatation plus exacte lorsqu'il remarqua que, toujours, les vaisseaux lymphatiques se développaient avant les ganglions. Vérifiée depuis par Ranvier, cette notion est intéressante, car, dans la série animale, les lymphatiques apparaissent alors que les ganglions n'existent pas encore.

Ranvier a constaté l'absence des lymphatiques chez les embryons de porc qui ont moins de 9 centimètres du sinciput à la naissance de la queue. Chez ceux qui ont 10 centimètres, le canal thoracique existe et ses valvules sont parfaitement suffisantes.

D'emblée, les troncs se distinguent des capillaires ; les premiers présentent très tôt leurs valvules et se développent aux dépens de bourgeons primitivement pleins ; les seconds se forment au moyen de bourgeons primitivement creux et dépourvus de valvules.

Les cellules des bourgeons pleins ne tardent pas à sécréter un liquide dont l'accumulation distend la cavité vasculaire et repousse l'endothélium du col. Cet endothélium refoulé, véritable collerette, est la première ébauche valvulaire. La gaine musculo-conjonctive n'apparaît que plus tard.

La végétation lymphatique initiale, d'abord très active, est parfois suivie de phénomènes régressifs étudiés par Ranvier sur l'épiploon du chat nouveau-né. Là se trouvent des lymphatiques dont le cul-de-sac terminal est replié et glomérulé comme celui des glandes sudoripares. Dans d'autres, la lymphe est retenue par une paire de valvules dont le jeu est renversé. Puis, ce sont encore des vésicules closes allongées ou même effilées en pointe ; elles représentent des portions du système lymphatique isolées par suite de l'atrophie des segments intermédiaires. De même, chez le porc, on peut trouver des vésicules qui tantôt sont reliées par un pédicule canaliculé à un segment valvulaire complètement fermé et qui tantôt sont isolées. Elles sont susceptibles de constituer le point de départ de certaines formations kystiques.

Ranvier a également constaté que partout où les lymphatiques sont au contact les uns des autres dans un tissu lâche, ils tendent à confluer, à devenir sacciformes. Il compare le développement des lymphatiques à celui des glandes; le système lymphatique serait une immense glande qui, née des veines, y déverserait son produit de sécrétion, la lymphe.

Sala a suivi la formation du canal thoracique chez le poulet. Sa première ébauche apparaît un peu plus tard

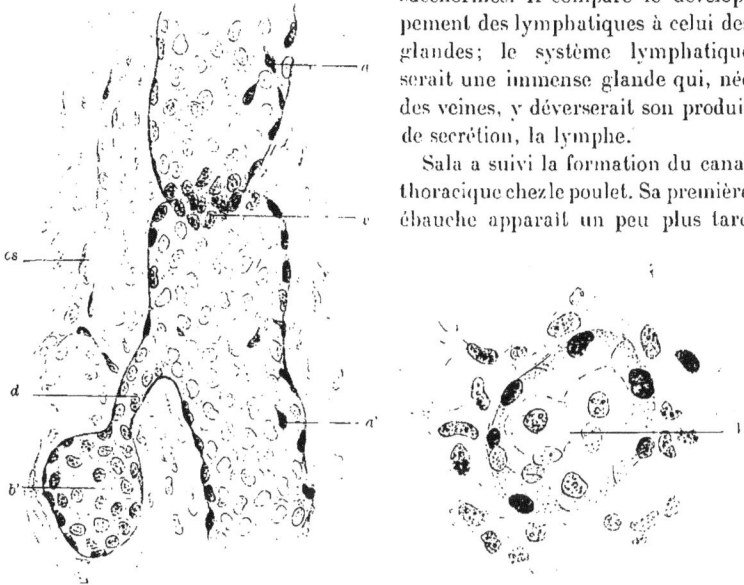

FIG. 530. — Lymphatiques en régression; vésicule lymphatique en continuité avec le tronc voisin; vésicule isolée (d'après Ranvier).

que celle des cœurs lymphatiques, dans la seconde moitié du huitième jour. On trouve à ce moment, depuis l'origine du tronc brachio-céphalique jusqu'à la jonction du conduit de Botal gauche et de l'aorte, des amas de cellules mésenchymateuses arrondies, à gros noyaux riches en chromatine. Ces éléments constituent un cordon plein qui, s'excavant, figure l'ébauche du canal thoracique. Il se creuse plus vite dans la partie thoracique que dans la cervicale. La communication avec les veines ne se fait que plus tard. L'injection du canal thoracique par piqûre du cœur lymphatique n'est possible qu'au douzième jour.

Pour cet auteur, les cœurs lymphatiques apparaissent à la dix-huitième heure du sixième jour comme des fissures irrégulières du mésenchyme. La paroi est uniquement formée par des cellules mésenchymateuses allongées; les plus internes s'aplatissent pour constituer l'endothélium.

Les espaces lymphatiques apparaissent tous sous forme de fentes mésenchymateuses dans les dernières heures du neuvième jour. Les recherches de

[G. DELAMARE.]

Sala confirment donc celles de Bonnet, de Gulland, de Saxer; elles montrent bien que les vaisseaux lymphatiques se forment dans les mailles du tissu conjonctif, dans des *fentes extra-cellulaires*, contrairement à l'opinion de Klein (1873) et à celle de Retterer (1902); pour ces derniers auteurs, la lumière des radicules lymphatiques se creuserait dans les cellules mésenchymateuses elles-mêmes.

Aperçu des vaisseaux lymphatiques dans la série animale. — Les vaisseaux lymphatiques ne se montrent qu'à une période relativement assez tardive de l'ontogenèse, bien après les artères et les veines. Il en est de même au cours de la phylogenèse. Là, ils n'apparaissent avec certitude que chez les Téléostéens. Carl Vogt et Yung décrivent le système lymphatique de la perche comme formé de deux canaux longitudinaux situés sous la peau du milieu des flancs et aboutissant à une poche logée dans le voisinage de la dernière vertèbre. En avant, ces canaux communiquent, par quelques anastomoses, avec le système veineux.

Les lymphatiques prennent un développement plus considérable chez les Batraciens anoures. Au début, ce sont, dans la membrane interdigitale, des *capillaires*, tels absolument qu'on les trouve chez les mammifères. Ces capillaires aboutissent à d'énormes *sacs*, considérés autrefois comme des séreuses ou des espaces conjonctifs. Ce sont, en réalité, des capillaires lymphatiques qui, ayant conflué, sont devenus sacciformes et ont atteint ces proportions inusitées. Des sacs cutanés, la lymphe passe dans les *cœurs* qui la déversent dans le système veineux. La grenouille possède 4 cœurs lymphatiques, un à la racine de chaque membre. Les cœurs antérieurs sont situés sous l'omoplate et communiquent avec la veine sous-scapulaire. Les postérieurs, gros comme une tête d'épingle, sont sous-jacents à la peau de chaque côté du coccyx.

Ils sont formés d'un endothélium doublé extérieurement d'un réseau de fibres musculaires striées dont les travées les plus épaisses limitent des aréoles peu profondes. Au niveau de l'orifice veineux, il existe deux valvules semi-lunaires qui empêchent les reflux de la lymphe. On trouve dans les cœurs de la grenouille un grand nombre de faisceaux musculaires striés, dépourvus de noyaux dans leur intérieur; mais possédant, à leur surface des amas protoplasmiques multinucléés. Ces faisceaux sont de dimensions variables et se divisent ou s'anastomosent à la manière des fibres du cœur sanguin; ce ne sont pas des cellules soudées bout à bout (Ranvier). Les cœurs possèdent un riche réseau de capillaires sanguins à mailles arrondies et irrégulières très différentes de celles observées dans les muscles ordinaires.

Il n'y a pas de cellules nerveuses ; par contre, on y trouve beaucoup de nerfs à myéline. Ces nerfs se terminent, comme dans les muscles volontaires, par des éminences et des arborisations nombreuses (Ranvier).

Chez les reptiles, il y a deux cœurs lymphatiques de chaque côté du corps, au-dessus du cloaque. Ils entrent en régression chez les oiseaux (Gadow). Pour Budge, ils existent chez l'embryon du poulet mais disparaissent avec l'allantoïde. Sala en a trouvé des traces chez le poulet de 35 jours. Ils semblent disparaître complètement chez les mammifères. En réalité, ils sont encore représentés ici par les renflements supra-valvulaires.

Dans le mésentère de la grenouille, les capillaires lymphatiques forment des gaines périvasculaires, véritables séreuses.

On retrouve de semblables gaines autour de l'artère pulmonaire du bœuf (Renaut). Ailleurs, ce sont les gaines périfolliculaires qui traduisent, chez tous les mammifères, l'ancienne tendance qu'ont les capillaires blancs à se disposer autour des organes à la manière des séreuses.

Cette dernière propriété complète la série des caractères communs à ces deux formations. Nous avons déjà dit qu'en confluant, les lymphatiques formaient de vastes poches endothéliales très semblables aux grandes cavités séreuses; Budge et Sala ont montré que les espaces lymphatiques se formaient aux dépens de simples fissures mésenchymateuses.

Enfin, des recherches de Sala, il résulte qu'il n'y a aucune différence originelle entre les endothéliums vasculaires et séreux. L'embryologie et l'anatomie comparée prouvent que les formations musculaires sont secondaires, surajoutées.

La ressemblance est donc frappante entre le capillaire blanc et la séreuse viscérale; cette ressemblance morphologique est-elle une véritable identité? On l'admit longtemps, aussi longtemps que les esprits, impressionnés par la célèbre expérience de Recklinghausen, crurent à la permanence des communications lymphatico-péritonéales. Depuis, au contraire, frappés de la contingence de ces communications, la plupart des auteurs se sont efforcés de trouver des caractères distinctifs entre les capillaires et les séreuses. Les uns, s'adres-

ant aux parois, signalent quelques différences structurales entre les deux endothéliums
lont nous savons la commune origine; les autres, étudiant le contenu, constatent que la
composition histochimique de la sérosité n'est pas identique à celle de la lymphe. Le fait
est exact, mais, en réalité, il y a moins de différence chimique entre cette sérosité et la
lymphe périphérique qu'entre celle-ci et le chyle. Il est donc inadmissible d'écrire que
« l'homologie entre séreuse et capillaire ne saurait être maintenue à moins d'admettre que
a lymphe varie de constitution avec les points où l'on étudie. Pareille hypothèse n'a pas
encore reçu le contrôle de l'expérience ». (Voy. ce *Traité*, t. IV, p. 1080.)

En somme, de ces faits il résulte que le système des vaisseaux lymphatiques est fonda-
mentalement identique chez les Batraciens et les mammifères. Toutes les formations observées chez les premiers se retrouvent au moins à l'état vestigial chez les seconds. Les seules
différences importantes sont les suivantes : les lymphatiques, chez les Batraciens et les
Amphibiens se jettent dans le système veineux sans passer par l'intermédiaire ganglionnaire. On sait que les ganglions n'apparaissent que chez les oiseaux, et encore, semble-t-il,
uniquement dans la région cervicale. La loi de Mascagni n'est donc vraie que pour les
lymphatiques des mammifères. Enfin, chez les Batraciens, et même chez l'embryon d'oiseau,
es points d'abouchement des lymphatiques dans les veines sont multiples : les deux systèmes
communiquent au niveau de chacun des quatre cœurs lymphatiques.

Bibliographie. — Aristote. *Hist. Anim.*, lib. III; — *Phys.*, I, sect. III. — Galien. *An
anguis nat. in arteris contineatur*, cap. 5, ad. de Admin. Anat., lib. VII; — *De usu par-
ium*, lib. IV, c. 19. — Nicolas Massa. *Lib. Introd. Anat.*, 1532. — Fallope. *Tractatus
quinque de partibus similaribus.* — Hewson. An account of the lymphatic system in birds.
Phil. Trans., LVIII, 1768; — *Experimental inquiries on the blood*, with some remarks on
ts and an appendix relating to the lymphatic system in birds, fishes and amphibious animals. London, 1771. — Monro. *State of facts concerning the paracentesis of the thorax,
in account of air diffused and lymphatic vessels in oviparous animals.* Édimbourg, 1770.
— Mascagni. *Vasorum lymphaticorum corporis humani historia et iconographia.* Sienne,
787. — Bichat. *Traité des membranes*, 1816. — Fohmann. *Anat. Untersuch. über die Ver-
bindung der Saugadern mit den Venen.* Heidelberg, Neue Akad. Buchhand. v. Karl Groos,
821. — Lauth. Essai sur les vaisseaux lymphatiques. *Thèse Strasbourg*, 1824. — Lippi.
*Illustrazioni fisiologiche e patologiche del sistema linfatico chilifero, mediante la scoperta
di un gran numero di comunicazioni di esso col venoso.* Firenze, 1824. — Fohmann. *Mémoires sur les communicat. des vaiss. lymphatiques avec les veines.* Liège, 1832. —
I. Muller. *Annales de Poggendorff*, 1832; — *Philos. Trans.*, 1833. — Panizza. *Sopra il sis-
tema linfaticho dei rettili*, Pavia, 1833. — Stannius. Ueber die Lymphherzen der Vögel.
Muller's Archiv, 1842. — Rusconi. *Reflessioni sopra il sistema linfatico dei rettili*, etc.
Pavia, 1845. — Brucke. *Ueber die Chylusgefässe u. die Resorption des Chylus.* Wiener. —
Kœlliker. Note sur le développement des tissus chez les batraciens. *Annales des Sciences
Nat.*, 1846, IV; — *Éléments d'histologie humaine*, 2ᵉ éd.; — *Denkschriften*, 1854, VI. — Leydig.
Histologic, 1857. — Milne-Edwards. *Physiologie et Anatomie comparée*, 1859, IV. —
Virchow. *Path. cell.*, 1861; — Recklinghausen. *U. die Lymphgefässe u. ihre Beziehung
zum Bindegewebe.* Berlin, 1862; — Zur Geschichte der Versilberungsmethode. *Virchow's
Archiv*, 1863, XXVIII, p. 1119 ; — *Stricker's Handbuch*, 1872. — Ch. Robin. *Cours
d'histologie*, 1864; — Article « Lymphatique » du *Dict. Dechambre*. — Auerbach. Untersuch.
über Lymph. u. Blutgefässe. *Virchow's Archiv*, 1865, XXXIII. — Ludwig u. Schweigger-
Seidel. *Arbeiten aus der physiologischen Anstalt zu Leipzig*, 1867. — Tourneux. Recherches
sur l'épithélium des séreuses. *Journ. de l'Anat.*, 1874. — Klein. *The anatomy of the lymphatic system* : The serous membranes. London, 1873. — Rouget. *Arch. Physiologie*, 1873.
— J. Arnold. U. die Beziehung der Blut; — U. Lymphgefässe zu den Saftkanälchen. *Virchow's
Archiv*, 1874. — Sappey. *Traité d'anatomie, physiologie et pathologie des vaisseaux lymphatiques*, 1874; — *Traité d'anat. descript.*, II. — Alferow. *Arch. Physiol.*, 1874. — Tarchanoff. Des prétendus canaux qui feraient communiquer les vaisseaux sanguins et lymphatiques. *Arch. de physiologie*, 1875. — Tourneux et Hermann. Recherches sur quelques épithéliums plats dans la série animale. *Journ. de l'Anat.*, 1876. — Altmann. *Arch. f. mikr. Anat.*,
1879, p. 471. — Thanhofer. *Das Mikroskop*, 1880. — Pierret et Renaut. Mémoires sur les
sacs lymphatiques périlobulaires du poumon de bœuf. *Arch. Phys.*, 1881. — Budge. U. das dem
zweiten Blutkreislauf entsprechende Lymphgefässsystem bei Hühnerembryonen. *Centralbl.
Med. Wiss.*, 1881, nᵒ 34 ; — Untersuch. über die Entwickelung des Lymphsystems Hühner
embryo. *Arch. anat. Phys.* : Anat. Abth., 1887. — Weliki. *Einige Ergränzungen zur
Histologie, Anat. u. Phys. der Lymphgefässe*, 1884. — Gierke. *Zeit. f. wiss. Mikr.*, 1884.
— Hoggan. *Journ. of Anat. and Phys.*, 1885, XV. — Retterer. Disposition et connexions du
réseau lymphatique dans les amygdales. *C. R. Soc. Biol.*, 23 janvier 1886. — Dekhuysen.
Anat. Anzeiger, 1889, IV; — *Zeit. f. wiss. Mikr.*, 1890, VII, 3. — Mayer. *Zeit. f. wiss. Mik.*,

[G. DELAMARE.]

1889, VI, 4, p. 422. — Dogiel. *Arch. f. mik. Anat.*, 1889, XXXIII, 4, p. 440. — Bonnet. *Grundriss der Entwick. der Haussäugethiere*, 1891. — Regaud. Origine des vaisseaux lymphatiques de la mamelle. *C. R. Soc. Biol.*, 1894, n° 20, p. 495; — Étude histologique sur les vaisseaux lymphatiques de la glande mammaire. *Journ. Anat. et Phys.*, 1894, XXX, n° 6. — Ranvier. Chylifères du rat. *C. R. Acad. Sciences*, 1894, n° 12, p. 621; — Développement des vaisseaux lymphatiques. *C. R. Académie des Sciences*, 30 déc. 1895, p. 1105; — Circulation de la lymphe. *C. R. Acad. Sciences*, 1894, CXIX, n° 26. — Gley. Innervation des vaisseaux lymphatiques. *Bull. Muséum d'hist. nat. Paris*, 1895, n° 3, p. 127. — Regaud et Barjon. Vaisseaux lymphatiques des tumeurs épithéliales malignes. *C. R. Soc. Biol.*, 19 déc. 1896. — D'Abundo. Voies lymphatiques du système nerveux central. *Arch. ital. biologie*, 1895, XXIII, fasc. 1 et 2, p. 151; — *Annali di neurologia*, 1896, p. 229. — Ranvier. Morphologie du système lymphatique. De l'origine des lymphatiques dans la peau de la grenouille. *C. R. Acad. Sciences*, 1895, CXX, n° 3, p. 132; — Étude morphologique des capillaires lymphatiques des mammifères. *C. R. Acad. Sciences*, 1895, 121, n° 24, p. 856. — Goldscheider et Flatau, *Zeitschr. f. klin. Med.*, 1896, XXXI. — Gerota. Zur Technik der Lymphgefässinjection. Eine neue Injectionsmasse für Lymphgefässe. Polychrom. Injection. *Anat. Anzeiger*, 1896, XII, n° 8, p. 216. — Timofejew. *Ueber die Nervenendigungen in den männlichen Geschlectorganen des Menschen u. der Säugethiere*, 1896. — Ranvier. Sur une substance colloïde, myélinoïde élaborée par les lymphatiques à l'état normal. *C. R. Académie Sciences*, 1896, CXXII, n° 8, p. 428. — Boddaert. *Anat. Anzeiger*, Suppl. Band, 1897. — Ranvier. Morphologie et développement du système lymphatique. *Archives d'anatomie microscopique*, I, p. 137. — Dogiel. *Arch. f. mikrosk. Anat.*, 1897, XLIX. — Behre. Zur Frage der Lymphgefässneubildung. *Inaug. Diss.* Kiel, 1898. — Homen et Laitinen. *Ziegler's Archiv.* Iéna, 1899, XXV, I. — Guillain. *C. R. Soc. Biol.*, mai 1899. — Creighton. A system of perivascular lymphatic cylinders and capsules in the united amnion allantois of the chick. *Journ. Anat. Phys.*, XXXIII, 1899, III. — Cunéo et Delamare. Note sur l'histologie des lymphatiques de l'estomac. *C. R. Soc. Biol.*, mai 1900. — Regaud. Origine des vaisseaux lymphatiques de la glande mammaire. Relations entre la richesse des radicules lymphaticules et la facilité plus ou moins grande du drainage de la lymphe dans le tissu conjonctif. *Bibl. anat.*, 1900, VIII, fasc. 4, p. 264. — Sala. Sullo sviluppo dei cuori linfatici e dei dotti toracici nell' embrione di pollo. — Ousoff. Les vaisseaux lymphatiques du diaphragme et leurs rapports avec la cavité abdominale et avec le processus d'absorption. *Arch. russes de pathol.*, 1. 7. n° 3. — Binswanger u. Berger. Beiträge zur Kenntniss d. Lymphcirculat. in der Grosshirnrinde. *Arch. f. path. Anat. u. Physiol.*, CLI, 3. — Dalla Rosa H. Lymphgefässinject. *Verhandl. der anat. Gesellsch.*, 1900. — Renaut. Note sur les capillaires lymphatiques du tissu conjonctif lâche. *Assoc. des Anatomistes.* Lyon, 1901, p. 223. — Kytmanoff. Ueber die Nervenendigungen in den Lymphgefässen der Säugethiere. *Anat. Anzeig.*, 6 juin 1901, n° 13.

GANGLIONS LYMPHATIQUES

Aperçu historique. — Connus dès la plus haute antiquité, les ganglions lymphatiques furent longtemps considérés comme des glandes closes et rapprochés du thymus, du corps thyroïde : ils faisaient partie des *glandes conglobées* de Sylvius et de Wharton. Ils modifiaient, disait-on, la lymphe : pour Wharton et Bartholin, ils retenaient une partie de celle-ci ; pour de Graaf et Malpighi, ils lui ajoutaient les produits de leur sécrétion.

À l'appui de ces dires, on invoquait les différences constatées entre la lymphe afférente et la lymphe efférente, le ralentissement considérable de la circulation ganglionnaire et, aussi, les communications directes entre les vaisseaux blancs et les vaisseaux sanguins. Plus tard, Neumann eut cette idée profonde que les ganglions mésentériques, placés sur les voies de l'absorption intestinale, devaient jouer un rôle dans le métabolisme nutritif de l'organisme : il pensa que ces glandes devaient transformer la matière venant de l'extérieur en substance intérieure ou vivante.

Ces hypothèses physiologiques furent oubliées lorsque l'anatomie et surtout l'histologie eurent soulevé d'autres problèmes. Les anatomistes crurent que le ganglion se réduisait à un plexus de vaisseaux lymphatiques. Cette conception d'Hewson, de Cruikshanks et Mascagni fut celle de Lauth, Breschet et Richet. En Allemagne, on conserva, par habitude, l'expression de glande lymphatique ; mais, en France, on lui préféra celle de ganglion, imposée par Chaussier, après que Sœmmerring eut trouvé une grossière ressemblance entre les ganglions nerveux et lymphatiques.

Les histologistes, après que Henle, Noll et Brücke eurent démontré l'existence de la substance ganglionnaire, soupçonnée par Bichat, Cruveilhier et Béclard, s'efforcèrent de décrire sa texture et d'établir ses relations avec les leucocytes et le tissu conjonctif.

On voyait des cellules et un réseau : les cellules ressemblaient étrangement aux leucocytes, le réseau fibrillaire n'était pas sans analogie apparente avec celui du tissu conjonctif
ordinaire. Cet ensemble spécial répondait-il à un tissu nouveau ou bien résultait-il de
l'association de deux éléments, distincts ailleurs et, isolément, bien connus : le leucocyte
et le tissu conjonctif? La similitude parut si frappante que tous, sauf Robin, admirent que
ces cellules ganglionnaires étaient des leucocytes ou, du moins, des lymphogonies.

On discute, il est vrai, l'origine de ces éléments : pour Sertoli, Bonnet, Conil, Retterer,
ils sont autochtones, fils des cellules mésoblastiques ambiantes ; pour Gulland, Larroque,
Chiewitz, Ranvier, Champeil, Chandelux, Renaut, Saxer, il s'agit de leucocytes émigrés
dans les mailles du tissu conjonctif.

Une fois admise la nature leucocytaire des cellules du ganglion, les efforts des histologistes devaient nécessairement se porter sur l'étude du réticulum désigné par Kœlliker
sous le nom de tissu cytogène, par His sous celui de tissu adénoïde et par Frey sous
celui de tissu réticulé.

Pour savoir s'il s'agissait de fibrilles conjonctives ou de prolongements cellulaires
anastomosés, il parut naturel de supprimer artificiellement les cellules étrangères qui
l'infiltraient. Dans ce but, Henle fit macérer les ganglions dans l'eau ou la potasse, après
dessiccation préalable, et, depuis, on a employé la pepsine, la trypsine. His imagina le procédé mécanique, dit *du pinceau*.

Pendant longtemps on admit, sans réserves, les résultats fournis par ces méthodes
brutales. Du reste, les résultats ne furent pas concordants.

Henle, Baumgarten, Ellenberger, Sussdorf, Bizzozero, Löwit, Ranvier, Renaut, Klein,
Heidenhain, Stöhr, Gulland, Hoyer, Hochl, Mall, soutiennent qu'il s'agit d'un réseau *purement fibrillaire*, tandis qu'Eckard, Leydig, His, Frey, Kœlliker, Billroth, Rollett, Krause,
Toldt, Orth, Schæfer, Schenk, Saxer, Gegenbaur, Chiewitz, Schiefentecker, Forster et Huxley
pensent qu'il s'agit d'un *réseau cellulaire*, c'est-à-dire formé par l'anastomose des prolongements cellulaires.

Mêmes divergences quant à la nature de ce réticulum. Parmi les partisans de la théorie
fibrillaire, les uns soutiennent qu'il s'agit d'un tissu conjonctif ordinaire sur les fibres
duquel sont appliquées des cellules endothéliales ; les autres croient qu'il s'agit de fibrilles
particulières, histochimiquement différentes et du tissu conjonctif et du tissu élastique.

En effet, Recklinghausen a démontré que, contrairement aux fibres élastiques, ces
fibrilles ne résistaient pas à l'action des acides et des alcalis (soude, potasse).

Orth a constaté qu'elles ne gonflaient pas dans l'acide acétique comme les fibres conjonctives ; Mall a trouvé qu'elles résistaient mieux que celles-ci à l'action de la trypsine et que,
par la coction, elles ne donnaient pas de gélatine. — Cette réaction et son origine méso-
dermique l'identifient au tissu conjonctif embryonnaire. Mais ce tissu évolue et, sous des
influences multiples, morbides, par les progrès de l'âge, se produisent les différenciations
fibreuses et élastiques (Melnikow-Raswedenkow, Retterer). Il y a donc à la fois un réticulum cellulaire et des travées fibreuses susceptibles de supporter des cellules endothéliales.
C'est ce qu'ont vu Müller, Ribbert, Demoor, Sisto et Morandi. Ainsi, tous avaient raison,
partisans du réseau fibrillaire et du réseau cellulaire. Ne connaissant qu'une partie de la
vérité, ils eurent le tort de généraliser leurs opinions et de les considérer comme antagonistes.

Pendant le même temps, s'établissait la notion de la leucopoïèse ganglionnaire. Dès
1851, Heyfelder constate que les globules blancs sont beaucoup plus nombreux dans les
efférents que dans les afférents ; Brücke, Frey confirment cette observation. Plus tard, en
trouvant des mitoses nombreuses dans les centres germinatifs du ganglion jeune ou hypertrophié, Arnold, Bizzozero, Flemming, Paulsen, Löwit, Hofmeister et Müller montrent le
mécanisme de cette leucopoïèse. La réalité du processus est encore affirmée par des faits
expérimentaux et histo-pathologiques.

Remarquons toutefois que, pour certains auteurs, convaincus de l'origine exogène des
cellules, le ganglion est moins une glande cytogène qu'un *lieu de formation* pour les
leucocytes. Ce centre formateur est accessoire tandis que la dilatation des vaisseaux
lymphatiques est fondamentale. Ainsi, pour Ranvier, « le ganglion doit être considéré
simplement comme une poche, une sorte de vessie dans laquelle circule la lymphe au
sortir des afférents pour arriver aux efférents ». Il est curieux de voir que cinquante ans
d'histologie conduisent à cette conception assez voisine de celle des anatomistes du
XVIIIe siècle.

La leucopoïèse démontrée, se posa la question de savoir quels leucocytes sont engendrés
par le ganglion. Les cellules ganglionnaires furent étudiées par Arnold, Flemming, Hoyer,
Schumacher, Benda, etc.

Puis, on fit le parallèle histo-fonctionnel du ganglion, de la rate et de la moelle osseuse.
Pour les uns, l'hématopoïèse, la production des cellules granuleuses amiboïdes et phago-

[*G. DELAMARE*.]

cytes appartenait à la moelle osseuse, l'hématolyse et, accessoirement, l'hématopoièse, à la rate adulte, tandis que les fonctions du ganglion se réduisaient à la lymphocitogenèse.

Pour les autres, ces organes, en apparence si hautement différenciés, se souvenaient de leur primordiale fusion; et tandis que Pappenheim, Dominici, trouvaient des microcytes dans la moelle osseuse, Metchnikoff, Lacroix et Renaut, Rawitz, Demoor, décrivaient les cellules géantes du ganglion lymphatique. Hoyer, Schafer, Kanter, Labbé, étudiaient ses éosinophiles, Dominici, ses amphophiles.

D'autre part, on s'efforçait d'établir ses fonctions hématopoiétiques et hématolytiques. A l'histoire de l'hématolyse ganglionnaire se rattachent les noms d'Hoyer, Kœppe, Gabbi, Schumacher, Masslow, Thomé, Sisto et Morandi, Scott Warthin. L'hématopoièse ganglionnaire a fait l'objet des travaux de Rindfleisch, Weigert, Neumann, Löwit, Kultschitzky, Lockart Gibson, Moses Grünberg et Retterer.

Maintenant, la connaissance des ferments leucocytaires, celle des quelques ferments ganglionnaires (amylase, lipase, plasmase, entérokynase de Delezenne, macrocytase de Tarassewitch) permettent de penser que les anciens anatomistes et Robin n'avaient pas tort de supposer l'existence d'une sécrétion ganglionnaire qui, peut-être, se manifeste histologiquement par des phénomènes de destruction cellulaire.

Après avoir indiqué les caractères macroscopiques généraux (forme, consistance, etc.) des ganglions lymphatiques, nous étudierons leur développement, leur structure et leurs fonctions.

Caractères macroscopiques. — *Forme*. Parfois aplatis, parfois allongés et cylindroïdes, les ganglions lymphatiques sont encore prismatiques ou irrégulièrement sphériques, plus ou moins arrondis ou ovalaires. Quelquefois ils rappellent un fer à cheval (Cornil); presque toujours ils sont réniformes. Leur bord convexe est abordé obliquement par les lymphatiques afférents; les efférents, plus gros et moins nombreux, s'échappent du hile que présente leur bord concave.

Consistance. — Leur consistance n'est pas molle; elle est assez ferme et élastique : Sappey la trouve analogue à celle du foie et Richet la compare à celle du rein.

Couleur. — Leur couleur varie suivant la région, suivant l'état physiologique du sujet et suivant l'espèce animale.

On sait que, chez l'homme, les ganglions trachéo-bronchiques, infiltrés de poussières carboniques, sont noirs. Les ganglions du foie sont jaunes; ceux de la rate bruns.

Les ganglions mésentériques, blanc rosé, deviennent blanchâtres pendant la digestion.

Chez le cheval, le bœuf, la portion centrale est brune; chez le lapin, on trouve souvent une teinte d'un jaune verdâtre, plus ou moins prononcée, à certains ganglions du pancréas d'Aselli.

La teinte habituelle des ganglions normaux semble être, en général, assez voisine du blanc rosé. Il est difficile de se prononcer définitivement sur la signification morphologique précise des glandes hémolymphatiques rouges étudiées par Gibbes, Robertson, Clarkson, Vincent et Harrisson, Drummond, Haberer, Scott Warthin, Morandi et Piato.

Elles semblent exister, non seulement chez l'homme, dans les régions pararénales et vertébrales, mais encore chez le cheval, le mouton, la chèvre, le porc, le veau, le bœuf, le rat, le dindon et le hibou. Si, comme le pense Scott Warthin, elles sont dépourvues de lymphatiques afférents, elles ont bien la signification de rates accessoires.

Dimensions. — Les dimensions des ganglions sont très variables à l'état physiologique, chez le même individu : les plus gros ont la taille d'une olive et parfois davantage, les plus petits sont invisibles à l'œil nu. Letulle a décrit des ganglions microscopiques dans la paroi de l'estomac ; Gulland, dans le creux axillaire ; il en est de nombreux sur le mésentère. Ces ganglions, sous des influences diverses, physiologiques ou morbides, peuvent grossir. Stiles a vu des ganglions axillaires apparaître pendant la lactation et disparaître avec elle.

Le volume des ganglions va diminuant avec les progrès de l'âge. Il est si minime chez le vieillard que Cruikshanks, Mascagni, Ruysch et Haller croyaient à la complète disparition de ces organes.

L'existence des ganglions microscopiques suffirait à rendre bien aléatoires les estimations numériques formulées par les anatomistes. Il est une autre raison qui retire toute valeur à ces chiffres, c'est l'existence des formations lymphoïdes diffuses ou circonscrites (points lymphatiques, amygdales, plaques de Peyer, etc.) que tant d'affinités morphologiques et fonctionnelles rattachent aux ganglions. Sans parler ici des différences embryologiques, d'ailleurs discutables, il n'existe qu'une seule différence entre l'amygdale et le ganglion : les lympathiques traversent le ganglion, ils naissent dans l'amygdale, qui, à ce point de vue est comparable à la rate.

Nombre. — Sappey estime que le nombre des ganglions apparents est de 6 à 700 environ ; d'autres disent 4 à 600. Il existe une relation inversement proportionnelle entre le nombre et le volume des ganglions : le surmulot, le hérisson, le chien, le daman, l'antilope, le phoque et le dauphin ont des ganglions *peu nombreux* mais *volumineux* ; l'homme a des ganglions *plus nombreux* et, proportionnellement, *plus petits*. Ce dernier type nous apparaît comme une forme de perfectionnement. Il est intéressant de remarquer que cette relation entre le volume et le nombre existe non seulement dans la série animale, mais encore chez un même individu. Pour se convaincre de ce fait, il suffit de comparer entre eux les ganglions des diverses régions de l'homme : tantôt ils sont *gros* et *rares* ; tantôt *petits* et *abondants*. Ainsi, *pour un animal donné et pour une région donnée, la quantité de substance ganglionnaire est toujours sensiblement identique.*

Situation. — Les ganglions sont presque toujours plongés dans une atmosphère de tissu conjonctivo-adipeux. Peu adhérents, ils sont mobiles sous le doigt. Aux membres, on les distingue en superficiels et profonds, suivant qu'ils sont au-dessus ou au-dessous de l'aponévrose. En général, ils sont plus nombreux du côté de la flexion.

Parfois solitaires, ils sont plus souvent réunis par groupe de trois ou de six, et même de dix ou de quinze ; ils forment des *chaînes* ou *chapelets*.

Pour Sappey, leur situation n'a rien de fixe. En réalité, malgré d'assez grandes variations, ils sont, en général, *paravasculaires*. Aux membres, ils s'échelonnent au voisinage des faisceaux vasculo-nerveux ; dans l'abdomen, ils se groupent autour de l'aorte et de la veine cave. La rate est nettement périvasculaire.

Les amas lymphoïdes sont de préférence paraépithéliaux. Ils s'ordonnan-

[G. DELAMARE.]

cent au pourtour des épithéliums digestifs, parfois même au pourtour des épithéliums hépatiques, pancréatiques et surrénaux. On sait que les formations lymphoïdes diffuses des batraciens sont périvasculaires, périrénales ou périhépatiques. De même, les glandes lymphatiques des invertébrés sont parfois périnerveuses (scorpionides), péridigestives (oligochètes) et, plus souvent, périvasculaires (céphalopodes).

Remarquons que, d'après Cuénot, les Echinodermes et les Trochozoaires, les Bryozoaires, les Polychètes, réunissent en une même formation les deux glandes cytogènes lymphatique et génitale.

En somme, toujours les formations lymphoïdes, diffuses ou circonscrites, se systématisent par rapport à un autre organe; cet organe est variable et, chez l'homme où l'appareil lymphatique atteint son maximum de complexité et d'extension, la systématisation est à la fois paravasculaire et paraépithéliale.

Suivant Stahr, les vaisseaux lymphatiques d'une région donnée franchissent trois étapes ganglionnaires distinctes, échelonnées sur leur parcours. Ce sont d'abord de petits nodules ganglionnaires interrupteurs (*Schaltdrüsen*) dont la présence est inconstante, dont le nombre est variable, et qui, toujours, se laissent franchir par les injections. Puis, viennent les *ganglions régionnaires* (*Regionardrüsen*), plus volumineux et plus constants. Enfin, ce sont les *ganglions intermédiaires* (*Intermediardrüsen*).

Il existe des formes de transition entre les Schaltdrüsen et les ganglions régionnaires : tels sont les ganglions épitrochléen, tibial antérieur.

Mais, comme l'a fait observer Cunéo, tel ganglion, *intermédiaire* pour les lymphatiques cutanés de la face, devient *régionnaire* pour ceux de la langue. La classification de Stahr n'a donc qu'une valeur relative. C'est pourquoi Cunéo se borne à distinguer un premier et un deuxième relai ganglionnaire.

La connaissance de ces relais ganglionnaires, successivement échelonnés sur le parcours des voies de la lymphe, est intéressante au point de vue pathologique, car ils sont autant d'étapes d'arrêt temporaires dans l'envahissement des infections et des cancers.

Développement. — Bien qu'il existe des glandes lymphatiques chez les invertébrés, des amas lymphoïdes chez les vertébrés inférieurs, l'apparition phylogénique du ganglion proprement dit est assez tardive. Il se montre, à la région cervicale, chez quelques oiseaux ; il se développe davantage mais demeure rudimentaire chez certains mammifères, le porc, par exemple. Toutefois, le développement ontogénique de cet organe de perfectionnement est moins tardif que Breschet ne l'a cru. Cet anatomiste n'en avait trouvé aucune trace chez des fœtus humains de 6 mois. Mais Renaut a vu des ganglions bien développés au 5ᵉ mois de la vie intra-utérine. Toujours, chez l'homme, Conil les a décrits au 165ᵉ jour de la gestation. Labbé a trouvé des ganglions relativement volumineux au 90ᵉ jour. Dans le cou d'un fœtus humain de quatre mois, j'ai vu côte à côte des ganglions très inégalement développés. Dans le pli inguinal du cobaye, Retterer a observé les premières ébauches du 35ᵉ au 40ᵉ jour de la gestation.

Par contre, des enfants nés à sept ou huit mois, et morts quelques jours après, présentent des ganglions mésentériques gros mais peu différenciés avec une ébauche de sinus caverneux et pas de follicules. De même, on trouve chez des animaux jeunes, à côté de ganglions adultes, des formations lymphoïdes rudimentaires. S'agit-il d'anciennes ébauches ayant subi un arrêt ou un retard de développement? S'agit-il d'organes nouveaux, en voie de croissance? Ces deux suppositions sont légitimes; la dernière permet de penser qu'il est des ganglions dont l'apparition est très tardive. En tout cas, il est bien certain que la formation des ganglions est postérieure à celle des vaisseaux lymphatiques. Cette constatation, déjà faite par Lauth, Breschet, Teichmann, Engel, Sertoli, a été confirmée par Ranvier.

Le nodule primitif est très richement vascularisé : His avait insisté sur son hyperhémie et, depuis, Ranvier l'a comparé, à cause de sa teinte rouge, à une tache de cire à cacheter. Ce nodule primitif, formé de cellules tassées les unes contre les autres, est homogène ; il ne présente ni lacunes, ni cavités, sauf à la périphérie où l'on voit la coupe d'espaces endothéliaux (vaisseaux lymphatiques).

Nous savons qu'on a discuté l'origine des cellules dont le tassement constitue le nodule primordial.

Bien des auteurs pensent qu'il s'agit de leucocytes émigrés dans les mailles du tissu conjonctif; cette opinion ne repose d'ailleurs que sur des preuves indirectes telles que la préexistence des vaisseaux et des globules blancs, l'amiboïsme de ceux-ci. Grâce à leur oxyphilie, les leucocytes seraient attirés par les futurs centres germinatifs,

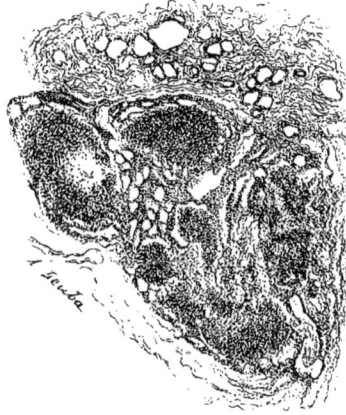

Fig. 551. — Ganglions cervicaux d'un fœtus humain de quatre mois : en haut, ganglion homogène, entouré d'un sinus lymphatique périphérique ; en bas, début du processus de cavernisation.

très vascularisés, donc très oxygénés. Enfin, comme les matières colorantes pulvérulentes pénètrent le follicule, on suppose que les leucocytes amiboïdes en font autant.

Pour d'autres, au contraire, il s'agit de cellules autochtones nées des éléments du mésoderme.

Étudions les modifications ultérieures de cette ébauche simple et jusqu'ici homogène. Tout d'abord, c'est l'apparition d'un grand sinus lymphatique, cloisonné par des trabécules; ce vaisseau suit le contour du nodule et le sépare de la capsule conjonctive qui, maintenant, se détache, très nette. Puis, les voies lymphatiques, en se développant, pénètrent l'un des pôles du nodule homogène. Ces vaisseaux isolent des segments de substance ganglionnaire : aux vaisseaux, on donnera le nom de *sinus caverneux*, aux segments ganglionnaires irréguliers et anastomosés, on donnera celui de *cordons folliculaires*. Cet ensemble constitue la partie centrale ou *médullaire* de l'organe.

La partie périphérique, encore homogène, répond à la substance corticale. C'est le *tissu intermédiaire* (Zwischengewebe) de Schumacher, la *nappe réti-*

[*G. DELAMARE.*]

culée de Bezançon et Labbé. Dans cette nappe homogène, apparaissent des formations ovoïdes, les *nodules* ou *follicules corticaux*; puis, les prolongements de la capsule, la progression des lymphatiques qui établissent des communications entre le sinus périphérique et les voies caverneuses segmentent la masse d'abord uniforme. Si le développement du ganglion ne se réduit pas, comme le pensaient les anciens anatomistes, à celui des vaisseaux blancs, on peut dire que ses apparences histologiques sont grandement subordonnées à la pénétration, plus ou moins précoce, plus ou moins considérable, des lymphatiques. De même que le foie est remanié par ses vaisseaux sanguins, le ganglion est remanié par ses voies lymphatiques.

Comment se développent ici les vaisseaux lymphatiques? Pour Engel, ils se dédoublent; leurs branches se multiplient et deviennent flexueuses et, dans leurs intervalles, apparaît la substance ganglionnaire.

Suivant Ranvier, au niveau du nodule, le vaisseau lymphatique est inter-

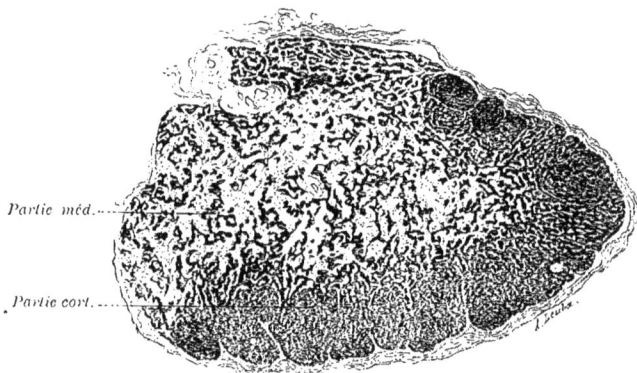

Fig. 552. — Ganglion mésentérique de chien.

rompu par régression ou atrophie partielle. Il forme deux tronçons, supérieur et inférieur, futurs efférent et afférent. Le segment inférieur du lymphatique, ainsi coupé, se termine par un cul-de-sac. Ce cul-de-sac bourgeonne et pénètre le nodule vasculaire. Le ganglion n'est pas encore perméable à la lymphe, puisque le liquide injecté par l'afférent ne passe pas dans l'efférent. Enfin cette communication s'établit et alors, dit Ranvier, le ganglion est comparable à un angiome simple. Il va se transformer en angiome caverneux, car les différents bourgeons des capillaires lymphatiques vont confluer. Le principal obstacle qui s'oppose à l'extension indéfinie de ce processus de cavernisation est représenté par les vaisseaux sanguins.

Ce développement des lymphatiques ganglionnaires a soulevé de nouveau la question, autrefois discutée, de savoir si leur lumière représentait un espace inter ou intracellulaire. On sait que Koelliker, puis Leydig et Virchow, crurent à des communications entre la cavité lymphatique et la cavité des cellules conjonctives. Klein a soutenu que la première ébauche de la lumière lymphatique était représentée par une vacuole intracellulaire. De même, suivant

Retterer, la cavité du vaisseau lymphatique résulte de la fonte d'une portion du corps cellulaire, et le processus de cavernisation du ganglion est identique. Pour concevoir la raison d'une semblable divergence, il suffit de savoir que pour ceux qui soutiennent l'origine intracellulaire, les éléments de l'ébauche ganglionnaire n'ont pas de limites précises et constituent un vaste plasmodium. Ainsi, Retterer décrit « le tissu plein » du ganglion comme une nappe protoplasmique parsemée de noyaux. La « substance internucléaire » ne tarde pas à présenter deux différenciations ; au voisinage des noyaux, elle reste homogène et se teinte faiblement par les colorants acides : c'est l'*hyaloplasma* sur lequel tranchent des tractus irréguliers, onduleux et colorables par l'hématoxyline. Ces tractus constituent le *réticulum chromophile* dans les mailles duquel se trouve l'hyaloplasma. Le réticulum chromophile produira des fibres élastiques. Après s'être gonflé, l'hyaloplasma se creusera de vacuoles ; des restes cellulaires (leucocytes et cellules ayant subi la dégénérescence hémoglobique) seront mis en liberté. Et plus tard, par endroits, on verra les restes de cet hyaloplasma engendrer des fibrilles conjonctives adultes, collagènes.

Structure. — Le ganglion est entouré d'une capsule conjonctive qui, chez presque tous les animaux, envoie des prolongements à l'intérieur de son parenchyme. Déjà, sur une coupe examinée à un faible grossissement, il est aisé de reconnaître que l'aspect du tissu ganglionnaire varie au centre et à la périphérie.

La partie périphérique ou corticale (*substance corticale*) apparaît comme une nappe homogène sur le fond de laquelle se dessinent des formations arrondies, les *follicules*. Dans la partie centrale ou médullaire (*substance médullaire*), on voit des cordons irréguliers séparés les uns des autres par des espaces clairs : les *cordons médullaires* se détachent de la partie corticale ; les espaces clairs intermédiaires sont des voies lymphatiques, les *sinus caverneux*.

Nous allons étudier successivement la structure de chacune de ces parties :

1° Capsule ;

2° Zone corticale ;

3° Zone médullaire.

Capsule. — Peu épaisse chez le hérisson, le lapin et surtout le cobaye, elle est plus considérable chez le chien et chez l'homme adulte. Assez souvent, elle s'accroît et forme un noyau fibreux au niveau du hile.

Faite de fibres et de cellules conjonctives, de fins réseaux élastiques, la capsule contient, à sa partie profonde chez certains animaux (souris, bœuf, cheval), des fibres musculaires lisses. D'après Renaut, les muscles font défaut chez le mouton et chez l'homme. De la face interne de cette capsule partent, de place en place, des cloisons qui traversent l'écorce ; après des divisions successives, elles gagnent la partie centrale et, parfois même, rejoignent le hile. Ces prolongements fibro-musculaires, très nets chez le bœuf et le chien, sont plus réduits chez le lapin ; ils font presque absolument défaut chez le cobaye.

En dehors, la capsule se continue avec les mailles du tissu cellulo-adipeux qui l'enveloppe ; en dedans, elle est, presque partout, séparée de la substance ganglionnaire, par un espace dont les dimensions sont assez irrégulières (*sinus lymphatique périphérique*).

De place en place, la cavité de ce sinus est rétrécie par les bosselures de l'écorce ganglionnaire; en certains points, elle disparaît complètement et la partie périphérique du ganglion touche la capsule. Cette cavité sinusienne est traversée par les travées fibro-musculo-élastiques qui proviennent de la capsule et à la surface desquelles on peut voir quelques cellules endothéliales. Dans l'intérieur du canal lymphatique, on voit de grandes cellules étoilées dont les prolongements filiformes s'anastomosent en formant un réseau qui se perd dans la capsule et dans la nappe corticale. Le noyau de ces éléments est parfois arrondi, plus souvent allongé et, presque toujours, assez pauvre en chromatine.

Le sinus périphérique contient des microcytes, des macrocytes, quelques éosinophiles, quelques hématies.

Partie corticale (substance corticale). — Au-dessous du sinus se dessine un grand fer à cheval dont les branches n'atteignent pas le hile : c'est la *partie corticale* qui, toujours, diminue ou disparaît avant d'atteindre le hile de l'organe. Ainsi, elle embrasse, dans sa concavité, la partie médullaire qui se prolonge jusqu'au hile.

Relativement réduite chez le chien, cette écorce est bien plus étendue chez le hérisson, le rat, le cobaye ou le lapin. Chez ces animaux, elle forme un bloc homogène qui occupe la presque totalité de l'organe, n'épargnant que le voisinage du hile. D'ailleurs, chez un même sujet, elle est d'autant plus étendue que le ganglion est plus jeune.

L'écorce (tissu intermédiaire de Schumacher, nappe réticulée de Labbé) est constituée par une infinité de cellules dont les contours sont assez difficiles à mettre en évidence. Seule, la fixation au mélange fort de Flemming montre les limites cellulaires et prouve qu'il n'y a pas là un véritable plasmodium. Entre les cellules, on aperçoit des filaments bien colorés par tous les colorants plasmatiques (vert lumière, fuchsine acide du mélange de Biondi, etc.). Dans le mélange de van Gieson, ces filaments prennent, contrairement au tissu conjonctif adulte, l'acide picrique et non la fuchsine acide. Parmi les cellules de la nappe corticale, les unes, les plus nombreuses, sont petites et mesurent de 5 à 8 μ; les autres mesurent de 9 à 15 μ. Le noyau des petites est arrondi ou quadrangulaire : il possède une bordure chromatinienne assez épaisse; au centre, on trouve un ou deux grains de chromatine arrondis ou allongés. Parfois, mais non toujours, on voit un vrai nucléole. Ces éléments sont identiques aux microcytes du sang et de la lymphe (lymphocytes).

Les grandes cellules répondent aux macrocytes. Leur noyau est arrondi, ovalaire, parfois légèrement échancré sur l'un de ses bords. Il présente une mince bordure chromatinienne et un fin réticulum dans les mailles duquel on aperçoit un, deux et même trois pyrénosomes. Ces pyrénosomes sont arrondis, allongés ou légèrement étranglés ; ils sont centraux ou excentriques. Le protoplasma des unes est indifférent, celui des autres est ou basophile ou acidophile. Ainsi on distingue aisément dans la nappe corticale quelques grands éléments dont le protoplasma, teint par l'orange ou l'éosine, présente des vacuoles vides ou chargées de débris cellulaires, parfois d'hématies ou de pigment (ganglion mésentérique du lapin).

De place en place, on voit des cellules endothéliales ou, du moins, endothéliformes dont le noyau clair allongé contient un ou deux nucléoles vrais et dont la chromatine apparaît comme un délicat réseau ou une fine poussière.

Dans la nappe corticale, on trouve, encore disséminées, des éosinophiles, des hématies sans noyau et, même, des cellules de Neumann, grandes ou petites.

Cette partie du ganglion est très pauvre en mitoses. Mais, de place en place, on aperçoit des amas arrondis ovalaires ou allongés, de dimensions variables qui, disposés sur un ou sur deux rangs, saillent sous la capsule et donnent au ganglion son aspect irrégulièrement bosselé : ce sont les *follicules corticaux* qui, par le tassement plus grand et, surtout, par l'ordination spéciale de leurs cellules périphériques, tranchent sur l'uniformité de la nappe corticale.

Ces follicules (alvéoles, ampoules, noyaux glandulaires, nodosités, nodules périphériques) sont des différenciations secondaires, relativement tardives. Ce sont des formations transitoires qui s'atrophient et disparaissent définitivement chez le vieillard.

Les uns sont uniformes, les autres présentent un centre clair (tache claire de Brücke, vacuole de His). Comme l'avait vu Frey, les follicules n'ont pas de paroi propre ; ils sont limités par l'endothélium du sinus lymphatique, d'ailleurs inconstant, qui les contourne. Ils sont facilement perméables aux matières pulvérulentes ou liquides injectées dans les voies lymphatiques.

A la périphérie du follicule, les microcytes, pressés les uns contre les autres, se disposent en couches concentriques. Çà et là, on aperçoit au

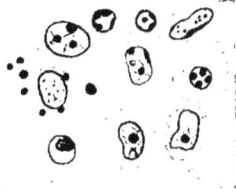

Fig. 553. — Partie centrale d'un follicule de ganglion mésentérique de lapin (fix. au Flemming fort) : vacuoles périnucléaires ; dégénérescences nucléaires (*corpuscules colorables* de Flemming).

milieu d'eux une cellule plus grande. Au centre, on trouve encore des microcytes, mais les macrocytes prédominent et les éléments sont bien plus distants les uns des autres. Tous les noyaux ne sont pas arrondis ; il en est qui s'allongent et s'incurvent, commençant à devenir polymorphes.

Sur les coupes colorées à l'hématoxyline-éosine, à la safranine-vert lumière, le protoplasma se colore, en général, assez faiblement par les colorants plasmatiques. Avec le bleu de Unna, après fixation au sublimé, on constate aisément que certains macrocytes ont, comme les myélocytes, un protoplasma fortement basophile.

Par endroits, les corps cellulaires se creusent de vacuoles périnucléaires. Entre ces cavités voisines persistent, sous forme de fins tractus colorés par l'éosine, le vert lumière, la fuchsine acide du Biondi, des ponts protoplasmiques. Parfois, mais non toujours, cette dégénérescence protoplasmique s'accompagne d'une dégénérescence nucléaire : le noyau se réduit à un ou plusieurs corpuscules arrondis ou falciformes, hypercolorables, homogènes ou percés d'un trou central. Ailleurs, ces *corpuscules colorables* sont très nombreux et très petits : ils forment un amas qui tranche nettement sur le fond, plus

75*

[*G. DELAMARE.*]

pâle, de la préparation. Il en est qui occupent les vacuoles digestives d'un macro-
cyte et qui sont les seuls débris d'une cellule phagocytée. D'ordinaire, ils se teignent par les colorants nucléai-
res; certains prennent la fuchsine acide du Biondi.

Cette cytolise explique la
présence, dans le ganglion, de
l'acide urique, de la leucine,
de la tyrosine et de la xan-
thine.

Mais, le follicule à centre
clair est surtout un lieu de
reproduction cellulaire : aussi,
Flemming lui a-t-il donné
le nom de *centre germinatif*.
C'est là, en effet, que les mitoses, découvertes par Arnold
dans les ganglions malades, ont
été retrouvées par Bizzozero,

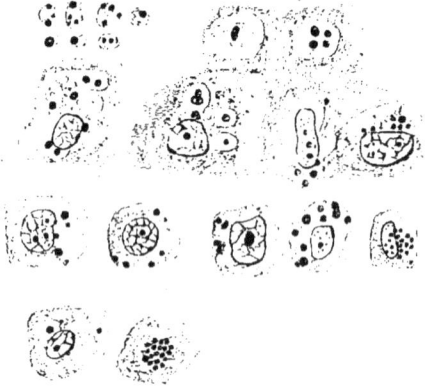

Fig. 534. — Corpuscules colorables.

Flemming, Paulsen, Löwit, Hofmeister, Müller, dans les ganglions normaux.

Baumgarten et Ribbert ont soutenu que les cellules en caryocinèse n'étaient
pas des globules blancs, mais
des cellules mères de leucocytes. Pour Baumgarten, elles
étaient de nature conjonctive ;
pour Ribbert, de nature endothéliale.

Chez l'adulte, ces caryocinèses sont assez rares. Elles
seraient plus nombreuses après
les saignées, la splénectomie.
Cette augmentation est au
moins inconstante, car si, pour
Mayer, Bennett, Gerlach et
Kourloff, il existe une hypertrophie ganglionnaire consé-
cutive à la splénectomie, cette
constatation n'a pu être faite
par Mosler et Legros, Masoin,
Ceresole. Chez le lapin, quelques jours ou quelques mois

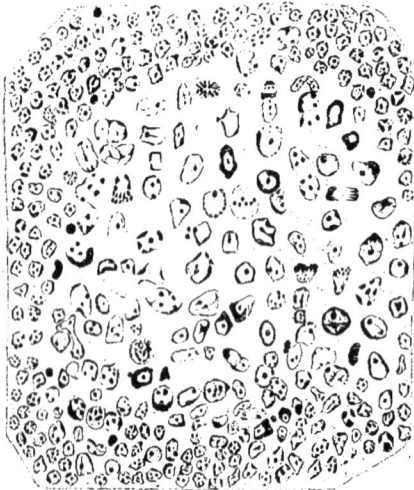

Fig. 533. — Follicule d'un ganglion mésentérique de
cobaye : centre germinatif présentant des mitoses.

après la splénectomie, je n'ai
jamais trouvé d'hypertrophie
manifeste : les ganglions mésentériques étaient de couleur, de volume normaux; leurs follicules ne présentaient pas de mitoses plus abondantes qu'à
l'ordinaire.

Partie médullaire (substance médullaire). — Plus ou moins complètement entourée par l'écorce, la partie médullaire du ganglion présente des cordons irréguliers de dimensions, de trajet et de forme qui s'anastomosent entre eux et sont séparés les uns des autres par des espaces larges et clairs, les sinus caverneux.

Les *cordons médullaires* (utricules médullaires, tubes lymphatiques, cylindres glandulaires, cordons folliculaires), prolongements centraux de la nappe corticale, sont formés des mêmes cellules qui, parfois, y sont moins tassées. A l'origine des cordons, les éosinophiles sont plus nombreuses. Quelques-unes d'entre elles ont un noyau unique, arrondi, semblable à celui des éléments non granuleux; certaines sont paucigranulaires. Il est possible mais rare de les trouver en mitose. D'ailleurs, cette partie

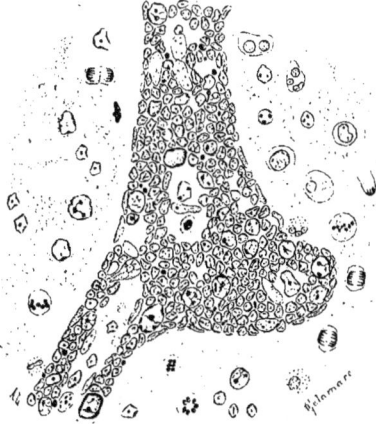

Fig. 336. — Cordon médullaire et sinus caverneux d'un ganglion mésentérique de lapin, après injection intra-veineuse de pilocarpine.

du ganglion est assez pauvre en caryocinèse. Souvent, les hasards de la coupe montrent que les cordons médullaires, comme les corpuscules malpighiens de la rate, sont centrés par une artère.

Intermédiaires aux cordons, les sinus caverneux représentent le lieu d'élection pour l'étude de la phagocytose ganglionnaire et pour celle du réticulum. On voit aisément que celui-ci est formé par l'anastomose des prolongements cellulaires (voy. fig. 337).

Quelques cellules du réticulum ont un noyau arrondi ou allongé, clair, avec un pyrénosome et un délicat réseau de chromatine; d'autres possèdent plusieurs noyaux bien distincts. Leur protoplasma acidophile présente des vacuoles digestives dans lesquelles on voit des débris de leucocytes,

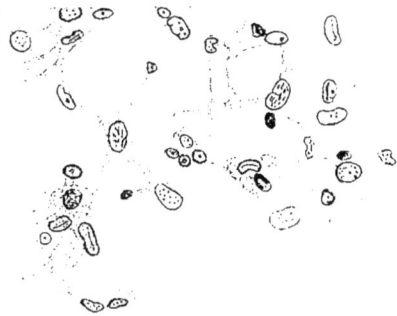

Fig. 337. — Tissu réticulé d'un ganglion mésentérique de rat gris (fix. au sublimé alcoolo-acétique, sans pinceautage). (Dum. oc. 3, ob. 1/12).

parfois d'hématies et souvent de pigments. Tous les intermédiaires semblent exister entre les gigantesques cellules étoilées du réticulum et certains macrocytes arrondis et libres.

Signalons encore l'existence de cellules géantes à noyau bourgeonnant semblables à celles de la moelle osseuse : Rawitz en a vu chez le singe, Demoor, chez le chat.

[*G. DELAMARE.*]

Comme leucocytes, ce sont toujours des microcytes et des macrocytes. Quelques noyaux sont polymorphes. D'après Labbé, les éosinophiles sont très nombreuses chez le cobaye et le lapin, très rares chez l'enfant.

Je ne les ai jamais trouvées très abondantes dans les sinus caverneux du lapin normal, du chien et du chat.

Quelques leucocytes émiettent de petits fragments protoplasmiques. Ils concourent ainsi à la formation des boules hyalines, acidophiles, qui parfois encombrent les voies lymphatiques.

Ici, les mitoses sont relativement rares. Cependant j'en ai trouvé quelques-unes chez le chat nouveau-né et chez le rat gris. Je les ai vues beaucoup plus abondantes chez un lapin dans le sang duquel j'avais injecté de la pilocarpine. Chez le lapin, certains leucocytes présentaient des chromosomes disposés en couronne; il n'est d'ailleurs pas exceptionnel d'observer cette disposition dans les cordons voire dans les follicules ganglionnaires.

Vaisseaux lymphatiques. — Les lymphatiques afférents abordent obliquement la partie convexe du ganglion. En traversant sa capsule, ils perdent leur adventice conjonctivo-musculaire et, véritables capillaires, se réduisent à leur endothélium. Ces

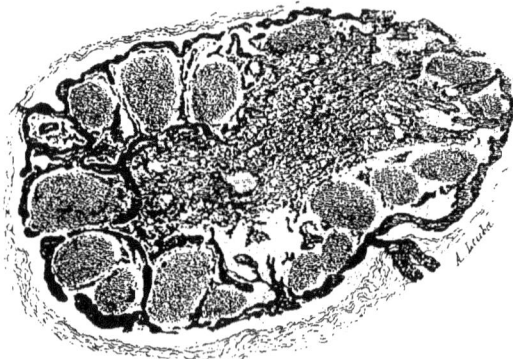

Fig. 558. — Voies lymphatiques du ganglion mésentérique de cobaye (injection par la méthode de Gerota).

capillaires forment, par leurs anastomoses, un vaste sinus périphérique qui, presque partout, sépare la capsule des follicules. De ce sinus partent des branches interfolliculaires qui gagnent la partie centrale ou médullaire. Dans cette partie, elles cheminent entre les cordons folliculaires et, finalement, se jettent dans les efférents au niveau du hile. Nous savons que ceux-ci sont des troncs lymphatiques moins nombreux mais plus volumineux que les efférents. Ainsi, les portions de la substance ganglionnaire proprement dite (follicules et cordons folliculaires) nous apparaissent comme des îlots plongés dans un vaste système porte qui les baigne à peu près de tous côtés. Par confluence et capillarisation, les lymphatiques forment donc autour de la substance ganglionnaire une vaste poche dans laquelle la vitesse du courant est ralentie, la pression abaissée.

Vaisseaux sanguins. — Le ganglion reçoit ses vaisseaux sanguins, non seulement au niveau de son hile, mais encore en de nombreux points de sa circonférence.

Plus volumineux, les vaisseaux du hile traversent la partie centrale ou médullaire du ganglion. Ils suivent les travées conjonctives et fournissent de nombreuses branches qui, par leurs multiples anastomoses, constituent un réseau capillaire très riche. Ils fournissent des rameaux qui occupent les cordons folliculaires et y forment des réseaux à mailles allongées. Il est intéressant de noter que les cordons folliculaires sont centrés par une artériole absolument comme les corpuscules de Malpighi de la rate.

Les artères atteignent la nappe corticale et contournent les follicules auxquels ils fournissent

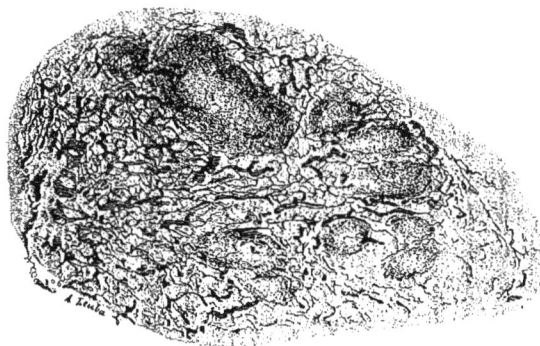

Fig. 559. — Vaisseaux sanguins du ganglion mésentérique de cobaye (injection par la méthode de Gérota).

sent des ramuscules qui convergent vers le centre comme les rayons d'une roue vers le moyeu. Certains vaisseaux continuent leur trajet interfolliculaire et vont s'anastomoser avec les vaisseaux capsulaires. Tout récemment, Calvert a insisté sur ce fait. Pour cet auteur, il y aurait toujours une artère au centre du follicule. Les capillaires se dirigeraient du centre à la périphérie, où ils conflueraient pour constituer les radicules veineuses.

Nerfs. — Dans les gros ganglions de l'homme, Kœlliker a vu de petits troncs nerveux périartériels pénétrer dans la masse médullaire; chez le bœuf, il a trouvé des fibres de Remak sans pouvoir observer leurs modes de terminaison. Schaffner avait décrit sur le trajet de ces nerfs de petits amas ganglionnaires qui, depuis, n'ont pas été retrouvés. Par la méthode de Golgi, Retzius a imprégné le réticulum

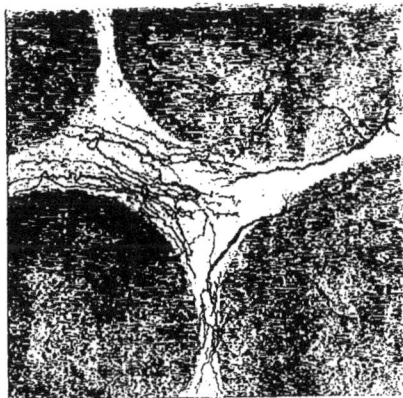

Fig. 560. — Nerfs du ganglion mésentérique du chien nouveau-né (Méthode de Golgi, d'après une préparation inédite de Manouélian).

et constaté l'existence de fibres nerveuses périvasculaires qui, abandonnant les vaisseaux, se terminaient dans le tissu lymphoïde par de fines branches. Il en a conclu que, dans les nodules lymphatiques, comme dans la rate, il y a d'autres nerfs que des nerfs vasculaires.

Sur la figure 560, exécutée d'après une préparation de Manouélian, on voit de beaux plexus interfolliculaires. Quelques troncs contournent les follicules et émettent des branches plus fines qui, par un trajet oblique, gagnent le

[G. DELAMARE.]

centre de la formation nodulaire où elles paraissent se terminer librement. Il existe un plexus sus-folliculaire et, peut-être même, intrafolliculaire.

Variations. — Le plus perfectionné et aussi le plus complexe des organes lymphoïdes, le ganglion, présente de nombreuses variations suivant la région, l'espèce animale et surtout suivant l'étape évolutive.

Variations régionales. — Elles sont relativement peu importantes. Pour Frey, la partie médullaire était plus développée dans les ganglions du thorax et de l'abdomen que dans ceux de l'aisselle ou de l'aine. Mais nous savons, qu'au début, tous les ganglions ont une moelle réduite.

Pour Schmorl, le tissu conjonctif serait plus développé dans les ganglions périphériques que dans les ganglions viscéraux.

Les ganglions bronchiques sont plus vascularisés que les mésentériques.

Chez le lapin, les ganglions mésentériques contiennent dans leurs sinus médullaires, leurs cordons et même dans leur nappe corticale, des amas de grains jaunâtres, insolubles dans l'alcool, le chloroforme, colorables en vert émeraude par le bleu de Unna. Ces grains ne semblent pas être ferrugineux. Ils ne disparaissent pas chez les animaux tués par inanition.

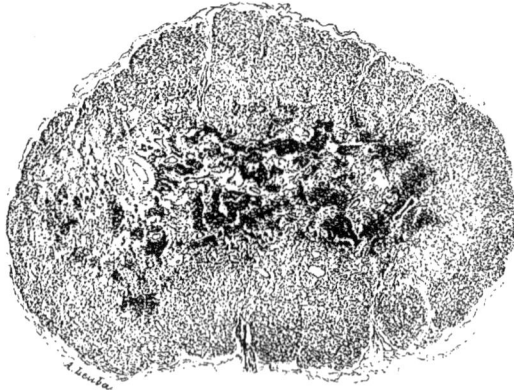

FIG. 561. — Ganglion trachéo-bronchique de chien. Amas carboniques.

Par infiltration de poussières carboniques, les ganglions bronchiques de l'homme et du chien sont noirs. Les particules de charbon se déposent dans les cordons médullaires, parfois, mais très rarement, dans les follicules. Elles sont disposées en amas de taille inégale, souvent contenus à l'intérieur des phagocytes. Dans un ganglion bronchique de chien, j'ai vu de fines granulations ferrugineuses incluses dans les phagocytes sinusiens et dans les cellules périvasculaires. A l'analyse chimique, ce ganglion contenait 0 gr. 58 de fer pour 100.

Variations suivant l'espèce animale. — Nous savons que la partie corticale est plus développée chez les petits rongeurs que chez le chien, où, par contre, le tissu conjonctif est plus abondant. Suivant Labbé, le chat possède un ganglion très riche en follicules actifs.

Dans une glande mésentérique de rat gris, j'ai trouvé, en nombre assez considérable, des hématies nucléées dans la nappe corticale et dans les sinus.

Le ganglion du hérisson est remarquable par l'exiguïté de ses cordons folliculaires entre lesquels se voient des mailles arrondies ou ovalaires, grandes ou petites, cloisonnées ou non par de minces filaments.

Dans les cordons folliculaires, dans les travées conjonctives et même dans certains sinus, j'ai trouvé des cellules d'Ehrlich arrondies ou allongées. Certaines, très petites, avaient un noyau semblable à celui des microcytes. On sait que les cellules d'Ehrlich sont exceptionnelles dans le ganglion du lapin et du cobaye.

La capsule, la nappe corticale et certains cordons médullaires présentaient des éosinophiles isolées ou groupées par quatre ou cinq. Les sinus n'en contenaient que de très rares. Une éosinophile de la nappe corticale était en mitose. De nombreuses présentaient un noyau unique, arrondi, aussi fortement colorable que celui des autres leucocytes. Dans les follicules de ce ganglion, on voyait des macrocytes à granulations basophiles.

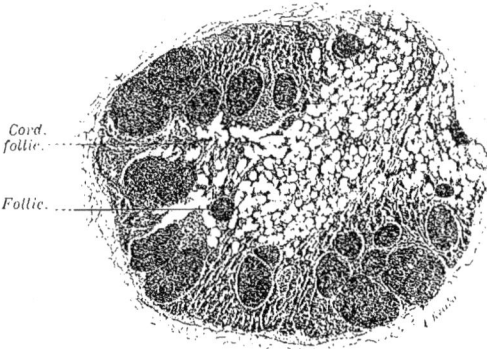

Fig. 562. — Ganglion mésentérique de hérisson.

Le ganglion du porc est très simple. Une capsule conjonctive, épaisse et quadrangulaire au niveau du hile, amincie ailleurs, l'isole plus ou moins complètement des ganglions voisins avec lesquels il tend à fusionner. Il se réduit à une nappe homogène qui rappelle, à tous égards, l'écorce des ganglions ordinaires. Dans cette nappe, sont disséminés des follicules. On ne voit de sinus qu'au pourtour des follicules et des travées conjonctives périphériques. Il n'y a donc ni cordons folliculaires, ni voies caverneuses.

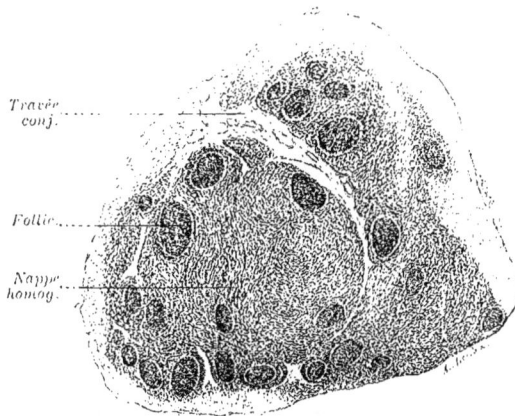

Fig. 563. — Ganglions mésentériques de porc.

Les cellules ont l'aspect habituel. Notons encore la présence dans les follicules de macrocytes à protoplasme basophile. Dans la nappe périfolliculaire, on peut trouver d'assez nombreuses éosinophiles. Le noyau de la plupart d'entre elles est identique à celui des cellules ordinaires et il en est dont le protoplasme contient 3 ou 4 granulations seulement. Dans les travées conjonctives, dans la nappe périfolliculaire et, parfois même, sur la bordure d'un follicule, on voit des cellules d'Ehrlich isolées ou en amas. Il en est de petites et

[G. DELAMARE.]

de grandes, d'arrondies et d'allongées; le noyau, ovalaire, en général, est tantôt coloré en bleu pâle, tantôt coloré en rose violacé par le bleu de Unna.

J'ai pu examiner six ganglions de porc sans trouver la moindre trace d'hématophagie.

Schumacher, contrairement à Rawitz, a démontré que le ganglion du singe présentait, comme celui des autres mammifères, des centres germinatifs.

Variations évolutives. — Insénescence. — Organe de perfectionnement, le ganglion disparaît de bonne heure sans avoir jamais présenté une grande fixité structurale. Ces variations incessantes tiennent à la multiplicité de ses fonctions et surtout à la multiplicité des vicariances dont il est capable. On sait quelles affinités l'unissent aux formations lymphoïdes paradigestives, à la rate et même à la moelle osseuse.

Seules différences, l'amygdale et la rate sont des lieux d'origine pour les vaisseaux lymphatiques sur le trajet desquels au contraire est placé le ganglion. La rate est un ganglion interposé sur le trajet de la circulation sanguine.

On conçoit, dans ces conditions, que, malgré la spécialisation, plus apparente que réelle d'ailleurs, des vicariances nombreuses soient possibles qui compliquent singulièrement l'étude de cet organe. Ainsi, après la splénectomie, les éosinophiles du ganglion augmentent; l'hématophagie, en général discrète ou insignifiante, prend des proportions plus considérables. Dominici dit que le ganglion a subi la *transformation splénoïde.*

Le fer ganglionnaire peut augmenter : avec Guillemonat j'ai trouvé, dans ces conditions, 0 gr. 06, 0 gr. 08 et même 0 gr. 11 pour 100 de ce métal. Deux fois, par contre, il n'y en avait que des traces.

Par contre, il semble diminuer après la saignée et l'inanition. Nous verrons que, pour certains auteurs, dans ces conditions au contraire, l'hématopoïèse ganglionnaire est plus active.

Chez l'animal en gestation, il n'est pas rare de trouver des hématies nucléées assez nombreuses (Masslow). Dominici décrit le ganglion de la femelle gravide comme un ganglion en transformation myéloïde. Scott Warthin donne le nom de *glandes myélolymphatiques* aux ganglions qui contiennent en abondance des cellules de Neumann, d'Erlich, des éosinophiles à noyau unique, des polynucléaires.

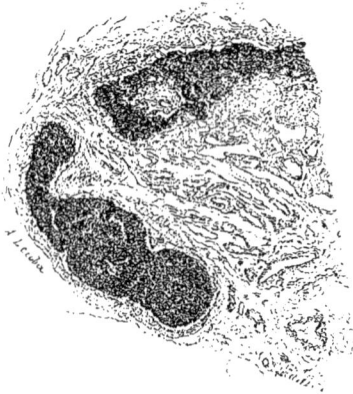

Fig. 564. — Ganglion mésentérique de vieillard.

Insénescence. — L'atrophie est précoce puisque, déjà chez l'homme adulte, on voit disparaître toutes mitoses et débuter la sclérose qui, chez le vieillard, envahit l'organe tout entier. Cette sclérose est périphérique et centrale. A la périphérie, c'est la capsule qui s'épaissit. Au centre, c'est la prolifération exubérante des travées périvasculaires qui transforment la moelle en un bloc fibreux. Ainsi persiste, encerclée dans cette gangue scléreuse concentrique, une mince bande de substance corticale. Celle-ci est à son tour morcelée et envahie par la sclérose qui débute autour des vaisseaux (voy. fig. 564).

Demoor n'admet pas avec Orth, His, Billroth, que, par les progrès de l'âge, les noyaux des cellules du réseau finissent par disparaître complètement. Contrairement à Frey, il n'a pas observé la transformation graisseuse ou l'infiltration pigmentaire des cellules du réseau. J'ai vainement cherché l'une ou l'autre de ces altérations chez trois sujets morts très vieux. Dans ces ganglions fibreux, il n'y a plus traces des macrocytes sinusiens (macrophages).

Fonctions. — *Leucocytogenèse*. — Que les cellules ganglionnaires soient des leucocytes fixés ou les dérivés autochtones des éléments mésodermiques, elles engendrent des globules blancs. En effet, ceux-ci sont plus nombreux dans les voies efférentes que dans les afférentes; il y a coïncidence entre la leucocytose sanguine et les hypertrophies ganglionnaires, le nombre des mitoses. De même, l'ablation expérimentale de certains groupes ganglionnaires importants provoque l'hypoleucocytose.

Les cellules ganglionnaires sont donc bien des lymphogonies, et le ganglion, une *glande cytogène* comme le testicule. A cet égard, il est intéressant de rappeler que ces deux organes mésodermiques, si distincts chez les vertébrés, sont confondus chez certains invertébrés (glandes lympho-sexuelles des Bryozoaires et de quelques Polychètes (Cuénot).

Le ganglion produit surtout des microcytes (lymphocytes) et, très probablement, des macrocytes (grands mononucléaires). Les microcytes, nombreux dans la glande et dans les voies efférentes, augmentent dans les hypertrophies ganglionnaires pathologiques ou expérimentales (splénectomie).

Ils diminuent au contraire, après les ablations ganglionnaires étendues (Rokitzki, Tchigaieff, Ehrlich et Reinbach), après la ligature du canal thoracique (Koroboff).

Là se forment encore des éosinophiles et peut-être même, parfois, des cellules à grains neutrophiles. Souvent nombreuses, les éosinophiles présentent très rarement des mitoses : Jolly en a trouvé une chez le lapin; j'en ai vu une chez le hérisson. Il est plus fréquent d'observer dans le ganglion ou dans la partie lymphoïde du thymus, des éosinophiles à noyau unique et arrondi; Labbé signale l'existence de semblables cellules chez le cobaye, j'en ai trouvé chez le lapin, le porc et le hérisson. De plus, il y a des éosinophiles paucigranulaires dont le noyau ressemble par sa taille, sa colorabilité, la disposition de sa chromatine, soit aux microcytes, soit aux macrocytes ordinaires. Il semble qu'on assiste à l'apparition des grains et à leur développement progressif dans une cellule d'abord sans granulations. Notons encore l'éosinophilie sanguine qui accompagne quelques hypertrophies ganglionnaires (adénies, splénectomie). Il est donc à peu près certain que, suivant l'opinion d'Hoyer, de Schaffer, et celle, plus récente, de Labbé, il y a parfois, sinon toujours, genèse d'éosinophiles dans les tissus lymphoïdes (ganglion et thymus). Chez la grenouille normale, des éosinophiles naissent dans la rate.

On sait, et depuis longtemps, que le ganglion renferme des cellules multinucléées et des cellules à noyau polymorphe. Mais la polymorphie du noyau

[*G. DELAMARE.*]

n'implique pas nécessairement la présence de granulations neutrophiles. Tout récemment, Dominici a vu des cellules à grains neutrophiles se développer dans le tissu lymphoïde. C'est la conséquence naturelle et presque nécessaire de la présence dans ce tissu des macrocytes basophiles analogues aux myélocytes.

Hématopoïèse. — Maintenant, pour compléter sa ressemblance avec la moelle osseuse et la rate embryonnaire, le ganglion est-il ou, du moins, peut-il devenir un centre d'hématopoïèse?

La possibilité de cette suppléance semble démontrée par une bien suggestive observation de Rindfleisch; dans les ganglions hypertrophiés d'un enfant rachitique, dépourvu de moelle osseuse(?), cet anatomo-pathologiste a trouvé des cellules de Neumann.

Saxer attribue cette fonction au ganglion embryonnaire, et Retterer la regarde comme une propriété fondamentale du tissu lymphoïde adulte. D'après cet histologiste, les cellules ganglionnaires élaborent des hématies, soit au moyen de leur noyau, soit au moyen de leur protoplasma : la « dégénérescence hémoglobinique » du noyau engendre des globules rouges discoïdes; celle, plus rare, du protoplasma, produit des hématies nucléées.

Il est bien quelques cellules ganglionnaires dont le noyau, en dégénérescence, se colore par l'éosine ou l'orange et présente une taille à peu près égale à celle des globules rouges. Est-ce suffisant pour démontrer que ces éléments sont des hématies en voie de formation? Le doute, au moins, est encore permis.

Mais le tissu lymphoïde et les sinus peuvent contenir des hématies qui, parfois, sont nucléées. Faite à l'état pathologique, lorsqu'il y a des congestions ou des hémorragies viscérales, lorsque le sang charrie des cellules de Neumann, cette constatation ne fournit aucun argument décisif en faveur de l'hématopoïèse ganglionnaire. Dans ces conditions, il est, en effet, impossible de prouver que les globules rouges, trouvés dans le ganglion, y sont nés et n'y sont pas arrivés à la faveur de la diapédèse (Schumacher) ou d'un raptus vasculaire (Saltikow).

Par contre, une semblable origine ne peut être supposée aux cellules de Neumann qui, absentes dans le sang adulte normal, existent quelquefois dans la nappe corticale et dans les voies caverneuses du ganglion. J'ai vu le fait chez le rat gris et chez le porc. Chez le rat, il s'agissait d'hématies nucléées, presque toutes géantes et dont le protoplasma était inégalement riche en hémoglobine. Les unes possédaient un noyau dans lequel on pouvait distinguer un réticulum et des nucléoles chromatiniens; les autres avaient un noyau plus petit, coloré de façon intense et diffuse. Enfin, il en était quelques-unes dont le noyau, très pâle, très pauvre en chromatine, semblait en voie de disparition. Chez le porc, les hématies nucléées, petites en général, se transformaient en globules rouges ordinaires par excrétion nucléaire.

Indiscutable parfois, l'hématopoïèse ganglionnaire semble très inconstante ou, du moins, très intermittente : l'examen histologique est loin de montrer toujours des cellules de Neumann dans le tissu ganglionnaire. Et, d'ailleurs, l'analyse chimique se joint à l'histologie pour démontrer cette inconstance. Dans des ganglions pris à l'abattoir, Schmidt n'a pas trouvé d'hémoglobine; avec Guillemonat, six fois sur quatorze examens, nous n'avons trouvé que des traces indosables de fer (trois fois des traces infinitésimales et trois fois des traces plus fortes)[1].

Hématolyse et phagocytose. — A l'état pathologique, par ses macrocytes (macrophages de Metchnikoff), le ganglion peut devenir un centre actif d'hématophagie et, par suite, d'hématolyse.

Dans les intoxications phosphorée, arsenicale, dans l'empoisonnement par la toluilène-diamine, Hoyer a observé de nombreux exemples d'hématophagie ganglionnaire. Et, si Retterer nie cette fonction, Gabbi, Schumacher, Thomé, la regardent comme un attribut constant du ganglion sain. Scott Warthin la localise à certains ganglions ou mieux à certaines glandes hémolymphatiques, splénoïdes étudiées par Leydig, Gibbes, Robertson, Clarkson, Sisto et Morandi, Morandi et Piato.

Il est bien évident que si l'hématophagie existait, abondante, dans tous les ganglions normaux, ceux-ci seraient rouges et contiendraient toujours du fer en assez forte proportion. Or nous savons qu'il n'en est rien.

D'ailleurs, on ne voit pas toujours les signes histologiques d'une hémolyse ganglionnaire abondante. Souvent nul ou insignifiant à l'état normal, ce processus ne m'a paru assez important que dans les ganglions mésentériques du lapin après splénectomie ou après injection de pilocarpine.

Même après la splénectomie, il est inconstant ou transitoire. J'ai examiné à des époques variables après cette opération les glandes mésentériques de huit lapins, sans jamais, contrairement à Lockart Gibson et à Moses Grünberg, observer la moindre rougeur ni la moindre hypertrophie macroscopique. L'augmentation du fer est aussi inconstante : si, trois fois, on en trouvait 0 gr. 06, 0 gr. 08 et 0 gr. 11 pour 1000, deux fois il n'y en avait que des traces.

On conçoit qu'un même organe exerce, de façon simultanée ou intermittente, ces deux fonctions antagonistes de l'hématolyse et de l'hématopoïèse, puisque la première fournit les matériaux de la seconde.

A la faveur de sa circulation ralentie et de ses innombrables phagocytes, le ganglion est encore un lieu d'arrêt pour les particules inertes ou vivantes que lui apportent ses afférents. Nous connaissons l'infiltration carbonique des ganglions bronchiques, la pigmentation jaune verdâtre des glandes mésentériques du lapin. Schmorl a trouvé noirâtres les ganglions qui desservaient un territoire cutané pigmenté ou tatoué.

La présence des bactéries dans le ganglion normal est plus discutée : Wissokowitch, Neisser et Labbé les trouvent stériles ; Loomis, Pizzini, Kossel, ont pu, par l'inoculation, démontrer la septicité de quelques-uns d'entre eux. Perey y a trouvé des agents saprophytes et pathogènes. Desoubry et Porcher, Josué, ont trouvé des microbes dans le canal thoracique.

Dans les follicules clos de l'appendice du lapin, j'ai, comme Denys, trouvé des bacilles alors que la muqueuse était histologiquement intacte. De même, dans un ganglion de porc. Le ganglion normal peut donc contenir des germes ;

---

1. Ces dosages ont été effectués par le procédé de Lapicque. Les animaux (porc, chien, lapin, rat) étaient sacrifiés par hémorragie et les ganglions lavés à l'eau distillée. Nous avons donc, dans la mesure du possible, évité la cause d'erreur inhérente à la présence du sang ; cette cause d'erreur est, du reste, plus facilement évitable pour le ganglion que pour la rate.

[G. DELAMARE]

il est possible que ces germes ne soient pas absolument étrangers à la production des nombreux ferments solubles dont l'étude se poursuit à l'heure présente.

Sécrétions amorphes. — C'est dans l'amygdale que Rossbach a signalé l'amylase. Foa et Pellacani ont provoqué des coagulations sanguines par l'injection intravasculaire d'extraits ganglionnaires; la glande lymphatique paraît contenir de la thrombase. Depuis longtemps, on avait remarqué des différences entre la teneur en graisse du chyle afférent et efférent; tout récemment, Poulain a trouvé dans le ganglion la lipase dont l'existence était connue dans le thymus. D'ailleurs, les recherches récentes d'Arthus et de Doyon enlèvent tout intérêt à cette constatation.

Delezenne a découvert dans les ganglions mésentériques du chien, du porc et du lapin, l'*entérokynase*, ce ferment adjuvant de la trypsine qui existe aussi dans les plaques de Peyer.

Metchnikoff signale la présence du « fixateur » dans les ganglions mésentériques. Tarassewitch constate que, dans un extrait ganglionnaire, les hématies sont presque toujours dissoutes, ce qui n'arrive pas dans un extrait de moelle osseuse. Il attribue cette action à la présence d'un ferment(?) : la macrocytase.

Quoi qu'il en soit de la nature réelle de cette macrocytase, le ganglion contient des ferments dont l'origine précise nous échappe encore.

Il est, d'autre part, un centre important de cytolyse : ses cellules dégénèrent, se vacuolisent, égrènent leurs noyaux; les éosinophiles, les cellules d'Ehrlich y essaiment leurs granulations : à ce double point de vue, il paraît bien se comporter comme une glande, c'est-à-dire comme un organe qui, par destruction partielle ou totale de certains de ses éléments, livre à la circulation un produit utile aux besoins de l'organisme.

Suivant Asher, les produits de désassimilation provoqueraient le fonctionnement glandulaire du ganglion, et le résultat de ce travail serait la transformation des déchets de la vie cellulaire.

Et de fait, la lymphe, produit du travail organique et par suite, chargée de poisons, n'est pas éliminée à l'extérieur : versée dans la circulation générale, elle ne peut se modifier qu'au niveau du ganglion et du poumon.

D'autre part, la présence de l'amylase, de l'entérokynase semble indiquer que le ganglion, capable de digérer certaines bactéries, est capable aussi de digérer certaines matières chimiques.

Suivant la belle conception de Metchnikoff, ici encore sont unis les actes de défense contre l'invasion microbienne et les actes d'intime nutrition.

Ces fonctions, encore très ignorées, de glande close, modificatrice du milieu intérieur, complètent l'analogie qu'il présente avec les autres glandes mésodermiques et cytogènes que sont le testicule et l'ovaire.

Bibliographie. — SYLVIUS. *Disput. anat.*, V et VI. — WHARTON. *Adenographia, sive glandularum totius corporis descriptio*, 1664. — NUCK. *Adenographia curiosa et uteri feminæi anat. nova*, 1691. — MALPIGHI. *Marcelli Malpighi de structura glandularum conglobatarum consimiliumque partium epistolæ*, 1697. — DE GRAAF. *Opera omnia*, 1765. — CRUIKSHANKS. *The anatomy of the absorbing vessels of the human body*, 1786. — HEWSON. *The works of William Hewson*, 1846. — MAYER. *Salzb. med. ch. Zeitung*, 1815, IX. — NEUMANN. *Von der Natur des Menschen*, 1815. — BICHAT. *Anatomie générale*, 1818, II. — CHAUSSIER ET ADELON. Art. « Lymphatique ». *Dict. Sciences médic.*, 1818. — LAUTH. *Th. Strasbourg*, 1824. — BRESCHET. *Le système lymph.* Paris, 1836. — DONDERS. *Physiologie*, übersetzt von Theile, Bd I.

— Herbst. *Das Lymphgefässsystem u. seine Verrichtung*. Göttingen, 1844. — Noll. U. den Lymphstrom. *Zeitschr. f. rat. Medicin.*, 1850. — Engel. Bau u. Entwickelung der Lymphdrüsen. *Prager Vierteljahrschrift für prakt. Heilkunde*, 1850, XXVI. — Heydfelder. U. den Bau der Lymphdrüsen. *Inaug. Diss.* Erlangen, 1851. — Gerlach. *Gaz. hebd. méd.*, 1856, III. — Brucke. U. die Chylusgefässe u. die Fortbewegung der Chylus. *Acad. Sciences*, Vienne, 1853, IV et X. — Leydig. *Lehrbuch der Histologie*, 1857. — Billroth. *Müller's Archiv*, 1857; — *Beiträge zur path. Histologie*. Berlin, 1858. — Eckard. De glandul. lymphat. structura. *Diss. Inaug.* Berlin, 1858. — Henle. *Zeitschrift f. ration. Medicin*, 1860, 3ᵉ série, vol. VIII. — His. *Unters. über den Bau der Lymphdr.*, Leipzig, 1861. — Frey. *Unters. über die Lymphdr. der Menschen u. der Säugethiere*, Leipzig, 1861. — His. *Zeitschrift f. wissenschaftl. Zoologie*, 1862, XXI. — Billroth. Zur Structur der Lymphdrüsen. *Zeitschr. f. wissenschaftl. Zoologie*, 1861-1862, XI. — Schmidt. Das folliculäre Drüsengewebe der Schleimhaut der Mündhöhle. *Zeitschrift wiss. Zool.*, 1863, XIII. — Labedat. Système lymphat. *Thèse agrég.*, 1866. — Sertoli. Entwick. d. Lymphdrüsen. *Sitzungsber. d. Wiener Akad.*, 1866. — Crocq. *Gazette des hôpitaux*, 1868. — Orth. Unt. über Lymphdrüsenentwickelung. *Inaug. Diss.*, Bonn, 1870. — Bizzozero. Sulla struttura delle ghiandole linfatiche. *Rendiconti reale instituto lombardo*. Série II, vol. V, fasc. 2. Gennazo, 1872. — Klein. *The anatomy of the lymph. system* : The serous membranes. London, 1873. — Ducastel. Anatomie normale et pathologique des ganglions lymphatiques. *Soc. Anat.*, 1874. — Kupffer. Ueber die Sternzellen der Leber. *Arch. f. mikrosk. Anat.*, 1876, XII. — Bizzozero. Beiträge zur Kenntnis des Baues der Lymphdrüsen. *Moleschott's Untersuchungen zur Naturlehre*, 1876, II. — Pouchet. Note sur la structure des ganglions lymphatiques. *Gaz. méd.* Paris, 1879. — Arnold. Karyokinèses dans les ganglions lymphatiques. *Virchow's Arch.*, 1879. — Rindfleisch. U. Knochenmark u. Blutbildung. *Arch. f. mikr. Anat.*, 1879, XVII. — Gabel. Recherches sur l'anatomie générale comparée et la signification morphologique des glandes de la muqueuse intestinale et gastrique des animaux vertébrés. *Thèse Lyon*, 1879, 1ʳᵉ série, n° 8. — Weigert. *Virchow's Archiv*, LXXIX. — Chiewitz. Zur Anatomie einiger Lymphdrüsen. *Arch. f. Anat. u. Entwick.*, Anat. Abth, 1881. — Neumann. U. Blutregeneration u. Blutbildung. *Zeitschr. f. klin. Med.*, 1881, III. — Winogradow. *Centralbl. f. die med. Wissenschaft.*, 1882, n° 50. — Foa et Pellacani. Sur le ferment fibrinogène et sur les actions toxiques exercées par quelques organes frais. *Arch. Ital. de biol.*, 1883, IV, p. 1. — Masoin. *Acad. méd. Belg.*, 1880, XIV, n° 11. — Kultschitzky. Die Enstehung der rothen Blutkörp. bei den Säugethieren. *Arbeiten der Naturforschergesellschaft in Charkow*, XV. — Einhorn. Ueber das Verhalten der Lymphocyten. *Inaug. Diss.* Berlin, 1884. — Drews. Zellvermehrung in der Tonsilla beim Erwachsenen. *Arch. f. mikr. Anat.*, 1884, XXIV. — Arnold. *Virchow's Archiv*, 1882, LXXXVII; 1884, XCV. — Toldt. *Lehrbuch der Gewebelehre*, 2ᵉ éd., 1884. — Störh. Ueber Mandeln u. Balgdrüsen. *Virchow's Archiv*, 1884, XCVII. — Gibbes. *Microspical Journ.*, 1884, XXIV; — *Amer. Journ. of med. Sciences*, 1893. — Flemming. Die Zellvermehrung in den Lymphdrüsen. *Arch. f. mikr. Anat.*, 1885, XXIV, p. 50. — Baumgarten. *Zeit. f. klin Med.*, 1885, IX et X. — Paulsen. Zellvermehrung in hyperpl. Lymphdrüsen. *Arch. f. mikr. Anat.*, 1885, XXIV. — W. His. *Anat. menschlich. Embryonen* : III. Zur Geschichte der Organen, Leipzig, 1885. — Retterer. Contrib. à l'étude du cloaque et de la bourse de Fabricius chez les oiseaux. *Journ. Anat. et Phys.*, 1885; — Sur le développement des tonsilles chez les mammifères. *C. R. Acad. Sciences*, 14 déc. 1885. — Lockart Gibson. The blood forming organs and blood formation. *Journ. for Anatomy and Physiol.*, 1886. XX. — Ayoama. *Virchow's Archiv*, 1886, CVI. — Henle. Zur Anat. der geschlossenen Drüsen u. der Lymphdrüsen. *Zeits. f. rat. Med.*, VIII. — Sussdorf. Lymphdrüsen. *Ellenberger's Handbuch der Histol. der Haussäugethiere*, 1887. — Hofmeister. *Arch. f. exp. Path. u. Pharm.*, 1887, XXII. — Orth. Cursus der normalen Histologie, 1888. — Davidoff. Untersuchungen ueber die Beziehungen des Darmepithels zum lymphoïden Gewebe. *Arch. f. mikr. Anat.*, 1887, XXIX. — Mall. Reticulated and yellow elastic tissues. *Anat. Anzeig.*, 1888; — Das reticulierte Gewebe u. seine Beziehungen zu den Bindegewebsfibrillen. *Abhandl. math. phys. Sachs. Gesellsch. Wiss.*, 1891, XVII. — Sanfelice. *Bull. della Soc. di natur. in Napoli*, 1889. — Störh. U. die Lymphknötchen des Darmes. *Arch. f. mikr. Anat.*, 1889, XXXIII. — Kourloff. *Wratch*, 1889, p. 515; 1892, p. 469. — Hoyer. Beitrag zur Kentniss der Lymphdrüsen. *Arch. f. mikr. Anat.*, 1889, XXXIV. — Ribbert. Regeneration u. Entzündung der Lymphdrüsen. *Ziegler's Beiträge*, 1889, VI. — Koppe. *Arch. f. Phys.* Supplement Heft, 1890. — Laguesse. Recherches sur le développement de la rate chez les poissons. *Th. Doct. ès sciences*; — *Journ. Anat. et Phys.*, 1890. — Robertson. *Lancet*, 1890. — Conil. Dével. du gangl. lymphat. *Thèse Bordeaux*, 1890. — Moses Grunberg. Experimentelle Untersuchungen ü. die Regeneration der Blutkörperchen in den Lymphknoten. *Thèse Dorpat*, 1890. — Löwit. *Wiener Sitzungsberichte*, 1883-1885-1887; — Die Anordnung d. Leukoblasten u. Erythroblasten in den Blutzellenbildenden Organen. *Anat. Anzeiger*, 1891, p. 344; — *Arch. f. mikr. Anat.*, XXXVIII. — Retterer. Origine et développement des plaques de Peyer chez le lapin et le

[G. DELAMARE.]

Cobaye. *C. R. Soc. Biol.*, 24 déc. 1891. — Zacharow. Zur Frage über die Veränd. der Lymphdr. im Greisenalter. *Th. Pétersb.*, 1891. — Rudinger. U. die Umbildung der Lieberkühn'schen Drüsen durch die Follikel im Wurmfortsatze des Menschens. *Verhand. der Anat. Ges. in München*, 1891. — Stöhr. Die Entwickelung des adenoïden Geweb. der Zungenbälge u. der Mandeln der Menschen. *Festchrift f. Nägeli u. Kölliker.* Zurich, 1891; — *Anat. Anzeiger*, 1891. — Gulland. The development of adenoid tissue. *Reports from laboratory of the royal college of Physicians.* Edimburg, 1891. — Oppel. U. Gitterfasern der menschlichen Leber u. Milz. *Anat. Anzeiger*, 1891, VI, p. 163. — Bonnet. Grundriss der *Entwick. der Haussäugethiere*, 1891, p. 173. — Bizzozero. *Atti R. Accad. Scienze Torino*, 1892, XXVII. — Ascoli. *Arch. f. mikr. Anat.*, LIII. — Muller. Zur Kentniss der Bauesgesunder u. Krankhaft veränderter Lymphdrüsen. *Zeitschr. f. rat. Med.*, XX, 1 et 2. — Stiles. The surg. anat. of the breast a. axillary lymph. glands. *Edim. med. Journ.*, 1892. — Schmidt. *Zur Blutlehre.* Leipzig, 1892. — Gabbi. U. die normale Hämatolyse mit besonderer Berücktigung der Hämatolyse in der Milz. *Ziegler's Beiträge.*, 1893, XIV. — Demoor. Recherches sur la structure du tissu réticulé. *Arch. Biol.*, 1893, XIX, fasc. 3, p. 573. — v. d. Stricht. Nature et division mitosique des globules blancs des mammifères. *Verhandlungen der anat. Gesellschaft*, 1893. — Retzius. *Biol. Untersuchung.*, V, 1893. — Boddaert. De l'œdème d'origine lymphatique. *Arch. Phys. norm. et path.*, 1894, p. 492. — Gulland. The developpt of lymphat. glands. *Journ. of pathol. and bact.* Edimb., 1894. — Kanter. *Centralblatt f. allgem. Pathol.*, 1894, V. — W. Ils. Die anatomische Nomenclatur. *Arch. f. Anat. u. Phys.*, Suppl. Band, 1895. — Rawitz. U. die Zellen in den Lymphdrüsen der Macacus cynomologus. *Arch. f. mikr. Anat.*, 1895, XLV. — Ranvier. Structure des ganglions mésentériques du porc. *C. R. Acad. Sciences*, 1895, CXXI, n° 23, p. 800; — *C. R. Soc. Biol.*, 1895, p. 774. — Tchigaieff. Rôle des ganglions lymphatiques dans l'organisme du chien. *Th. Pétersbourg*, 1895. — Saxer. U. Entwickelung u. Bau der normalen Lymphdrüsen. *Anat. Hefte*, 1896, VI, p. 349. — Ranvier. Dév. des ganglions lymphatiques. *C. R. Acad. Sciences*, 14 déc. 1896. — Retterer. Dév. des tissus conjonctifs muqueux et réticulé. *C. R. Soc. Biol.*, 1896, n° 1. p. 47. — Cantacuzène. Appareils et fonctions phagocytaires. *Année Biol.*, 1896. — Retterer. Origine des follicules clos du tube digestif. *Verhandl. der anat. Gesellschaft auf der neunten Versammlung in Basel*, 1896. — Naville. Dév. des follicules clos dans la conjonctive oculaire. *C. R. Soc. Biol.*, 1896, n° 13, p. 431. — Benda. Ueber den Bau der bluthildenden Organen u. die Regeneration der Blutelemente beim Menschen. *Physiol. Gesellsch.* Berlin, feb. 1896; — *Deut. med. Woch.*, 1896, V, p. 41. — Clarkson. *British med. Journ.*, 25 July 1891; — *Textbook of histol.*, 1895. — Prenant. Sur la présence d'amas leucocytaires dans l'épithélium pharyngien d'anguis fragilis. *Bibl. Anat.*, 1896, n° 1. — Schedel. In *Flemming's Studien ü. Regeneration der Gewebe*. Vergl., n° 3. — Disse. Anatomie des Rachens. *Heymann. Handbuch der Laryngologie*, 1896, III. — Ewald u. Kühne. *Verhandlungen der naturhist. med. Vereines zu Heidelberg*, I, 5. — Hoehl. Zur Histologie der adenoïden Gewebes. *Arch. f. Anat. u. Phys.*, 1897, fasc. I et II, p. 133. — Schumacher. U. die Lymphdrüsen der Macacus Rhesus. *Arch. f. mikr. Anat.*, 1898, XLVIII; 1899, LIV. — Retterer. *Journ. de l'Anat. et de la Phys.*, 1897, p. 463; — Origine épithéliale des leucocytes et de la charpente réticulée des follicules clos. *C. R. Soc. Biol.*, 20 mars 1897. — Cuénot. Les globules sanguins et les organes lymphoïdes des invertébrés. *Arch. d'Anat. microscopique*, 1897. — Ceresole. *Ziegler's Beitr. z. path. Anat.*, XVII, p. 602. — Vincent et Harrisson. *Journ. of Anat. and Phys.*, 1897. — Jonnesco. *Congrès de Moscou*, août 1897. — Disse. Das retikuläre Bindegewebe. *Ergebnisse der Anatomie u. Entwicklungsgeschichte Merkel u. Bonnet*, 1897, VII. — Masslow. Einige Bemerkungen zur Morphologie u. Entwickelung der Blutelemente. *Arch. f. mikr. Anat.*, 1897, LI. — M. Labbé. Étude du ganglion lymphatique dans les infections aiguës. *Th. Paris*, 1898. — Stöhr. U. die Entwickelung der Darmlymphknötchen. *Arch. f. mikrosk. Anat.*, 1898, LI. — Thome. Endothelien als Phagocyten. *Arch. f. mikr. Anat.*, 1898, LII. — Bezançon et Labbé. Le ganglion lymphatique normal. *Presse méd.*, 13 février 1899. — Melnikow Raswedenkow. Histologische Untersuchungen über das elastische Gewebe. *Ziegler's Beiträge*, 1899, XXVI, p. 546. — Retterer. Histogenèse de l'épiploon. *C. R. Soc. Biol.*, 1899, p. 614. — Dominici. Ilots périvasculaires chez le fœtus. *C. R. Soc. Bjot.*, 1879, p. 72. — Lefas. Amas lymphoïdes dans la glande sous-maxillaire de l'homme. *Bull. Soc. Anat.*, 29 déc. 1899. — Letulle. Les ganglions pariétaux de l'estomac. *Bull. Soc. Anat.*, 29 déc. 1899. — Creighton. A system of perivascular lymphatic cylinders and capsules in the united amnion allantois of the chick. *Journ. Anat. Phys.*, 1899, XXXIII, N. S.; XIII, S. 527. — Saltikow. U. bluthältige Lymphdrüsen beim Menschen. *Zeitschrift f. Heilkunde*, 1900. — Drummond. *Journ. of Anat. and Physiol.*, 1900. — Dominici. Considérations générales sur la structure des appareils hématopoiétiques chez le lapin. *C. R. Soc. Biol.*, 6 janvier 1900. — Sistio et Morandi. Contributo allo studio del reticolo delle linfoglandule. *Atti d. R. Accad. d. Sc. di Torino*, 1900, XXXVI. — Retterer. *C. R. Soc. Biol.*, mars, avril, mai, juin 1900; — *XIIIᵉ Congrès international de Médecine.* Paris,

1900; (*C. R. Sect. d'histologie*, p. 96); — Recherches expérimentales sur l'élaboration d'hématies par les ganglions lymphatiques, janvier 1901; — De l'origine et de l'évolution des hématies et des leucocytes des ganglions lymphatiques. *C. R. Soc. Biol.*, 13 juillet 1901. — Dominici. Sur l'histologie de la rate à l'état normal et pathologique. *Arch. de Méd. exp.*, janvier 1901, n° 1; — Sur la réaction myéloïde. *Presse médicale*, 2 mars 1901. — Toukoff. Die Blutgefässe der Lymphdrüsen. *Intern. Monatsschr. f. Anat. u. Phys.*, XV, 9, p. 269. — Ribbert. Beiträge zur Kentniss der Rabdomyome. *Virchow's Archiv*, CXXX, p. 270. — de Bruyne. Contrib. à l'étude de l'union intime des fibres muscul. lisses. *Arch. Biol.*, XII, p. 345. — Haberer. *Arch. f. Anat. u. Phys.*, mars 1901. — Weidenreich. *Arch. f. mikr. Anat.*, juillet 1901. — Poulain. Sur la lipase des ganglions lymphatiques à l'état normal et path. *C. R. Soc. Biol.*, 15 juin, 17 juillet 1901. — Retterer. Des conditions expérimentales qui modifient la forme et la valeur des hématies élaborées par les ganglions lymphatiques. *C. R. Soc. Biol.*, 13 juillet 1901. — Beard. The source of leucocytes and the true function of the thymus. *Anat. Anzeiger*, XVIII, n°° 22, 23, 24. — Delamare. Note sur les cellules éosinophiles et les hématies nucléées du ganglion lymphatique normal. *C. R. Soc. Biol.*, 5 octobre 1901. — Guillemonat et Delamare. Le fer du ganglion lymphatique. *C. R. Soc. Biol.*, 26 octobre 1901. — Retterer. Structure, développement et fonctions des ganglions lymphatiques. *Journal de l'anatomie et de la physiologie*, 1901, n°° 5 et 6. — Scott Warthin. The normal histology of the human hemolymphglands. *American Journal of Anatomy*, 7 nov. 1901; — *Journ. of the Boston Soc. of med. Sciences*, avril 1901; — *Journ. of med. Research*, July 1901. — Morandi et Piato. *Arch. per le Scienze mediche*, vol. XXV.

Février 1902.

[*G. DELAMARE.*]

DEUXIÈME PARTIE

ÉTUDE SPÉCIALE DES LYMPHATIQUES
DES DIFFÉRENTES PARTIES DU CORPS

par P. POIRIER et B. CUNÉO

Nous étudierons successivement :
1º Les lymphatiques du membre inférieur (Chapitre I);
2º   —   du bassin et de l'abdomen (Chapitre II);
3º   —   du thorax (Chapitre III);
4º   —   du membre supérieur (Chapitre IV);
5º   —   de la tête et du cou (Chapitre V).

Dans chacun de ces chapitres nous envisagerons d'abord les différents groupes ganglionnaires et la disposition de leurs vaisseaux afférents et efférents. Nous reviendrons ensuite sur la disposition des lymphatiques des organes ou des régions tributaires de ces ganglions.

Nous terminerons cet article par l'étude des deux gros troncs collecteurs auxquels viennent aboutir en dernière analyse la presque totalité des vaisseaux lymphatiques de l'économie : le canal thoracique et la grande veine lymphatique (Chapitre VI).

CHAPITRE I
LYMPHATIQUES DU MEMBRE INFÉRIEUR

Les vaisseaux lymphatiques du membre inférieur se disposent en deux groupes; les uns (*lymphatiques superficiels*) cheminent dans le tissu cellulaire sous-cutané, les autres (*lymphatiques profonds*) ont un trajet sous-aponévrotique. Tous convergent vers le pli de l'aine et se terminent à ce niveau dans les ganglions inguinaux superficiels ou profonds. Ces ganglions inguinaux représentent donc le rendez-vous commun de la presque totalité des lymphatiques du membre inférieur. Mais certains de ces vaisseaux ont déjà traversé des ganglions, d'importance beaucoup moins considérable, il est vrai, le ganglion tibial antérieur et les ganglions poplités. Nous décrirons d'abord la disposition de ces différents groupes ganglionnaires. Nous donnerons ensuite une description d'ensemble des vaisseaux lymphatiques du membre.

§ I. GROUPES GANGLIONNAIRES DU MEMBRE INFÉRIEUR

Nous étudierons successivement le *ganglion tibial antérieur*, les *ganglions poplités* et les *ganglions inguinaux*.

Ganglion tibial antérieur. — Le ganglion tibial antérieur, décrit et figuré pour la première fois par Mascagni (*loc. cit.* p. 39, et *tab.* VI, fig. 2), présente toujours un très petit volume. Il est placé sur le trajet des vaisseaux tibiaux antérieurs au niveau de leur partie supérieure. Il repose sur le ligament interosseux.

On admet généralement que le ganglion tibial antérieur reçoit comme afférent un tronc tibial antérieur et émet un efférent qui va se rendre dans les ganglions poplités. Il serait peut-être plus exact de dire que c'est un simple nodule, interrompant le trajet de l'un des troncs tibiaux antérieurs qui se rendent aux ganglions poplités.

Variétés. — L'existence du ganglion tibial antérieur est loin d'être constante. Cruikshank, Hunter ne font nullement mention de ce ganglion. Bourgery, Leaf le regardent comme très inconstant. Par contre il peut être double (Mascagni, Hewson, Meckel), il peut descendre jusqu'à la partie moyenne de la jambe (Hewson).

L'inconstance de ce ganglion, son petit volume, ses variétés de nombre et de situation nous montrent nettement qu'il constitue une formation récente au point de vue phylogénique. En fait c'est moins un ganglion proprement dit qu'un simple nodule ganglionnaire interrupteur (Schaltdrüse) qui ne présente pas la fixité morphologique des ganglions régionnaires (voy. p. 565). Mais étant donné ce que nous savons de l'évolution générale de l'appareil ganglionnaire chez les vertébrés supérieurs, nous devons admettre que ce nodule est en train de s'élever à la dignité de ganglion proprement dit. En d'autres termes son augmentation de volume, son dédoublement doivent être regardés comme des *anomalies progressives*, sa réduction extrême, sa disparition comme un retour à l'état primitif.

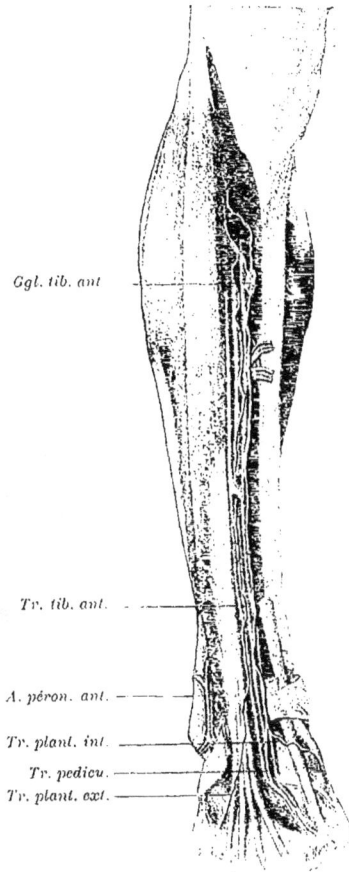

Fig. 565. — Lymphatiques tibiaux antérieurs et ganglion tibial antérieur (d'après Bonamy, Broca et Beau).

Ganglions poplités. — Les ganglions poplités sont tous sous-aponévrotiques. Presque toujours de très petit volume, perdus dans le tissu graisseux qui remplit la fosse poplitée, ils sont difficiles à découvrir, lorsqu'on n'a pas injecté leurs vaisseaux afférents. On peut les répartir en trois groupes qui s'étagent d'arrière en avant depuis la face profonde de l'aponévrose, jusqu'au surtout ligamenteux postérieur de l'articulation du genou.

76*

a) On trouve généralement un premier ganglion au-dessous de l'aponévrose, en dehors de la crosse terminale de la veine saphène externe, en dedans du nerf sciatique poplité externe. C'est le ganglion saphène externe. Parfois ce ganglion est placé à un niveau plus élevé, sur le trajet de l'anastomose que la saphène externe envoie à la saphène interne.

b) Un deuxième groupe (ganglions moyens), beaucoup plus important, comprend 2 à 4 ganglions plus profondément situés sur les parties latérales des vaisseaux poplités ; ces ganglions, situés les uns en dehors, les autres en dedans des vaisseaux, forment souvent deux amas distincts : l'un, inférieur, placé au niveau même des condyles, dans l'échancrure intercondylienne (*g. intercondyliens*, Leaf) ; l'autre, supérieur, situé au-dessus de ces saillies osseuses (*g. supracondyliens*, Leaf) (voy. fig. 572).

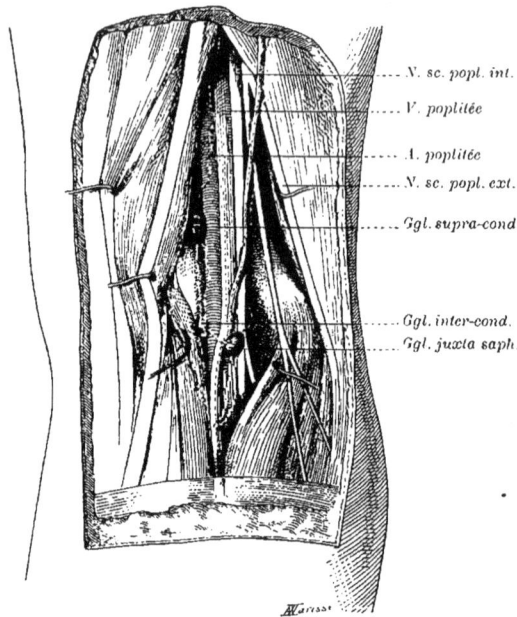

- - - - *N. sc. popl. int.*
- - - - *V. poplitée*
- - - - *A. poplitée*
- - - - *N. sc. popl. ext.*
- - - - *Ggl. supra-cond.*
- - - - *Ggl. inter-cond.*
- - - - *Ggl. juxta saph.*

Fɪɢ. 566. — Ganglions du creux poplité.

c) Enfin on peut trouver encore un ganglion appliqué sur le ligament postérieur de l'articulation, en avant de l'artère (*ganglion juxta-articulaire*).

VAISSEAUX AFFÉRENTS. — A chacun de ces groupes aboutissent des afférents distincts. Le ganglion saphène externe reçoit les vaisseaux qui accompagnent la veine saphène externe. Ces vaisseaux proviennent du tiers postérieur du bord externe du pied, de la partie externe du talon et de la face postérieure de la jambe.

Les ganglions moyens reçoivent : 1° les lymphatiques afférents du ganglion tibial antérieur ; 2° les lymphatiques profonds, satellites des vaisseaux tibiaux postérieurs et péroniers.

Le ganglion juxta-articulaire reçoit des lymphatiques venus de l'articulation du genou et satellites des artères articulaires (Bardeleben, Næckel et Frohse).

VAISSEAUX EFFÉRENTS. — Les vaisseaux efférents des ganglions poplités peuvent être répartis en deux groupes.

a) Un groupe profond qui comprend 2 à 4 troncs qui suivent la veine poplitée, puis la veine fémorale et aboutissent aux ganglions inguinaux profonds.

b) Un groupe superficiel comprenant 1 à 2 troncs qui suivent l'anastomose entre la veine saphène externe et la veine saphène interne, et vont tous s'unir aux troncs satellites de ce vaisseau pour se terminer dans les ganglions inguinaux du groupe inféro-interne. Cette deuxième voie, moins importante que la précédente, peut faire défaut.

Bardeleben, Næckel et Frohse admettent encore comme possible l'existence d'une troisième voie efférente, qui serait satellite du nerf grand sciatique.

Variétés. — Les ganglions poplités présentent de nombreuses variétés. Nous avons pris comme type de notre description la disposition qui nous a paru la plus fréquente. Des trois groupes que nous avons décrits, le plus constant est le groupe moyen. Le ganglion saphène externe et le ganglion juxta-articulaire font assez souvent défaut. On peut trouver anormalement un ganglion au niveau de l'anneau du soléaire (g. tibio-poplité, Bourgery, *loc. cit.*, tome IV, pl. 82).

Ganglions inguinaux. — Les ganglions inguinaux, beaucoup plus nombreux que les précédents, constituent un des centres ganglionnaires les plus importants de l'économie. Ils se distinguent en superficiels et profonds.

Ganglions inguinaux superficiels. — Les ganglions inguinaux superficiels occupent toute la région du triangle de Scarpa. La zone qu'ils occupent est limitée en haut par l'arcade de Fallope, en dehors par une verticale passant par l'épine iliaque antérieure et inférieure, en dedans par une deuxième verticale menée par l'épine pubienne, en bas par une ligne horizontale, située à 6 ou 7 centimètres au-dessous de l'arcade. Ils sont placés dans l'épaisseur de la couche profonde du fascia superficialis. Ils sont en rapport avec les organes sous-cutanés de la région : artères sous-cutanée abdominale, circonflexe iliaque superficielle, honteuse externe supérieure, veinules correspondantes, branche crurale du génito-crural et enfin segment terminal de la saphène interne.

Le *nombre* de ces ganglions est assez variable. Pour pouvoir d'ailleurs l'évaluer avec quelque précision, il est indispensable d'injecter leurs vaisseaux afférents; les injections, et plus particulièrement les injections colorées, permettent en effet de découvrir de petits ganglions qui seraient certainement passés inaperçus à la simple dissection. On voit alors que ce nombre varie entre 12 et 20. Le *volume* est non moins variable que le nombre. Du fait des infections fréquentes auxquelles ils sont exposés, on les trouve assez fréquemment hypertrophiés.

En raison du nombre et de l'étendue du territoire de ces ganglions, la plupart des anatomistes les divisent en plusieurs groupes. Il importe de remarquer que toutes ces divisions sont absolument artificielles. D'une part en effet, tous ces ganglions sont disséminés sans ordre apparent, et il est impossible de les grouper en amas distincts, caractérisés par une topographie constante. D'autre part, bien que chacune des différentes régions dont les lymphatiques sont tributaires des ganglions inguinaux envoient de préférence leurs vaisseaux à certains de ces ganglions, il n'y a pas encore là de disposition assez fixe pour servir de base à une classification naturelle. Nous reconnaissons cependant la nécessité de diviser les ganglions inguinaux superficiels en plusieurs groupes, mais nous tenions à insister sur le caractère purement conventionnel de toute division.

Ces réserves faites, nous adopterons la classification suivante, qui est à peu de chose près celle proposée par Quénu et acceptée depuis par Gerota, Bardeleben, Nœckel et Frohse, etc.

Une ligne horizontale, passant par l'embouchure de la saphène, divise les ganglions inguinaux superficiels en deux groupes : un groupe supérieur et un groupe inférieur. Une ligne verticale passant par l'embouchure de la saphène, divise chacun de ces groupes en deux groupes secondaires, l'un externe, l'autre interne. Enfin il existe souvent un groupe central, formé par 1 à 3 petits ganglions placés au niveau même de l'orifice de la saphène interne. D'après Leaf, il ne serait pas rare de voir un de ces ganglions pénétrer dans cun des orifices de l'aponévrose, au voisinage immédiat de la saphène et constituer ainsi une transition entre les ganglions superficiels et les ganglions profonds.

En résumé les ganglions inguinaux superficiels peuvent être répartis en cinq groupes : groupe supéro-externe, groupe supéro-interne, groupe inféro-interne, groupe inféro-externe, groupe central (ganglions présaphènes de Quénu?)

Les deux groupes supérieurs sont formés par une série de ganglions assez régulièrement disposés au-dessous de l'arcade crurale

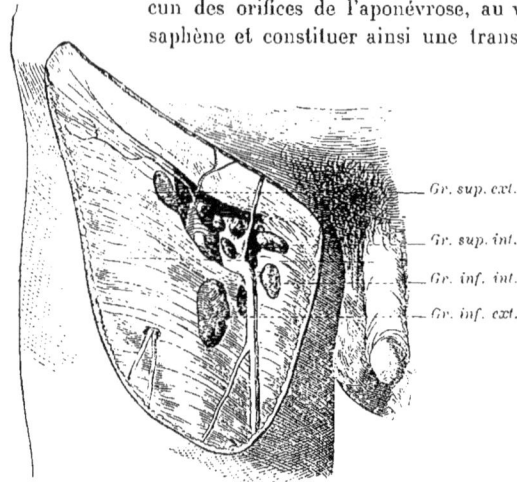

FIG. 567. — Ganglions inguinaux superficiels.
Le fascia cribriformis enlevé laisse voir la partie supérieure des vaisseaux fémoraux.

et ayant leur grand axe parallèle à celle-ci. La disposition des groupes inférieurs est beaucoup plus irrégulière. Si les plus inférieurs sont en général allongés dans le sens vertical, parallèlement à l'axe du membre, le plus grand nombre d'entre eux sont arrondis ou ovoïdes et disséminés sans ordre aucun.

Il existe un grand nombre d'autres classifications des ganglions inguinaux superficiels. On connaît la division classique en groupe supérieur ou horizontal (ganglions inguinaux) et groupe inférieur ou vertical (ganglions cruraux). Le premier recevrait les lymphatiques génitaux, anaux, abdominaux et fessier; le deuxième, les lymphatiques du membre inférieur. Si au point de vue clinique, cette division est suffisante, il n'en est pas de même au point de vue anatomique. Il existe en effet de nombreux ganglions arrondis, situés au centre de la région, et on ne sait à quel groupe les rattacher. De plus nous verrons dans un instant que la terminaison des vaisseaux afférents est loin d'être aussi schématique que cette division semblerait l'indiquer. Sappey donne une classification différente, que nous jugeons utile d'indiquer ici, car elle est adoptée par un certain nombre d'auteurs. Il décrit un groupe *supérieur* occupant le pli de l'aine; un groupe *inférieur* dont les ganglions sont placés autour de la saphène interne; un groupe *interne* placé en dedans de l'embouchure de la saphène; un groupe *externe* situé en dehors de la terminaison de ce vaisseau; enfin un groupe *central*, n'offrant rien de fixe dans sa situation et ses rapports.

Ganglions aberrants. — On peut parfois rencontrer des ganglions inguinaux superficiels aberrants, en dehors de la zone que nous avons indiquée plus haut comme répondant à leur siège le plus habituel. C'est ainsi qu'Auspitz a signalé la présence possible de petits ganglions au-dessous de l'épine iliaque antérieure et supérieure (g. extra-inguinaux). De même Lejars a rencontré des ganglions au-dessus de l'arcade crurale, sous la peau de l'abdomen (g. supra-inguinaux).

Vaisseaux afférents. — Les ganglions inguinaux superficiels reçoivent les lymphatiques cutanés du membre inférieur, du périnée, du scrotum, de la verge,

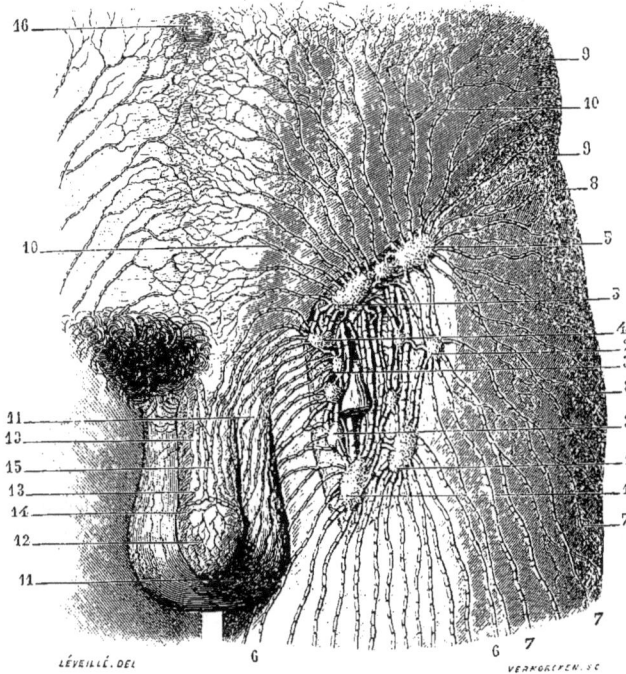

Fig. 568. — Ganglions du pli de l'aine : vaisseaux lymphatiques qui s'y rendent et qui en partent (figure tirée de l'atlas de Sappey).

1, 1. Les deux ganglions les plus inférieurs du pli de l'aine, remarquables l'un et l'autre par leur volume. — 2. Ganglion inguinal inféro-externe. — 3, 3. Ganglions inguinaux internes, auxquels se rendent les vaisseaux du scrotum, du périnée, de la région anale et de la partie supéro-interne des téguments de la cuisse. — 4. Ganglion inguinal supérieur et interne ; il reçoit les vaisseaux provenant du canal de l'urètre, de la surface du gland et des téguments de la verge. — 5, 5. Ganglions inguinaux supéro-internes et externes ; à ces ganglions, au nombre de trois ou quatre, se rendent les vaisseaux de la portion sous-ombilicale de l'abdomen. — 6, 6. Vaisseaux lymphatiques de la portion antéro-interne de la cuisse. — 7, 7. Vaisseaux de la partie externe de la cuisse. — 8, 8. Vaisseaux de la région fessière. — 9, 9. Vaisseaux de la région lombaire. — 10, 10, 10. Vaisseaux de la partie sous-ombilicale de la paroi antérieure de l'abdomen. — 11, 11. Vaisseaux lymphatiques du scrotum. — 12. Vaisseaux lymphatiques du prépuce. — 13, 13. Vaisseaux lymphatiques des téguments du pénis. — 14. Tronc lymphatique qui contourne la couronne du gland. — 15. Tronc médian qui fait suite au précédent. — 16. Ombilic.

du capuchon clitoridien, de l'anus et de la partie sous-ombilicale de la paroi abdominale. D'après Sappey, les lymphatiques du gland pénien et du gland clitoridien se jetteraient également dans les ganglions inguinaux superficiels. Nous verrons plus loin que cette terminaison est exceptionnelle et que ces vaisseaux sont normalement tributaires des ganglions inguinaux profonds (voy. p. 1194 et 1197).

[POIRIER ET CUNÉO.]

On admettait autrefois que chacun des territoires lymphatiques que nous venons d'énumérer répondait à un groupe ganglionnaire déterminé ; il était et, pour beaucoup, il est encore classique de dire que, dans les cas d'adénopathies symptomatiques, on peut déduire presque à coup sûr de la forme et de la situation du ganglion infecté le siège de la lésion causale. Nous ne rappellerons pas les différentes systématisations proposées. Aucune ne répond à la réalité. Les recherches récentes ont bien montré en effet que la répartition des ganglions inguinaux en plusieurs groupes n'avait qu'une valeur purement conventionnelle et que les lymphatiques émanés d'une même région pouvaient se rendre à des groupes différents.

C'est ainsi que les lymphatiques du membre inférieur se terminent à la fois dans les groupes inféro-externe et inféro-interne.

De même les lymphatiques du scrotum et des téguments de la verge aboutissent ordinairement au groupe supéro-interne, mais peuvent également se terminer dans les ganglions du groupe inféro-interne (voy. p. 1192). Il en est de même des lymphatiques du capuchon clitoridien, des grandes et des petites lèvres (Bruhns) (voy. p. 1196).

Les lymphatiques du périnée se terminent dans les groupes supéro-externe et supéro-interne.

Les lymphatiques de l'anus se jettent d'ordinaire dans le groupe supéro-interne, mais peuvent aboutir au groupe des ganglions inféro-externes. Ils peuvent encore être tributaires de ces deux groupes à la fois. Il est également possible, encore qu'exceptionnel, de voir un ou plusieurs d'entre eux atteindre le groupe central ou un des groupes externes (Quénu, Gerota) (voy. p. 1221).

Les lymphatiques cutanés de l'ombilic et de la portion sous-ombilicale de la paroi abdominale aboutissent aux ganglions supéro-internes et supéro-externes (Bruhns, Cunéo et Marcille) (voy. p. 1189).

Les lymphatiques de la fesse se terminent généralement dans le groupe supéro-externe, mais peuvent aussi aboutir aux ganglions inféro-externes.

VAISSEAUX EFFÉRENTS. — Les vaisseaux efférents des ganglions inguinaux superficiels vont aboutir aux ganglions inguinaux profonds ou aux ganglions iliaques externes. Pour atteindre ces ganglions ils doivent perforer l'aponévrose fémorale, et ce sont les orifices multiples qui leur livrent passage qui donnent à la partie supérieure de l'aponévrose fémorale son aspect criblé caractéristique.

Les efférents qui se terminent dans les ganglions inguinaux profonds sont les moins nombreux. Ils viennent surtout des ganglions des deux groupes inférieurs.

Les efférents à terminaison pelvienne sont beaucoup plus importants. Leur nombre varie de 8 à 12 ; leur calibre est toujours considérable. Ils pénètrent dans la cavité pelvienne par l'anneau crural, en accompagnant les vaisseaux fémoraux. Certains d'entre eux cheminent en avant de ces vaisseaux ; mais le plus grand nombre passe par la partie interne de l'anneau, en dedans de la veine fémorale. Quelques-uns de ces vaisseaux peuvent s'interrompre à ce niveau dans le ganglion de Cloquet. Mais la plupart d'entre eux aboutissent aux deux ganglions rétro-cruraux externe et interne (voy. p. 1173 et fig. 574).

Ganglions inguinaux profonds. — Les ganglions inguinaux profonds ou sous-aponévrotiques le cèdent de beaucoup en importance aux ganglions superficiels. Leur nombre varie de 1 à 3. Leur volume est d'ordinaire peu considérable ; aussi est-il indispensable pour prendre une notion exacte de leur disposition et de leurs rapports d'injecter leurs vaisseaux afférents. On constate alors que ces ganglions s'étagent en dedans de la veine fémorale. Lorsqu'ils sont au nombre de trois, le plus inférieur d'entre eux est placé au-dessous du point où la saphène externe va se jeter dans la veine fémorale. Le ganglion sus-jacent est logé dans le canal crural. Enfin le ganglion supérieur occupe la partie externe de l'anneau crural et pointe à travers le septum crural dans la cavité pelvienne. Il se continue dans le bassin avec la chaîne interne des ganglions iliaques externes (voy. p. 1174). Ce ganglion de l'anneau offre, au point de vue clinique, un certain intérêt, car, en raison de son siège, son inflammation peut faire croire à une hernie crurale étranglée. Les auteurs français donnent généralement à ce ganglion le nom de ganglion de Cloquet. Les Allemands le désignent sous le nom de ganglion de Rosenmuller.

Vaisseaux afférents. — Les ganglions inguinaux profonds reçoivent :

1° Certains afférents des ganglions inguinaux superficiels.

2° Les lymphatiques profonds satellites des vaisseaux fémoraux superficiels.

3° Les lymphatiques profonds satellites des vaisseaux fémoraux profonds.

4° Les lymphatiques du gland chez l'homme, du clitoris chez la femme.

Vaisseaux efférents. — Les vaisseaux efférents pénètrent dans la cavité pelvienne et se terminent presque tous dans le ganglion rétro-crural interne. Un ou deux d'entre eux peuvent cependant aller se jeter dans le ganglion rétro-crural externe.

Le plus inconstant de ces ganglions est le ganglion moyen. Le ganglion de Cloquet fait aussi assez souvent défaut. L'absence totale des ganglions inguinaux profonds est d'ailleurs loin d'être rare. Mais on ne peut l'affirmer qu'après avoir injecté les lymphatiques fémoraux profonds. Lorsqu'on néglige cette précaution, ces ganglions perdus dans la graisse peuvent passer inaperçus. C'est bien à tort selon nous que certains auteurs, comme Auspitz, regardent leur absence comme constituant la règle.

Stahr se base sur le petit volume et l'inconstance des ganglions inguinaux profonds pour les regarder comme de simples Schaltdrüse, interposées sur le trajet des vaisseaux lymphatiques profonds du membre inférieur (Stahr). Cette manière de voir nous paraît inexacte. Elle ne saurait en effet se concilier avec ce fait que les ganglions inguinaux profonds ont d'autres efférents que les troncs fémoraux puisqu'ils reçoivent les lymphatiques profonds de la verge et du clitoris (Marcille). Ce sont donc bien de véritables ganglions régionnaires. Par contre il faut reconnaître que le nombre et le volume de ces ganglions ne sont nullement proportionnés à l'importance des lymphatiques fémoraux profonds. Aussi a-t-on peine à comprendre quelle erreur d'interprétation a pu amener Bourgery à estimer à 6 ou 8 le nombre de ces ganglions.

On peut regarder comme un élément aberrant de ce groupe le ganglion figuré par Bourgery sur le trajet des vaisseaux circonflexes internes (Bourgery, *loc. cit.*, t. IV, pl. 82), et un ou deux petits ganglions que l'on rencontre parfois dans la loge des vaisseaux fémoraux à la partie moyenne de la cuisse.

Sur la topographie des ganglions inguinaux, voy. : Mascagni, *loc. cit.*, p. 37 et Tab., IV, VIII, X. — Sappey, *loc. cit.*, p. 63 et Pl. VII, VIII et XI. — Auspitz, die Bubonen der Leistengegend, *Arch f. Dermat, u. Syphilis*, 1873, Bd V, p. 443. — Zeissl u. Horowitz, *Wiener klin, Wochenschr.*, 1890, p. 388, et *Wiener medicin. Presse*, Bd XXXVIII, p. 761. — Leaf, *loc. cit.*, p. 67. — Félizet, Note clinique sur les ganglions d'aboutissement des membres, *Bull. Soc. Chir.*, 1893, p. 521. — Quénu, *Journal de l'Anat.*, 1893, n° 4, p. 523. — Bruhns, Ueber die Lymphgefässe der äusseren männlichen Genitalien u. der Zuflüsse der Leistendrüsen, *Arch. f. Anat. u. Phys.*, Anat. Abth., 1900, p. 281.

§ 2. — VAISSEAUX LYMPHATIQUES DU MEMBRE INFÉRIEUR

Comme on l'a vu plus haut, on peut diviser les lymphatiques du membre inférieur en *lymphatiques superficiels*, naissant des téguments et dont les collecteurs cheminent dans le tissu cellulaire sous-cutané, et en *lymphatiques profonds* qui, nés des organes sous-aponévrotiques, aboutissent à des troncs satellites du paquet vasculo-nerveux.

Lymphatiques superficiels. — Les lymphatiques superficiels émanent de tous les points de l'enveloppe cutanée du membre. Mais c'est au niveau du pied que le réseau d'origine présente son maximum de développement. Aussi est-ce en ce point et plus particulièrement au niveau des faces latérales des orteils et des parties marginales de la plante du pied, qu'il faut essayer d'injecter ces vaisseaux. Par

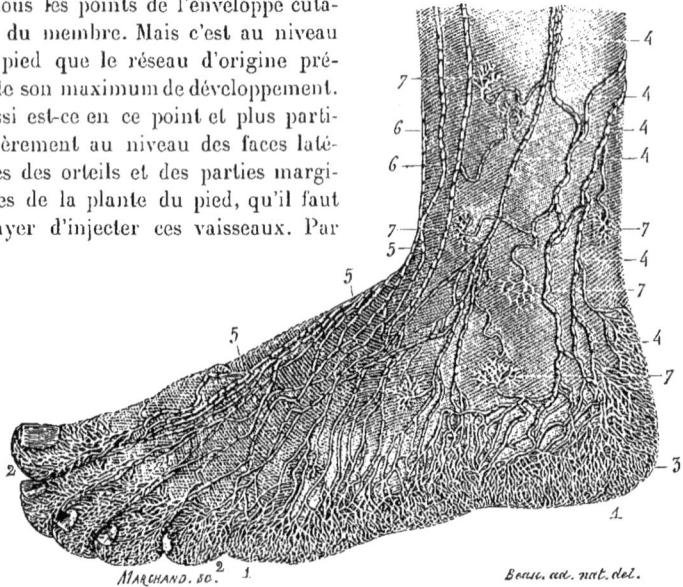

Fig. 569. — Vaisseaux lymphatiques superficiels du pied (d'après Sappey).

1, 1. Réseau lymphatique du bord externe du pied. — 2, 2. Réseau lymphatique des orteils. — 3. Réseau lymphatique de la peau du talon. — 4, 4, 4, 4. Vaisseaux lymphatiques qui accompagnent la veine saphène externe, et qui vont se terminer dans les ganglions poplités. — 5, 5, 5. Troncs lymphatiques de la face dorsale du pied. — 6, 6. Troncs lymphatiques qui se portent de la face externe vers la face interne de la jambe. — 7, 7, 7, 7. Réseaux de chacun desquels part un troncule qui vient se terminer dans l'un des troncs voisins.

contre, dans tout le reste de l'étendue du membre, sauf peut-être au niveau de la région prérotulienne, le réseau d'origine présente des mailles extrêmement fragiles et son injection offre de grandes difficultés.

Les collecteurs émanés de ce réseau peuvent être répartis en trois groupes : 1) les collecteurs satellites de la saphène interne et tributaires des ganglions inguinaux qui desservent la presque totalité de la surface cutanée du membre inférieur ; 2) les collecteurs satellites de la saphène externe, qui vont aboutir aux ganglions poplités ; 3) les collecteurs de la région fessière.

1) Collecteurs suivant le trajet de la saphène interne. — Ces collecteurs apparaissent au niveau des orteils. Du réseau qui couvre ceux-ci partent un nombre considérable de troncules qui se portent les uns vers le côté interne,

les autres vers le côté externe de chaque orteil, et cela aussi bien du côté dorsal que du côté plantaire.

« En se réunissant, les troncules dorsaux et palmaires constituent sur chacune des faces latérales deux troncs principaux, parallèles à l'artère collatérale correspondante, au-dessus de laquelle ils sont situés. Arrivés au niveau des articulations métatarsophalangiennes, ces troncs communiquent entre eux de diverses manières : tantôt les collatéraux externes d'un orteil s'unissent aux collatéraux internes de l'orteil voisin ; tantôt les quatre troncs du même orteil s'unissent entre eux pour former un tronc unique qui se divise un peu plus loin en deux troncs, lesquels se confondent avec les troncs les plus rapprochés. De ces communications résulte un large plexus dont les mailles allongées d'avant en arrière s'étalent sous les téguments de la face dorsale du pied. » (Sappey.) Au niveau de chaque espace interdigital, ce plexus dorsal est grossi par des troncs émanés de la région plantaire. Ces troncs, au nombre de 3 à 4 pour chaque espace, prennent naissance au niveau des têtes métatarsiennes, convergent d'arrière en avant vers les espaces interdigitaux, puis se recourbent pour gagner la face dorsale du pied.

De ce réseau dorsal émanent de nombreux collecteurs que l'on peut, avec Sappey, distinguer en internes et en externes.

Les *collecteurs internes* naissent des deux orteils internes et du tiers interne du réseau dorsal. Dès leur origine, ils sont grossis par les troncs plantaires internes, qui, au nombre de 12 à 15 lorsqu'ils contournent le bord interne du pied, se réduisent à 4 ou 5 en arrivant sur la face dorsale. Les collecteurs internes montent alors groupés autour de la

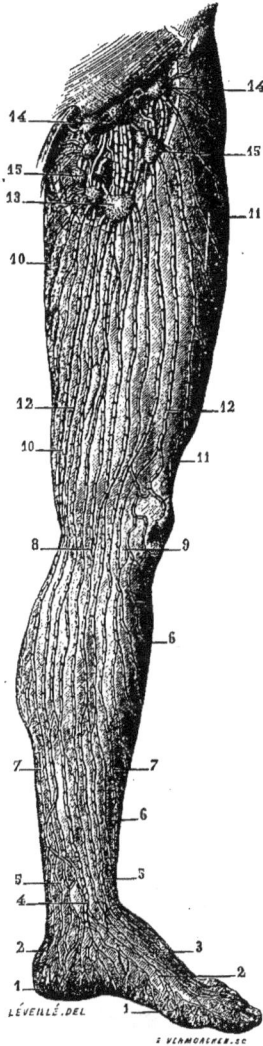

1, 1. Réseau lymphatique de la partie interne de la plante du pied. — 2, 2. Vaisseaux lymphatiques qui en partent. — 3. Autres troncs lymphatiques de la face dorsale du pied. — 4. Gros tronc qui passe au-devant de la malléole interne. — 5, 5. Vaisseaux situés en avant et en arrière de ce tronc. — 6, 6. Vaisseaux qui proviennent de la face externe de la jambe. — 7, 7. Ensemble des vaisseaux lymphatiques situés sur la face interne de celle-ci. — 8. Vaisseaux contournant la partie postéro-interne du genou. — 9. Troncs qui rampent au-devant de l'articulation ; ils diffèrent des précédents par leurs flexuosités. — 10, 10. Vaisseaux qui naissent de la partie postérieure de la cuisse. — 11, 11. Vaisseaux qui viennent de sa partie antéro-externe. — 12, 12. Ensemble des troncs qui répondent à sa partie antéro-interne. — 13. Gros ganglions auxquels aboutissent la plupart des lymphatiques superficiels du membre. — 14, 14. Ganglions inguinaux supérieurs. — 15, 15. Ganglions inguinaux inférieurs ; leurs vaisseaux afférents et efférents.

Fig. 570. — Lymphatiques superficiels du membre inférieur, face interne (d'après Sappey).

[*POIRIER ET CUNÉO.*]

saphène interne à laquelle ils sont parallèles ; ils sont pour la plupart placés soit en avant, soit en arrière de cette veine ; quelques-uns peuvent cependant la recouvrir ou même s'insinuer entre sa face profonde et l'aponévrose. Ils arrivent ainsi jusqu'aux ganglions inguinaux.

Les *collecteurs externes* naissent des 3 derniers orteils, des deux tiers externes de la face dorsale, et de la moitié antérieure de son bord externe. Leur disposition diffère beaucoup de celle des troncs internes. Au lieu de monter verticalement comme ces derniers, en se disposant en longs cordons parallèles, les collecteurs externes se divisent en troncs secondaires qui s'inclinent successivement en haut et en dedans pour aller se jeter dans les collecteurs internes. La comparaison des fig. 570 et 571 montre bien la différence qui existe dans la disposition des collecteurs entre la face externe et la face interne du membre.

2) COLLECTEURS SUIVANT LE TRAJET DE LA SAPHÈNE EXTERNE. — Ces vaisseaux naissent de la moitié postérieure du bord externe du pied et de la partie correspondante du talon. Au nombre de 2 à 3, ils cheminent d'abord entre la malléole externe et le tendon d'Achille, comme la veine saphène externe, à laquelle ils sont plus ou moins immédiatement accolés. Ils recueillent à ce niveau les lymphatiques de la partie inférieure de la face postérieure de la jambe. Toujours satellites de la saphène, ils vont se placer, comme cette

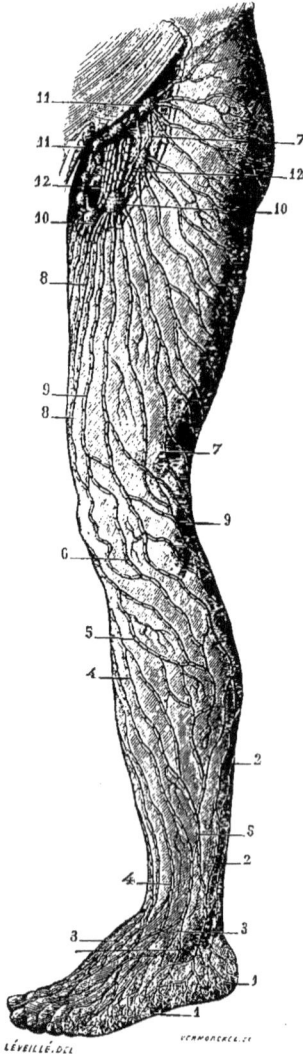

FIG. 571. — Lymphatiques superficiels du membre inférieur, face externe (d'après Sappey).

1, 1. Réseau lymphatique du bord externe du pied. — 2, 2. Deux troncs qui en naissent ; ils se portent en arrière pour se rendre dans les ganglions poplités. — 3, 3. Vaisseaux lymphatiques de la face dorsale du pied, provenant des orteils et de la partie antérieure de la région plantaire. — 4, 4. Vaisseaux qui contournent la crête du tibia ; presque tous émanent d'un seul et même tronc qui se divise et se subdivise ; ils sont flexueux et s'anastomosent fréquemment dans leur trajet. — 5, 5. Vaisseaux très flexueux aussi qui passent au-devant du genou. — 6. Vaisseaux qui rampent sur la partie antéro-externe du genou ; ils sont remarquables aussi par leurs flexuosités. — 7. Troncs lymphatiques provenant de la partie postérieure de la cuisse. — 8, 8. Troncs qui cheminent sur la face antéro-interne de la cuisse. — 9, 9. Troncs qui répondent à sa partie antéro-externe. — 10, 10. Gros ganglions dans lesquels se rendent la plupart des vaisseaux lymphatiques superficiels du membre. — 11, 11. Ganglions supérieurs au pli de l'aine ; ils sont généralement au nombre de quatre, et se disposent en série linéaire. — 12, 12. Autres ganglions inguinaux et vaisseaux qu'ils reçoivent.

dernière, dans le sillon qui sépare les deux jumeaux. Au niveau de la partie supérieure de leur trajet, ils deviennent sous-aponévrotiques et ne reçoivent plus d'affluents cutanés. Ils se terminent dans le ganglion juxta-saphène qui est le plus superficiel des ganglions poplités (voy. p. 1160).

3) COLLECTEURS DE LA RÉGION FESSIÈRE. — Les collecteurs de la région fessière peuvent être distingués en deux groupes, l'un externe, l'autre interne.

a) Les collecteurs externes sont les plus importants. Ils naissent des deux tiers externes de la région. Ils se portent d'abord en bas et en dehors et en avant, puis directement en avant; ils contournent alors le grand trochanter et viennent se terminer dans le groupe supéro-externe des ganglions inguinaux superficiels.

b) Les collecteurs internes ne desservent que le tiers interne de la fesse. Ils vont s'unir aux vaisseaux émanés des téguments de la région anale (voy. p. 1220). Comme ceux-ci ils se portent en bas et en avant, contournent la partie supérieure de la cuisse et se jettent dans les groupes supéro-interne et inféro-interne des ganglions inguinaux superficiels.

Lymphatiques profonds. — Les lymphatiques profonds du membre inférieur sont assez rigoureusement satellites des vaisseaux sanguins. Ils comprennent une *voie principale* qui suit d'abord les différents troncs artériels de la jambe, puis s'accole à la poplitée et à la fémorale, et des *voies accessoires*, satellites des vaisseaux obturateurs, ischiatiques et fessiers.

VOIE PRINCIPALE. — Au pied et à la jambe, les lymphatiques profonds se répartissent donc en trois groupes : les lymphatiques pédieux et tibiaux antérieurs, les lymphatiques plantaires et tibiaux postérieurs, les lymphatiques péroniers.

Les lymphatiques *pédieux et tibiaux antérieurs* naissent à la plante du pied. Les troncules qui leur donnent naissance émanent des muscles profonds de la plante. Ils se réunissent en un ou deux troncs qui se portent vers la face dorsale du pied en accompagnant l'anastomose de la plantaire externe et de la pédieuse. Ils s'accolent ensuite à cette dernière puis à la tibiale antérieure. Après s'être interrompus dans le ganglion tibial antérieur, ils poursuivent leur route et suivant toujours la tibiale antérieure, viennent se terminer dans le groupe moyen des ganglions poplités. Chemin faisant, ils ont recueilli tous les lymphatiques profonds de la face dorsale du pied et de la loge antérieure de la jambe.

Les lymphatiques *plantaires et tibiaux postérieurs* apparaissent au niveau de la plante, suivent les deux artères plantaires, puis la tibiale postérieure et viennent se terminer dans les mêmes ganglions que les précédents. C'est aussi à ces ganglions qu'aboutissent les *lymphatiques péroniers*, satellites des vaisseaux de ce nom.

Après s'être interrompus dans les ganglions poplités, tous ces vaisseaux montent autour de la veine fémorale. Celle-ci est ordinairement accompagnée par quatre ou cinq troncs, placés les uns en avant, les autres en dedans d'elle. Comme nous l'avons vu, on peut rencontrer sur le trajet de ces vaisseaux un ou deux petits ganglions au niveau de la partie moyenne de la cuisse. Ces vaisseaux se terminent dans les ganglions inguinaux profonds.

[*POIRIER ET CUNEO.*]

Voies accessoires. — Les *lymphatiques obturateurs*, nés des muscles adducteurs, s'engagent dans le canal obturateur et se terminent soit dans le ganglion obturateur lorsque celui-ci existe, soit dans le ganglion moyen de la chaîne interne du groupe iliaque externe (voy. p. 1174).

Les *lymphatiques ischiatiques*, satellites de l'artère de ce nom, aboutissent à un ganglion hypogastrique; ce ganglion terminal repose sur le tronc antérieur de l'iliaque interne (v. p. 1177). Dans leur trajet extrapelvien, les vaisseaux ischiatiques traversent de petits ganglions placés au-dessous du muscle pyramidal (voy. Bourgery, *loc. cit.*, pl. 82).

Les *lymphatiques fessiers* émanent des muscles fessiers et des pelvi-trochantériens; ils se terminent dans un ganglion intrapelvien, placé sur le tronc même de l'artère au niveau du bord supérieur de la grande échancrure sciatique (voy. p. 1177 et fig. 575). Comme les précédents, ils présentent sur leur trajet six à dix petits nodules ganglionnaires interrupteurs (Mascagni, Sappey).

Anastomoses. — Les lymphatiques superficiels et profonds sont nettement indépendants les uns des autres. Mascagni aurait cependant vu un des troncs superficiels, satellites de la veine saphène interne, traverser l'aponévrose au niveau du tiers moyen de la cuisse pour aller s'anastomoser avec les lymphatiques profonds (Mascagni, *loc. cit.*, tab. IV, fig. 2). Bonamy, Broca et Beau figurent une disposition du même ordre (*loc. cit.*, t. II, pl. 45, fig. 2). Par contre, Sappey déclare n'avoir jamais pu constater d'anastomose entre les lymphatiques superficiels et les lymphatiques profonds. Il importe pourtant de remarquer que le vaisseau efférent que les ganglions poplités envoient aux ganglions inguinaux su

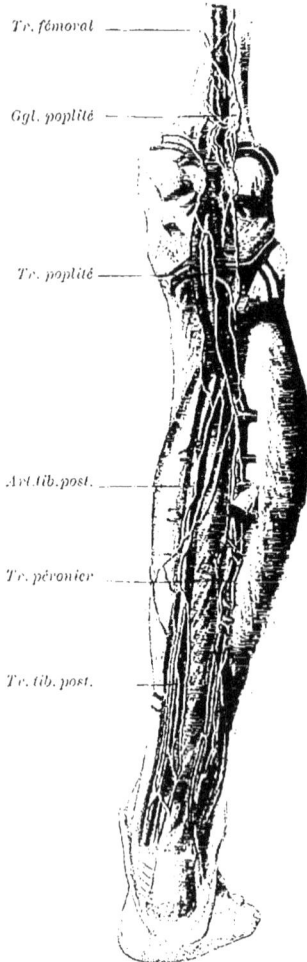

Fig. 572. — Lymphatiques profonds de la face postérieure de la jambe (d'après Bourgery).

perficiels (voy. p. 1161), constitue une véritable anastomose entre les lymphatiques profonds et superficiels. Cette exception ne saurait cependant infirmer la règle, et on peut continuer à admettre, en thèse générale, l'indépendance de l'appareil lymphatique superficiel et de l'appareil lymphatique profond.

Technique[1]. — Nous décrirons avec quelque détail l'injection des lymphatiques du membre inférieur; nous indiquerons en effet, à ce propos, les règles générales qui président à l'injection des lymphatiques superficiels et profonds des membres et des parois des cavités splanchniques. Sappey a minutieusement réglé la technique de l'injection par le mercure des lymphatiques du membre inférieur. Nous nous bornerons à reproduire ici ses instructions, et ajouterons ensuite quelques mots sur l'application à ce cas particulier de la méthode de Gerota. Nous envisagerons successivement l'injection des lymphatiques superficiels et celle des lymphatiques profonds.

LYMPHATIQUES SUPERFICIELS. — Pour injecter les lymphatiques superficiels, il importe de choisir un sujet aussi maigre que possible et âgé de 15 à 20 ans environ. On appliquera sur le pied des compresses humides, afin de provoquer un certain degré de macération de l'épiderme. On enlève ensuite celui-ci en raclant la peau avec un scalpel convexe. Cette ablation par raclage de l'épiderme ramolli a la plus grande importance. Elle a pour but d'éviter l'oblitération des canules, qui se produit infailliblement lorsque la couche cornée est laissée en place. — On donnera à la colonne mercurielle une hauteur de 30 à 40 centimètres.

On pratiquera les premières piqûres sur les faces latérales de chaque orteil à l'union de la seconde avec la troisième phalange. La piqûre devra être extrêmement superficielle et atteindre à peine la couche sous-papillaire du derme. Si la pointe a été bien dirigée, on voit instantanément apparaître autour du point piqué une tache cendrée qui témoigne de la pénétration du mercure dans le réseau lymphatique. Si, au bout de quelques secondes, la tache caractéristique n'a pas fait son apparition, il est inutile d'insister et il faut pratiquer une nouvelle piqûre. Il importe cependant de ne pas trop multiplier les ponctions, car chacune d'entre elles ouvre le réseau d'origine et provoque ainsi une multitude de fuites minuscules par lesquelles s'échappe le mercure. Après l'injection des orteils, on piquera la plante du pied en plusieurs points et plus particulièrement au voisinage du bord externe et du bord interne.

On arrive ainsi à remplir sans trop de difficultés les réseaux d'origine et les troncules qui en émanent. Parfois même on peut voir le mercure passer dans les grands collecteurs et arriver jusqu'aux ganglions inguinaux. Mais il est le plus souvent impossible de réaliser d'emblée cette injection totale de l'appareil lymphatique du membre inférieur. On découvrira alors un des troncs émanés de l'orteil en enlevant avec précaution la peau de la face dorsale du pied et on injectera directement le collecteur ainsi découvert. On répétera la même opération sur un ou plusieurs des troncs émanés du bord externe et du bord interne du pied et on arrivera ainsi à remplir la presque totalité des collecteurs du membre abdominal.

On dépouillera alors avec soin le membre de son enveloppe cutanée en procédant de bas en haut, et on disséquera avec précaution les vaisseaux remplis de mercure, en suivant les règles habituelles (voy. p. 1118). On laissera ensuite le membre se dessécher dans la position horizontale; mais, dès que l'on aura obtenu une dessiccation à peu près complète, on le maintiendra dans la position verticale.

Pour injecter les lymphatiques superficiels par la méthode de Gerota, on procédera comme pour l'injection au mercure. L'apparition brusque d'un nuage bleu autour de la piqûre témoignera du passage de la masse dans les réseaux. Nous tenons à faire remarquer que, dans ce cas particulier, la méthode de Gerota ne présente pas de grands avantages sur la méthode au mercure, sauf peut-être chez les nouveau-nés, chez lesquels on peut dans certains cas favorables obtenir par quelques piqûres une injection de la presque totalité des lymphatiques superficiels du membre abdominal.

LYMPHATIQUES PROFONDS. — L'injection des lymphatiques profonds est beaucoup plus délicate, car, du moins avec le mercure, il est pour ainsi dire impossible de les remplir par ponction directe des réseaux.

On emploie le plus souvent, pour les injecter, la technique indiquée par Mascagni. On choisit un sujet jeune et un peu infiltré et on pousse dans les artères et dans les veines une injection de gélatine. La masse injectée transsude toujours légèrement à travers les parois vasculaires et pénètre dans les vaisseaux lymphatiques qu'elle rend plus apparents. On ponctionne alors directement l'un d'eux et on fait couler sur la préparation de l'eau très chaude pour liquéfier la gélatine. Le mercure pénètre alors sans peine dans les vaisseaux profonds.

Avec la masse de Gerota, on peut parfois remplir les lymphatiques profonds en ponctionnant directement les corps charnus des différents muscles ou en piquant superficiellement certains tendons, comme le tendon d'Achille par exemple. Mais il faut reconnaître que ces tentatives d'injection, par l'intermédiaire des réseaux d'origine, aboutissent le plus souvent à un échec. Par contre, il est relativement facile d'injecter les troncs satellites des vaisseaux fémoraux en piquant directement un des ganglions poplités.

1. Sur la technique générale, voy. p. 1118.

[*POIRIER ET CUNÉO.*]

CHAPITRE II

LYMPHATIQUES DU BASSIN ET DE L'ABDOMEN

Nous étudierons successivement : 1° les groupes ganglionnaires du pelvis et de l'abdomen ; 2° l'appareil lymphatique des différents organes dont les vaisseaux sont tributaires de ces ganglions.

§ I. — GROUPES GANGLIONNAIRES DU BASSIN ET DE L'ABDOMEN

Bien que les ganglions lymphatiques du bassin se continuent sans ligne de démarcation aucune avec les ganglions abdominaux, nous les diviserons, pour la commodité de notre description, en deux grands groupes, séparés par une ligne horizontale passant par la bifurcation aortique : un groupe inférieur (g. ilio-pelviens) ; un groupe supérieur (g. abdomino-aortiques).

I. — GANGLIONS ILIO-PELVIENS

Sous le nom de ganglions *ilio-pelviens*, nous décrirons les ganglions situés dans la cavité pelvienne ou placés à la jonction de celle-ci et des fosses iliaques au niveau du détroit supérieur.

D'une façon générale, les ganglions ilio-pelviens se disposent assez régulièrement autour des vaisseaux. Cette systématisation para-vasculaire nous permettra de les diviser en trois grands groupes : les *ganglions iliaques externes*, qui flanquent les vaisseaux de ce nom ; les *ganglions hypogastriques*, disséminés le long du tronc et des branches de l'artère iliaque interne ; les *ganglions iliaques primitifs*, placés autour des vaisseaux homonymes.

Les classiques ne fournissent que des données très incomplètes et souvent inexactes sur la topographie des ganglions du bassin. Tout récemment Marcille et l'un de nous ont repris l'étude de ces ganglions et en ont donné une systématisation nouvelle que nous adopterons ici.

Voy. : Cunéo et Marcille. Topographie des ganglions ilio-pelviens. *Communic. Soc. anat.*, décembre 1901. — Marcille. Lymphatiques et ganglions ilio-pelviens. *Th. Paris*, 1902.

1. Ganglions iliaques externes. — Les ganglions groupés autour des vaisseaux iliaques externes présentent une disposition générale constante. On peut les considérer comme formant trois chaînes, plus ou moins continues : une chaîne externe, une chaîne moyenne et une chaîne interne[1].

A) Chaîne externe. — La chaîne externe comprend 3 à 4 ganglions qui tendent à s'insinuer entre le bord interne du psoas et l'artère iliaque externe. Le ganglion inférieur de cette chaîne est placé immédiatement en arrière de l'ar-

---

[1]. Pour bien comprendre la topographie de ces ganglions, il est indispensable de rappeler la situation des vaisseaux iliaques externes. L'artère et la veine ne reposent pas, comme on le dit trop souvent, sur le muscle psoas ; ils sont nettement en dedans de ce muscle dont ils logent le bord interne et ils surplombent la cavité pelvienne.

cade crurale. Il repose sur le segment terminal de l'artère iliaque externe et recouvre l'origine de la circonflexe iliaque et de l'épigastrique. C'est au-dessous de lui que le nerf génito-crural se divise en ses deux branches terminales. On peut désigner ce ganglion sous le nom de ganglion *rétro-crural externe*. Il

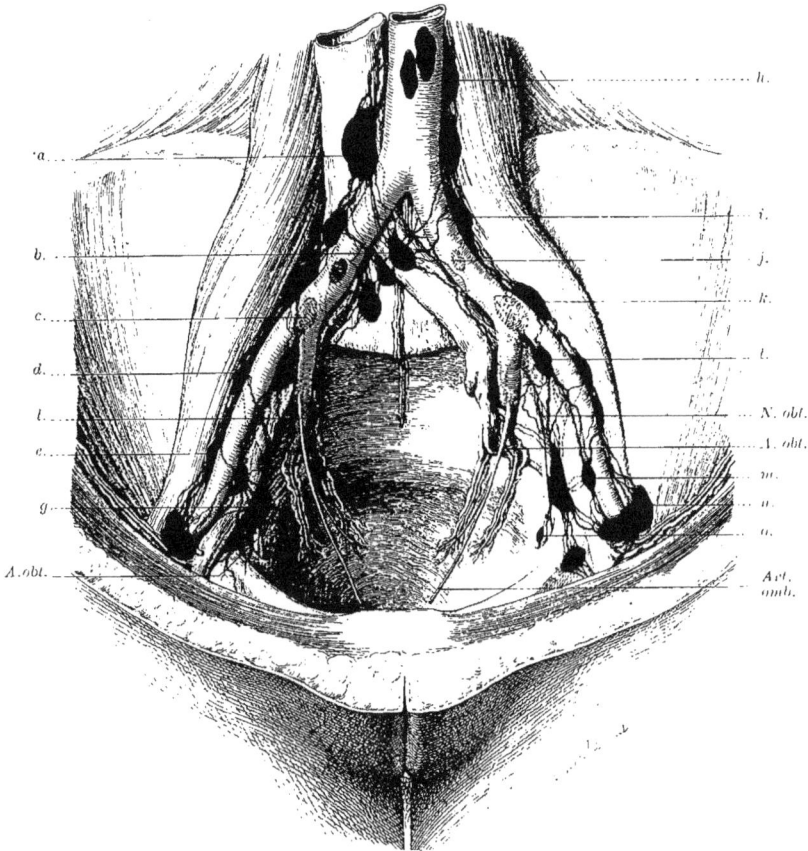

Fig. 573. — Ganglions ilio-pelviens (Cunéo et Marcille).

a, ganglion juxta-aortique droit. — *b*, ganglion du promontoire. — *c*, ganglion iliaque primitif (groupe moyen). — *d* et *e*, ganglions iliaques externes (chaîne externe). — *f*, ganglion hypogastrique. — *g*, ganglion iliaque externe (chaîne externe). — *h*, ganglion juxta-aortique gauche. — *i*, *j*, ganglions iliaques primitifs. — *k*, ganglion iliaque externe (chaîne externe). — *l*, *m*, ganglions iliaques externes (chaîne moyenne). — *n*, ganglion rétro-crural externe. — *o*, ganglion obturateur.

présente ordinairement un volume assez considérable. Il est parfois remplacé par deux ganglions plus petits dont le plus interne représente alors l'origine de la chaîne moyenne. — Les ganglions sus-jacents sont logés dans l'interstice qui sépare l'artère iliaque externe du bord interne du psoas.

B) Chaîne moyenne. — La chaîne moyenne comprend 2 ou 3 ganglions, placés sur la face antérieure de la veine iliaque externe. Lorsqu'il existe trois gan-

[POIRIER ET CUNÉO.]

ÉTUDE SPÉCIALE DES LYMPHATIQUES.

glions, le ganglion inférieur est placé immédiatement en arrière de l'arcade. On peut le désigner sous le nom de *ganglion rétro-crural moyen*. Ce ganglion est inconstant. Le plus souvent en effet, il est fusionné avec le ganglion adjacent de la chaîne précédente. — Le ganglion moyen est ordinairement situé à égale distance de l'arcade et de la bifurcation de l'iliaque primitive. — Quant au ganglion supérieur, il est placé immédiatement en avant de l'origine de l'iliaque interne. Il est souvent recouvert par l'uretère. Ces deux ganglions, moyen et supérieur, de la chaîne moyenne tendent à se placer parfois sur la face interne de la veine et sont presque intrapelviens.

C) CHAÎNE INTERNE. — La chaîne interne, comprenant 3 à 4 ganglions, est placée au-dessous de la veine iliaque externe, contre la paroi latérale de l'excavation pelvienne, au-dessus du nerf obturateur. Le ganglion *inférieur* de cette chaîne est situé immédiatement en arrière de la partie externe ou lymphatique de l'anneau crural. Il repose sur la partie terminale de la ligne innominée. Il fait suite au ganglion de Cloquet ou, lorsque celui-ci fait défaut, à la chaîne des ganglions inguinaux profonds. On peut désigner ce ganglion sous le nom de *ganglion rétro-crural interne*. — Le ganglion sus-jacent (*ganglion moyen*) est remarquable par son volume et sa constance. Allongé en fuseau, il est situé sur un plan un peu inférieur à celui du précédent, comme si son poids l'entraînait dans la cavité pelvienne. Il est immédiatement sus-jacent au nerf obturateur. — Le troisième ganglion (*ganglion supérieur*), ordinairement plus petit, est placé en arrière des précédents, en avant du tronc de l'artère iliaque interne.

Cette chaîne peut être réduite à deux ganglions et même à un seul par fusion de ses éléments constituants. On peut alors trouver un énorme ganglion allongé, couché sur la paroi latérale du bassin et s'étendant du ligament de Gimbernat à l'artère hypogastrique.

La plupart des auteurs considèrent cette chaîne interne comme appartenant au groupe des ganglions hypogastriques. Cette manière de faire nous paraît présenter de nombreux inconvénients. Bien que prolabée dans le bassin, cette chaîne fait manifestement suite aux ganglions inguinaux profonds et reste satellite de la veine iliaque externe. Comme le montrent bien les figures 574 et 575, elle fait partie intégrante du grand courant lymphatique qui monte des membres inférieurs vers la région lombaire. De plus, comme nous le verrons plus loin (voy. p. 1175), ses affluents pelviens sont relativement peu nombreux et le cèdent de beaucoup en importance à ses afférents fémoraux.

Ganglion obturateur. — A cette chaîne on peut rattacher un petit ganglion *inconstant* placé au-dessous du nerf obturateur, au niveau même de l'orifice profond du canal sous-pubien. Ce ganglion qui reçoit les lymphatiques profonds, satellites des vaisseaux obturateurs, est appendu par ses efférents au bord inférieur du gros ganglion moyen de la chaîne interne (voy. fig. 573). C'est à ce ganglion qu'il faut réserver le nom de ganglion obturateur.

Cette question du ganglion obturateur a soulevé de nombreuses discussions. C'est Cruveilhier qui a le premier insisté sur l'existence d'un ganglion au niveau de l'orifice profond du canal sous-pubien. « Je signalerai, dit-il, comme *constant* un ganglion *assez volumineux* qui occupe l'orifice interne du canal ovalaire et que j'ai vu fréquemment enflammé ou induré dans les maladies de l'utérus. On peut l'appeler ganglion du trou ovalaire. »

Bouilly, A. Guérin admirent l'existence de ce ganglion, lui décrivirent des afférents venant de l'utérus et lui firent jouer un rôle important dans la pathogénie de certaines variétés de phlegmons périutérins. Par contre Sappey ne signale aucun ganglion au niveau de l'entrée du canal sous-pubien. Comme l'un de nous l'a depuis longtemps fait remarquer, il est certain qu'il n'existe *normalement* aucun ganglion en ce point. Il faut regarder l'existence du petit ganglion, signalé plus haut, comme une anomalie, dont il nous est en revanche bien difficile d'apprécier la fréquence. Lorsque ce petit nodule ganglionnaire fait défaut, le ganglion le plus rapproché du canal sous-pubien est notre ganglion moyen de la chaîne interne qui est situé à environ 15 à 20 millimètres en arrière et au-dessus de l'entrée du canal. C'est d'ailleurs à ce ganglion qu'à dû faire allusion Cruveilhier. Le ganglion « volumineux et constant » dont il parle ne saurait être le ganglion minuscule et souvent absent que nous avons signalé. Il importe d'ailleurs d'ajouter immédiatement que le ganglion moyen de la chaîne interne ne reçoit aucun lymphatique venu de l'utérus (voy. Lymphatiques utérins, p. 1200).

Bibliographie. — Cruveilhier, *Anatomie descriptive*, 3ᵉ édition, t. III, p. 154. — Guérin, *Bull. de l'Ac. de méd.*, 1887, p. 533. — Cantin. Des lymphangites périutérines non puerpérales. *Th. Paris*, 1889. — Poirier. Lymphatiques des organes génitaux de la femme. *Progrès médical*, 1890. — Poirier et Picqué. Étude sur la hernie obturatrice. *Revue de Chirurgie*, 1891, t. XI, p. 693.

Vaisseaux afférents. — Chacune des trois chaînes reçoit des afférents distincts.

1) *Chaîne externe.* — La plupart des vaisseaux qui viennent se terminer dans la chaîne externe aboutissent au ganglion inférieur de cette chaîne (g. rétro-crural externe). Les autres ganglions de la chaîne externe constituent simplement un deuxième relais interposé sur le trajet des afférents de ce premier ganglion.

Ce ganglion rétro-crural externe reçoit :

a) Une partie des efférents des ganglions inguinaux superficiels et profonds.

b) Des lymphatiques venus du gland ou du clitoris et arrivant à ce ganglion par le canal inguinal.

c) Une partie des lymphatiques profonds de la partie sous-ombilicale de la paroi abdominale; ces lymphatiques sont satellites de l'artère épigastrique et de l'artère circonflexe iliaque (voy. p. 1190 et fig. 582).

2) *Chaîne moyenne.* — Lorsque la chaîne moyenne est réduite, comme cela est la règle, à deux ganglions seulement, le ganglion inférieur reçoit d'abord un double pédicule qui lui vient des ganglions rétro-cruraux externe et interne (voy. fig. 574). A cette chaîne viennent encore aboutir des vaisseaux émanés de la vessie, de la prostate, du col utérin et de la partie supérieure du vagin.

3) *Chaîne interne.* — Cette chaîne reçoit de nombreux afférents qui peuvent être répartis de la façon suivante :

a) Vaisseaux efférents des ganglions inguinaux superficiels et profonds.

b) Collecteurs profonds du gland et du clitoris, passant par le canal crural.

c) Collecteurs profonds de l'ombilic et de la partie sous-ombilicale de la paroi abdominale.

d) Lymphatiques satellites des vaisseaux obturateurs et venant des muscles adducteurs de la cuisse.

e) Lymphatiques du col vésical, de la prostate et de la portion membraneuse de l'urètre.

f) Quelques efférents des ganglions hypogastriques et plus particulièrement du ganglion hémorroïdal moyen.

[POIRIER ET CUNÉO.]

Comme on le voit, les trois chaînes iliaques externes reçoivent des lymphatiques venus des ganglions inguinaux. La chaîne externe et la chaîne interne reçoivent directement ces vaisseaux; la chaîne moyenne ne les reçoit qu'après qu'ils se sont interrompus dans les ganglions rétro-cruraux externe et interne. Il semble que le grand courant lymphatique qui tire sa source du membre inférieur se divise, au niveau des vaisseaux iliaques externes, en trois courants secondaires, répondant à chacun de nos trois chaînes ganglionnaires.

En revanche, la chaîne moyenne et la chaîne interne sont seules à recevoir des lymphatiques à point de départ pelvien. On pourrait s'étonner à ce propos que la chaîne moyenne, placée au niveau du détroit supérieur, reçoive des lymphatiques émanés de la cavité pelvienne, comme ceux qui lui viennent de la prostate ou du vagin. En fait ces vaisseaux ont un trajet assez long à parcourir avant d'arriver à la chaîne moyenne et il peut paraître singulier qu'ils ne s'arrêtent point dans la chaîne interne qu'ils sont obligés de croiser. Leur terminaison dans la chaîne moyenne s'explique par le développement. Comme on le sait, chez le fœtus, prostate et vagin occupent un niveau beaucoup plus élevé que chez l'adulte et sont placés au niveau même du détroit supérieur. Leurs lymphatiques n'ont alors qu'un trajet très court à parcourir pour atteindre la chaîne moyenne. Plus tard lorsque ces organes s'enfoncent dans la cavité pelvienne, ces vaisseaux acquièrent secondairement un trajet plus long et plus compliqué. Nous verrons un phénomène analogue, mais beaucoup plus frappant, se produire pour les lymphatiques de l'ovaire et du testicule.

VAISSEAUX EFFÉRENTS. — Chacun des ganglions de ces différentes chaînes envoie ses efférents dans le ganglion placé au-dessus de lui, de telle sorte que le ganglion le plus élevé de la chaîne résume la circulation lymphatique des ganglions sous-jacents.

Les efférents du ganglion supérieur de la chaîne *externe* se jettent dans le ganglion inférieur du groupe externe des ganglions iliaques primitifs.

Les efférents du ganglion supérieur de la chaîne *moyenne* se divisent en deux groupes, l'un externe, l'autre interne; le premier, qui est le plus important, s'unit aux efférents de la chaîne externe; le deuxième va rejoindre les efférents de la chaîne interne.

Les efférents de la chaîne *interne* s'engagent au-dessous du tronc de l'artère iliaque interne, s'unissent aux efférents des ganglions hypogastriques et vont se terminer, comme ces derniers, dans le groupe moyen des ganglions iliaques primitifs (groupe de la fosse du nerf lombo-sacré).

Chaîne épigastrique et circonflexe iliaque. — Il faut rattacher aux ganglions iliaques externes deux chaînes secondaires : la chaîne épigastrique et la chaîne circonflexe iliaque.

La *chaîne épigastrique* comprend 3 à 6 petits ganglions placés sur le trajet de l'artère épigastrique, au niveau du tiers inférieur de celle-ci. Ces ganglions, dont le volume et le nombre sont des plus variables, peuvent manquer.

La *chaîne circonflexe iliaque* comprend 2 à 4 petits ganglions placés sur le trajet de l'artère de ce nom. Encore plus petits que ceux du groupe précédent, ils font très fréquemment défaut.

2. **Ganglions iliaques internes ou hypogastriques**. — Les ganglions hypogastriques sont appendus aux branches de l'artère de ce nom. Leur nombre est assez variable. Ils sont placés près de l'origine des différentes branches de l'iliaque interne, au niveau des angles que ces branches limitent en divergeant. Le plus antérieur de ces ganglions est logé entre l'ombilicale et l'artère sous-jacente qui est ordinairement l'obturatrice. Le plus postérieur est appliqué sur le tronc de la fessière. Les autres sont intermédiaires aux deux précédents et les unissent suivant une courbe assez régulière dont la concavité regarde en haut et en avant. La disposition de ces ganglions intermédiaires est assez inconstante. Cependant ils sont généralement disposés

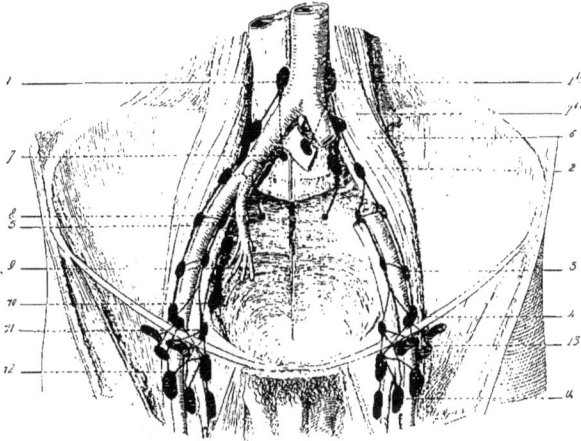

Fig. 574. — Schéma des ganglions ilio-pelviens (Cunéo et Marcille).

1 et 1 *bis*. Ganglions inférieurs des groupes latéro-aortiques droits et gauches. — 2. Ganglion iliaque primitif (groupe externe). — 3. Maillon moyen de la chaîne externe des iliaques externes. — 4. Ganglion rétrocrural externe. — 5. Ganglion de la chaîne moyenne des iliaques externes. — 6. Ganglion de la fosse du nerf lombosacré. — 7 et 7 *bis*. Groupe du promontoire ; à droite, le ganglion est sous la veine iliaque primitive gauche ; à gauche, le ganglion est au-devant de cette même veine. — 8. Groupe sacré latéral. — 9. Groupe hypogastrique. — 10. Ganglion de la chaîne interne des iliaques externes. — 11. Ganglion rétrocrural interne. — 12. Ganglion inguinal profond. — 13 et 14. Ganglions inguinaux superficiels.

de la façon suivante. Le premier d'entre eux est placé au voisinage de l'origine de l'utérine ou de la prostatique ; un deuxième, plus postérieur, repose sur le tronc commun de l'ischiatique et de la honteuse ; un troisième, placé à l'écart des précédents, est situé sur le trajet de l'artère hémorroïdale moyenne ; il répond ordinairement au point où l'artère s'épanouit en ses branches terminales et est presque accolé à la paroi latérale du rectum (ganglion hémorroïdal moyen). Enfin un dernier groupe, plus isolé encore, est formé par 2 à 3 ganglions que l'on rencontre en dedans du deuxième ou du troisième trou sacré, sur le trajet de l'artère sacrée latérale (ganglion sacré latéral).

Tous ces ganglions sont appliqués sur la face interne de la gaine hypogastrique et il suffit d'enlever le péritoine pour les découvrir. Ils peuvent parfois occuper la face externe de cette lame aponévrotique, comme on peut s'en apercevoir en décollant celle-ci de la paroi latérale du bassin. Tous ces ganglions sont réunis entre eux par de multiples anastomoses.

[POIRIER ET CUNÉO.]

Vaisseaux afférents. — Les ganglions hypogastriques reçoivent des afférents de tous les viscères pelviens. On voit donc aboutir à ce groupe ganglionnaire des lymphatiques des portions membraneuse et prostatique de l'urètre, de la prostate, de la vessie, des vésicules séminales et du canal déférent, du vagin, de l'utérus et enfin du rectum. Tous ces vaisseaux sont plus ou moins satellites des artères que l'hypogastrique envoie à ces différents viscères.

Ils reçoivent également les collecteurs des parties sous-aponévrotiques du

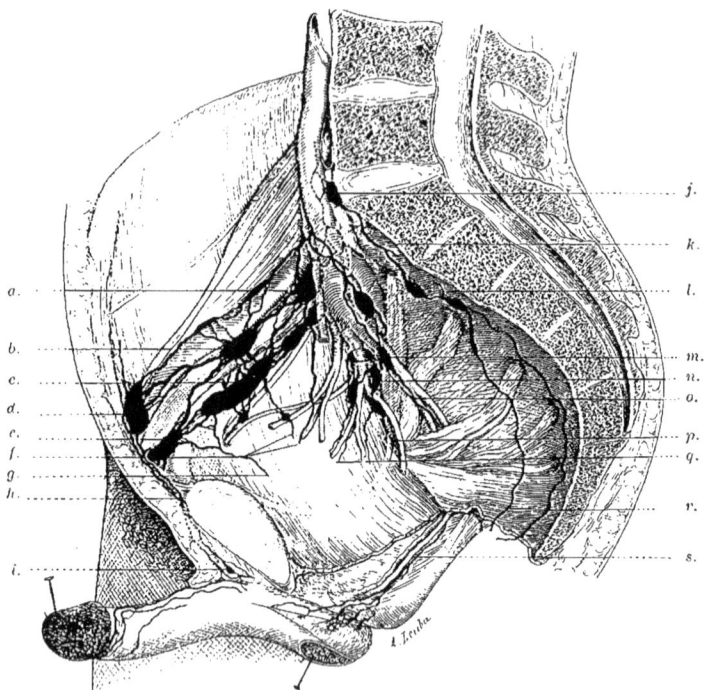

Fig. 575. — Ganglions ilio-pelviens (vue latérale), (Cunéo et Marcille).

a et *b*, ganglions iliaques externes (chaîne moyenne). — *c*, ganglion iliaque externe (chaîne externe). — *d*, ganglion rétro-crural externe. — *e*, ganglion rétro-crural interne. — *f*, *g*, lymphatiques de la vessie. — *h*, collecteurs balaniques passant par le canal inguinal. — *i*, nodule ganglionnaire présymphysien. — *j*, ganglion du promontoire. — *k*, ganglion fessier intra-pelvien. — *l*, ganglion sacré latéral. — *m*, *n*, ganglions hypogastriques. — *o*, tronc satellite des vaisseaux honteux externes. — *p*, tronc hémorroïdal moyen. — *q*, *r*, collecteurs prostatiques. — *s*, collecteurs urétraux.

périnée, ainsi que les lymphatiques de l'urètre pénien et même certains troncs venus de l'anus, d'après les recherches de Marcille. Ces vaisseaux suivent le trajet de l'artère honteuse externe et de ses branches.

Enfin on voit encore aboutir à ces ganglions les lymphatiques profonds de la face postérieure de la cuisse et de la fesse, satellites des vaisseaux ischiatiques et fessiers.

Vaisseaux efférents. — Les efférents des ganglions hypogastriques se dirigent en haut et en dehors, passent sous la veine iliaque primitive et se terminent dans le groupe moyen des ganglions iliaques primitifs. Nous verrons plus loin que ce groupe, situé sous les vaisseaux, dans la fosse du nerf lombo-sacré, envoie lui-même ses efférents dans la partie inférieure de la chaîne latéro-aortique du côté correspondant.

3. Ganglions iliaques primitifs. — Les ganglions groupés autour de l'artère iliaque primitive peuvent être répartis en trois groupes : un groupe externe, un groupe moyen et un groupe interne.

Le *groupe externe* comprend généralement deux ganglions, placés en dehors de l'artère et reposant sur le bord interne du psoas. Ce groupe fait suite à la chaîne externe des ganglions iliaques externes et se continue en haut sans ligne de démarcation aucune avec le groupe juxta-aortique du côté correspondant.

Le *groupe moyen* (gr. profond ou rétro-vasculaire) est constitué par 2 à 4 ganglions profondément cachés en arrière des vaisseaux. Ces ganglions occupent une fosse bien décrite récemment par Marcille et qui est constituée de la façon suivante. En dedans, elle est limitée par le corps de la 5e lombaire ; en dehors, par le bord interne du psoas. Son fond est formé par la face supérieure de l'aileron du sacrum. Cette fosse est recouverte par les vaisseaux iliaques primitifs qui tendent à s'enfoncer dans sa profondeur. C'est dans la graisse qui remplit cette fosse, au-dessus des nerfs lombo-sacré et obturateur qui en occupent le fond, que l'on trouve les ganglions rétro-vasculaires.

Le *groupe interne* constitue avec celui du côté opposé un groupe impair et médian placé en avant du corps de la 5e lombaire ou au niveau du disque qui unit cette vertèbre au sacrum. On peut le désigner sous le nom de *groupe du promontoire*. Il est parfois formé de deux amas assez distincts : l'un inférieur et droit, sous-jacent à la veine iliaque primitive gauche (amas sous-veineux); l'autre supérieur et gauche, reposant sur cette veine (amas préveineux) (voy. fig. 573 et 575).

Vaisseaux afférents. — Le *groupe externe* et le *groupe moyen* des ganglions iliaques primitifs ne reçoivent pour ainsi dire pas de vaisseaux émanés directement des organes voisins. Par contre, ils sont l'aboutissant des nombreux et volumineux efférents des trois chaînes iliaques externes et des ganglions hypogastriques.

Le *groupe interne* ou groupe du promontoire reçoit : 1° certains efférents du groupe sacré-latéral ; 2° des vaisseaux émanés de la plupart des organes pelviens ; à ce groupe viennent en effet aboutir des lymphatiques venus de la prostate, du col vésical, du col utérin, du vagin et peut-être même du rectum. Aux ganglions sous-veineux aboutissent les collecteurs du côté droit, aux ganglions préveineux les collecteurs du côté gauche. Tous ces vaisseaux décrivent sensiblement le même trajet (voy. fig. 587, 590, 600). Appliqués à leur origine sur le plancher pelvien, ils montent ensuite dans la concavité sacrée, en cheminant un peu en dehors de la ligne médiane, et arrivent au ganglion du promontoire, après un long trajet dont l'ensemble décrit une courbe assez régulière.

Vaisseaux efférents. — Les efférents des trois groupes iliaques primitifs

[POIRIER ET CUNÉO.]

convergent vers la partie inférieure de la chaîne latéro-aortique du côté correspondant.

Tous les lymphatiques ilio-pelviens aboutissent donc en dernière analyse aux deux chaînes juxta-aortiques droite et gauche. Le ganglion inférieur de ces deux chaînes représente le point de convergence de tous les efférents des groupes ganglionnaires que nous venons d'étudier. Il reçoit d'une part les efférents du groupe externe des ganglions iliaques primitifs qui résume lui-même la chaîne interne et la chaîne moyenne des ganglions iliaques externes. Il reçoit, d'autre part, les efférents du groupe du promontoire et du groupe de la fosse lombo-sacrée ; or, comme nous l'avons vu, celui-ci est l'aboutissant des vaisseaux afférents des ganglions hypogastriques et de la chaîne interne des ganglions iliaques externes. Il y a donc à la partie inférieure de la région lombaire une simplification des voies lymphatiques ; celles-ci se réduisent à deux grands courants ascendants latéraux ; il est vrai qu'à partir de ce point on va voir apparaître un nouveau courant, impair et médian, dont l'origine est toute différente, puisqu'il charrie la lymphe venue de la portion intestinale du tube digestif.

II. — GANGLIONS ABDOMINO-AORTIQUES

Au nombre de 20 à 30, les ganglions abdomino-aortiques se groupent autour de l'aorte abdominale. En se basant sur les rapports qu'ils affectent avec ce tronc artériel, on peut les diviser en 4 groupes : 1° les ganglions juxta-aortiques gauches ; 2° les ganglions juxta-aortiques droits ; 3° les ganglions préaortiques ; 4° les ganglions rétro-aortiques.

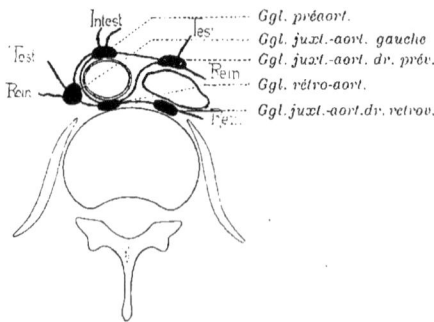

Ggl. préaort.
Ggl. juxt.-aort. gauche
Ggl. juxt.-aort. dr. prév.
Ggl. rétro-aort.
Ggl. juxt.-aort.dr. retrov.

Fig. 576. — Coupe transversale schématique montrant la disposition générale des ganglions abdomino-aortiques.

Chacun de ces groupes possède un territoire lymphatique spécial. Les ganglions juxta-aortiques recueillent les efférents des ganglions iliaques primitifs ainsi que les lymphatiques pariétaux et les lymphatiques des reins et des glandes génitales. Aux ganglions pré-aortiques, aboutissent plus particulièrement les lymphatiques venus du tube digestif et de ses annexes. Quant aux ganglions rétro-aortiques, ils reçoivent peu de vaisseaux émanés directement des viscères abdominaux et constituent un nouveau relais interposé sur le trajet de certains vaisseaux efférents des groupes précédents, avant que ces vaisseaux n'aillent se jeter dans le canal thoracique.

I) **Ganglions juxta-aortiques gauches**. — Les ganglions juxta-aortiques gauches forment une chaîne verticale presque continue qui longe le flanc gauche de l'aorte abdominale. Cette chaîne repose sur les insertions vertébrales du psoas et sur le pilier gauche du diaphragme ; elle est croisée, sur sa face antérieure, par le pédicule vasculaire du rein gauche.

Vaisseaux afférents. — Ces ganglions reçoivent : 1° les lymphatiques efférents des ganglions iliaques primitifs ; 2° les lymphatiques, satellites des artères lombaires, issus des muscles larges de l'abdomen ; 3° les lymphatiques

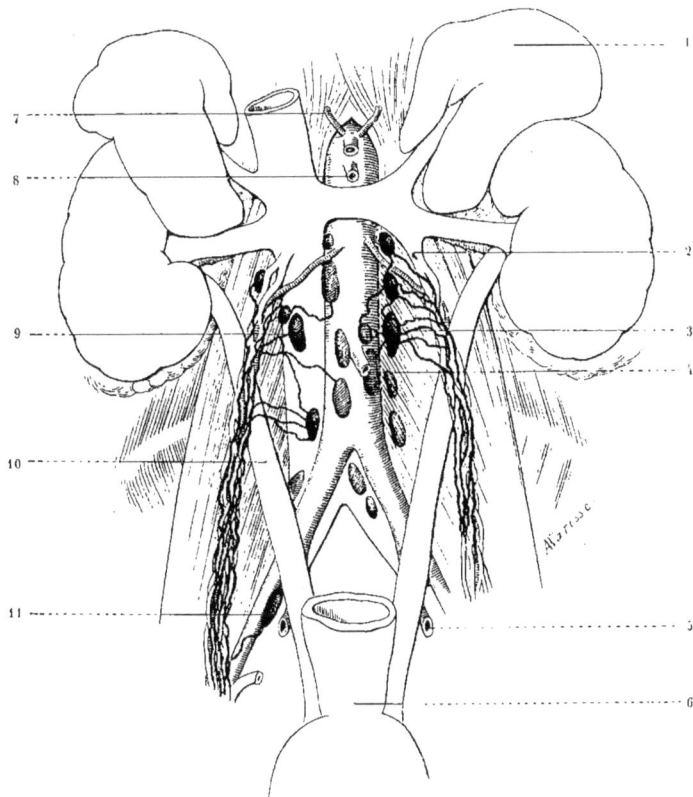

Fig. 577. — Ganglions abdomino-aortiques (nouveau-né), (d'après Cunéo).

1. Capsule surrénale gauche. — 2. Veine spermatique gauche. — 3. Ganglion juxta-aortique gauche. — 4. Mésentérique supérieure. — 5. Veine ombilicale. — 6. Rectum. — 7. Artère diaphragmatique inférieure. — 8. Artère mésentérique supérieure. — 9. Ganglion juxta-aortique droit. — 10. Uretère. — 11. Ganglion postérieur de la chaîne moyenne du groupe iliaque externe.

du testicule gauche chez l'homme, des annexes gauches et de la moitié correspondante du corps de l'utérus chez la femme ; 4° les lymphatiques du rein et de la capsule surrénale gauches.

Vaisseaux efférents. — Les vaisseaux efférents des ganglions juxta-aortiques gauches peuvent être divisés en quatre groupes. Certains d'entre eux se jettent dans les ganglions préaortiques ; d'autres aboutissent aux ganglions rétro-aortiques ; d'autres, plus nombreux, se groupent en un tronc commun qui se jette dans la citerne de Pecquet ; d'autres enfin traversent le pilier gauche du diaphragme et se jettent dans le canal thoracique un peu au-dessus de son origine (voy. fig. 646). Certains de ces vaisseaux s'interrompent parfois dans des ganglions placés entre la face postérieure du pilier et la colonne vertébrale.

II) Ganglions juxta-aortiques droits. — Les ganglions juxta-aortiques droits sont placés les uns en avant de la veine cave inférieure, les autres en arrière de ce vaisseau. Il existe une sorte de balancement entre ces deux groupes, et lorsque l'un d'eux est développé, l'autre est le plus souvent sensiblement réduit.

Les *ganglions préveineux*, au nombre de 3 à 6, sont ordinairement sous-jacents à l'embouchure des veines rénales dans la veine cave. Les *ganglions rétro-veineux* reposent, comme les ganglions juxta-aortiques gauches, sur les insertions du psoas et la face antérieure du pilier correspondant du diaphragme.

Vaisseaux afférents. — Les ganglions juxta-aortiques droits reçoivent les mêmes affluents que le groupe homologue du côté opposé. Il est intéressant de constater que les lymphatiques génitaux se rendent surtout aux ganglions pré-veineux et les lymphatiques pariétaux aux ganglions rétro-veineux. Quant aux lymphatiques du rein, ils se partagent entre les deux groupes, comme nous le verrons plus loin.

Vaisseaux efférents. — Les efférents des ganglions juxta-aortiques droits présentent le même mode de terminaison que ceux des ganglions juxta-aortiques du côté opposé.

III) Ganglions préaortiques. — Ces ganglions forment parfois, du moins chez le nouveau-né, une chaîne continue placée sur la face antérieure de l'aorte. Mais le plus souvent ils se groupent en trois amas distincts, inférieur, moyen et supérieur, placés au niveau de l'origine des trois gros troncs que l'aorte envoie à la portion abdominale du tube digestif.

a) L'*amas inférieur* est ordinairement formé par deux ganglions, allongés dans le sens vertical et symétriquement placés des deux côtés de l'origine de l'artère mésentérique inférieure. Dans ces ganglions viennent aboutir les lymphatiques émanés du rectum, du côlon iléo-pelvien et du côlon ascendant; ces vaisseaux ont d'ailleurs déjà traversé, comme nous le verrons plus loin (p. 1223), un ou deux relais ganglionnaires.

b) L'*amas moyen* est constitué par un volumineux paquet de ganglions entourant l'origine de la mésentérique supérieure et se continuant sans ligne de démarcation aucune avec les ganglions placés dans la racine du mésentère. Cet amas reçoit les lymphatiques venus de l'intestin grêle, du cœcum et de l'appendice, du côlon ascendant et du côlon transverse et du pancréas.

c) L'*amas supérieur* est formé par 1 à 3 ganglions, placés au-dessus du tronc cœliaque. Il se continue sans ligne de démarcation avec les trois chaînes : hépatique, coronaire stomachique et splénique qui en sont comme une émanation.

Vaisseaux afférents. — Les ganglions préaortiques reçoivent certains efférents des groupes juxta-aortiques; mais la presque totalité de leurs afférents est formée par les vaisseaux émanés des groupes ganglionnaires qui sont annexés aux artères mésentériques ou au tronc cœliaque et qui reçoivent les lymphatiques de l'intestin, de l'estomac, du foie, du pancréas et de la rate.

Vaisseaux efférents. — Les trois amas ganglionnaires préaortiques sont réunis entre eux par de nombreux vaisseaux. Les troncs efférents auxquels donnent naissance ces ganglions contournent les parties latérales de l'aorte abdominale. Leur mode de terminaison varie suivant le niveau qu'ils occupent. Les inférieurs se terminent dans les ganglions rétro-aortiques sous-jacents à la citerne de Pecquet. Les supérieurs aboutissent dans cette citerne. Ils débouchent parfois isolément dans cette dernière, mais le plus souvent, ils s'unissent en un tronc commun (*truncus intestinalis*) qui s'accole au tronc commun des efférents du groupe juxta-aortique gauche et se jette en même temps que ce dernier dans la citerne de Pecquet.

On peut rattacher au groupe préaortique tous les ganglions placés sur le trajet des différentes artères que l'aorte abdominale envoie à la portion sous-diaphragmatique du tube digestif. Nous aurons ainsi à étudier :

1° Les ganglions placés sur le trajet des deux artères mésentériques.

2° Les ganglions appendus aux branches du tronc cœliaque.

1) Ganglions annexés aux artères mésentériques. — Les ganglions annexés aux deux artères mésentériques semblent au premier abord disséminés irrégulièrement sur le trajet de ces artères et de leurs branches. Leur disposition générale obéit cependant à des règles assez fixes pour nous permettre d'essayer de la schématiser.

Certains de ces ganglions sont placés au-dessous de la dernière série d'arcades que forment en s'anastomosant les branches artérielles destinées à un segment donné de l'intestin. Ces ganglions, ainsi appendus aux artérioles terminales, sont très rapprochés de l'insertion intestinale du mésentère et on peut leur donner le nom de ganglions juxta-intestinaux. Presque toujours de petit volume, ils ne retiennent que rarement les injections artificielles et dans les cas de cancers n'arrêtent que peu de temps les éléments néoplasiques. Ils sont donc comparables à ces petits ganglions que nous avons déjà eu l'occasion de signaler sur le trajet des lymphatiques de différents organes et que les Allemands désignent sous le nom de Schaltdrüsen (voy. p. 1238). Ces ganglions ne présentent aucune fixité morphologique et leur nombre varie considérablement suivant les sujets.

D'autres ganglions, plus volumineux et plus constants dans leur existence et leur situation, sont placés sur le trajet des branches primaires des artères mésentériques. Ils constituent les véritables ganglions régionnaires d'un segment déterminé de l'intestin.

D'autres enfin sont placés autour du tronc principal de ces vaisseaux. Ils représentent des centres ganglionnaires ordinairement communs à plusieurs segments de l'intestin. Ils reçoivent les efférents des ganglions précédents.

Nous nous contenterons pour l'instant de ces données générales et, pour éviter d'inutiles répétitions, nous préciserons la topographie de ces ganglions en étudiant les lymphatiques des différents segments intestinaux auxquels ils sont annexés.

2) Ganglions annexés aux branches du tronc cœliaque. — Les ganglions annexés aux branches du tronc cœliaque se disposent en trois chaînes : la chaîne coronaire stomachique, la chaîne splénique et la chaîne hépatique. Nous rattacherons à cette dernière la chaîne du canal cholédoque.

[POIRIER ET CUNÉO.]

1° Chaîne coronaire stomachique. — Les ganglions de la chaîne coronaire peuvent être divisés en deux groupes : le groupe de la faux de l'artère coronaire, et le groupe de la petite courbure.

A). Le *groupe de la faux* est formé par les ganglions placés le long de l'artère durant son trajet dans le ligament gastro-pancréatique. Leur nombre varie de 2 à 6. Ils ne font jamais complètement défaut.

B). Sous le nom de *groupe de la petite courbure*, nous comprendrons tous les ganglions placés sur le trajet du tronc ou des branches de la coronaire après

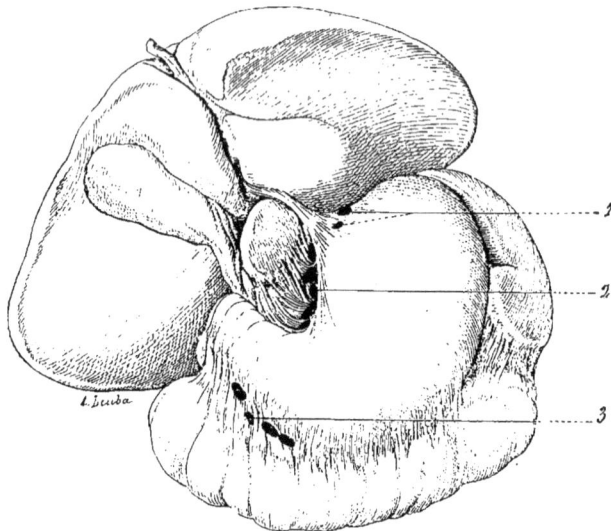

Fig. 578. — Ganglions de la petite courbure et ganglions sous-pyloriques (nouveau-né).
1. Ganglions précardiaques. — 2. Groupe de la petite courbure. — 3. Groupe sous-pylorique.

que celle-ci a abordé l'estomac. Ces ganglions forment deux amas principaux.

a) Les uns accompagnent les rameaux gauches ou ascendants de l'artère. Ils forment un premier amas, répondant à la partie verticale de la petite courbure et à l'insertion stomacale de la pars condensa du petit épiploon.

A ces ganglions on peut rattacher deux amas plus petits, placés l'un sur la face antérieure, l'autre sur la face postérieure du cardia. Ces deux amas pré- et rétro-cardiaques seraient parfois réunis, d'après Sappey, par un ganglion placé à gauche du cardia. Ce ganglion juxta-cardiaque gauche fait le plus souvent défaut.

b) Le deuxième amas est formé par les ganglions placés sur le trajet des grosses branches droites ou descendantes de l'artère coronaire stomachique. Ces ganglions sont ordinairement groupés près du point où la coronaire aborde l'estomac. Il est très rare d'en rencontrer au niveau de la partie de la petite courbure qui répond au pylore et au vestibule pylorique. Tous ces ganglions sont placés entre les deux feuillets du petit épiploon, au milieu du feutrage serré que forment à ce niveau les branches des vaisseaux coronaires et du pneumogastrique gauche.

Les ganglions coronaires stomachiques reçoivent comme *afférents* les lymphatiques venus de l'estomac. Comme nous le verrons plus loin, leur territoire a une grande étendue et constitue le plus important des différents territoires lymphatiques de l'estomac. Leurs *vaisseaux efférents* se terminent dans les ganglions préaortiques qui entourent le tronc cœliaque.

2° Chaîne splénique. — La chaîne splénique comprend un nombre très variable de ganglions (4 à 10), qui accompagnent l'artère de ce nom. Comme cette artère, ils sont placés sur la face postérieure du pancréas, près du bord

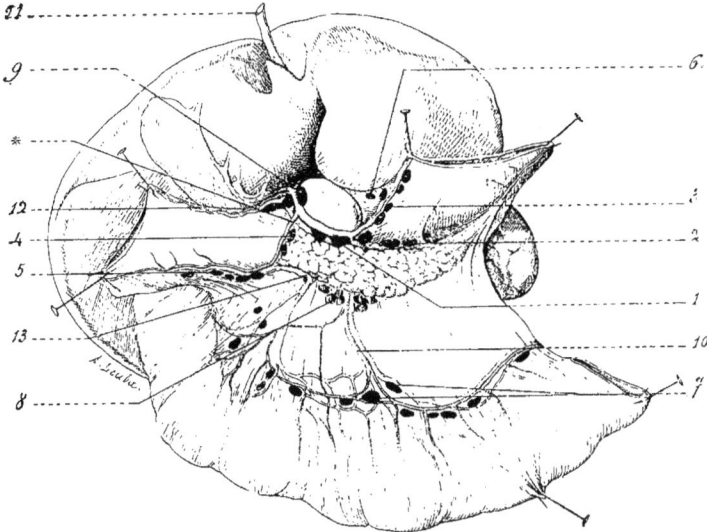

Fig. 379. — Vue générale des ganglions parastomacaux (nouveau-né).

L'estomac a été sectionné au niveau de sa partie moyenne et ses deux segments ont été rejetés l'un à droite, l'autre à gauche, pour montrer l'origine du tronc cœliaque. Le foie est relevé, le côlon transverse fortement attiré en bas et en avant.

1. Groupe ganglionnaire du tronc cœliaque. — 2. Chaîne splénique. — 3. Groupe de la faux de la coronaire. - 4. Groupe rétro-pylorique. — 5. Groupe sous-pylorique. — 6. Ganglions petite courbure. — 7. Ganglions mésocoliques. — 8. Ganglions de la racine du mésocôlon, vus par transparence à travers le méso. — 9. Ganglion du hile du foie. — 10. Artère colique moyenne. — 11. Veine ombilicale. — 12. Vaisseaux pyloriques. — 13. Veine gastro-épiploïque droite allant se jeter dans la veine colique moyenne. — * Point où doit être liée l'artère gastroduodénale lorsqu'on veut extirper les ganglions rétro pyloriques.

supérieur de cet organe. L'extrémité de cette chaîne ganglionnaire est contenue dans l'épiploon pancréatico-splénique.

Les vaisseaux *afférents* de ces ganglions viennent de la rate, du pancréas et de la grosse tubérosité de l'estomac. Les vaisseaux *efférents* aboutissent aux ganglions placés autour du tronc cœliaque.

3° Chaîne hépatique. — La chaîne hépatique comprend de 3 à 6 ganglions, disposés sur le trajet de l'artère hépatique. Certains de ces ganglions sont placés au niveau de la portion horizontale de ce vaisseau et répondent par conséquent au bord supérieur du pancréas et au plancher de l'hiatus de Winslow. D'autres sont situés au niveau du segment vertical de l'artère et

[*POIRIER ET CUNÉO.*]

répondent au flanc gauche de la veine porte. Ces ganglions reçoivent les lymphatiques du foie et émettent des afférents qui vont se terminer dans les ganglions qui contournent l'origine du tronc coronaire.

La chaîne hépatique émet une chaîne secondaire qui est satellite de l'artère gastro-épiploïque droite. Cette *chaîne gastro-épiploïque* comprend deux groupes ganglionnaires distincts : le groupe sous-pylorique et le groupe rétro-pylorique.

A. Le *groupe sous-pylorique* compte en moyenne de 3 à 6 ganglions. Ceux-ci sont placés dans l'épaisseur du ligament gastro-colique, au-dessous de la zone pylorique de l'estomac. Il est rare de trouver des ganglions au niveau de la partie moyenne de la grande courbure, et tout à fait exceptionnel d'en rencontrer dans le voisinage de la grande tubérosité. La situation de ces ganglions par rapport aux vaisseaux gastro-épiploïques est assez variable. Ils leur sont ordinairement sous-jacents; dans certains cas cependant, ils peuvent se placer entre les vaisseaux et l'estomac. Mais il est exceptionnel de les voir s'accoler directement à ce viscère, comme cela arrive pour les ganglions de la petite courbure. Aussi, dans les cas de cancer, ne sont-ils fusionnés avec la tumeur pylorique que lorsqu'il existe un envahissement prononcé du ligament gastro-colique.

On peut rattacher au groupe sous-pylorique des *ganglions, aberrants*, placés dans l'épaisseur du ligament gastro-colique, le long des branches descendantes de l'arcade gastro-épiploïque. Ces ganglions, aussi variables dans leur nombre que dans leur disposition, peuvent être distants de plus de 5 à 6 centimètres de la grande courbure. On conçoit qu'ils puissent passer inaperçus et être laissés en place, au cours d'une gastrectomie, lorsque leur augmentation de volume ne les rend pas évidents.

Les ganglions sous-pyloriques reçoivent comme afférents les lymphatiques émanés du territoire inférieur de l'estomac (voy. p. 1229 et fig. 605) ou de la partie supérieure du grand épiploon. Leurs vaisseaux efférents suivent le trajet de l'artère gastro-épiploïque droite et viennent se jeter dans les ganglions rétro-pyloriques. Mais il est fréquent de voir un ou plusieurs de ces efférents aboutir aux ganglions qui entourent les vaisseaux mésentériques supérieurs au moment où ceux-ci croisent la troisième portion du duodénum. Ces collecteurs suivent alors la veine gastro-épiploïque droite, qui, on le sait, va fréquemment se jeter dans la portion sous-pancréatique de la veine mésentérique supérieure soit directement, soit par un tronc commun avec la veine colique moyenne (voy. fig. 579).

B. Le *groupe rétro-pylorique* comprend ordinairement 2 à 3 ganglions qui font suite aux précédents et se continuent sans ligne de démarcation aucune avec les ganglions de la chaîne hépatique principale. Ces ganglions, placés autour du tronc de la gastro-duodénale, sont en rapport en avant avec la face postérieure du pylore, en arrière avec le pancréas. Lorsqu'ils sont dégénérés, ils peuvent adhérer fortement à cet organe dont il devient difficile de les séparer. Ce groupe ganglionnaire fait assez fréquemment défaut.

Les ganglions rétro-pyloriques reçoivent comme afférents les troncs émanés du groupe sous-pylorique, quelques lymphatiques venus de la face postérieure et du bord supérieur du pylore, et, enfin, des troncs issus de la première portion du duodénum.

CHAINE GANGLIONNAIRE DU CYSTIQUE ET DU CHOLÉDOQUE. — Sur le trajet des conduits biliaires extra-hépatiques, on trouve une série de ganglions qui se disposent en chaîne verticale, dont la direction est parallèle à celle de ces conduits. Le plus élevé de ces ganglions n'est autre que le ganglion cystique, il est compris dans l'angle ouvert à gauche et en avant que limitent le col et le corps de la vésicule biliaire. Ce ganglion, signalé par Mascagni, retrouvé depuis par Broca, est inconstant. Les ganglions sous-jacents s'échelonnent le long du canal cystique, puis du canal cholédoque. Ils sont placés le long du bord droit

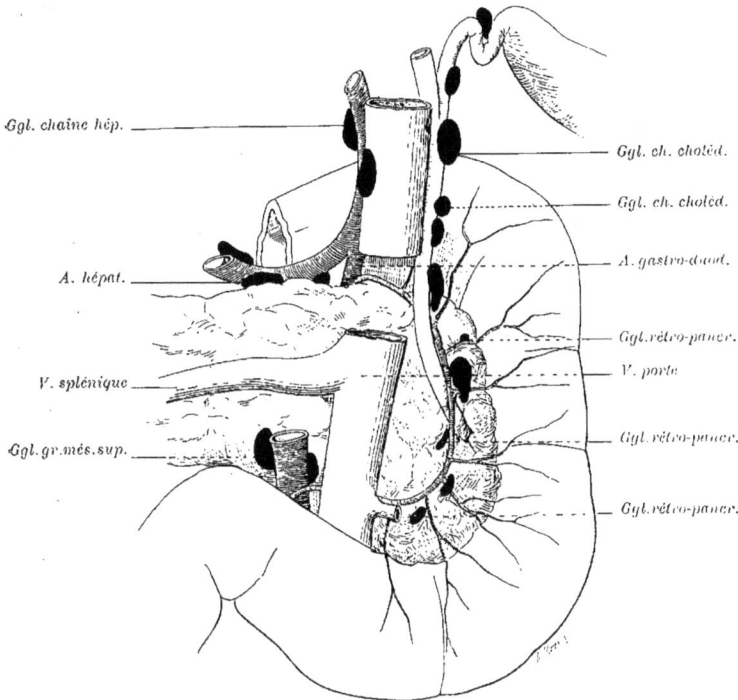

Ggl. chaîne hép.

A. hépat.

V. splénique

Ggl. gr. més. sup.

Ggl. ch. choléd.

Ggl. ch. choléd.

A. gastro-duod.

Ggl. rétro-pancr.

V. porte

Ggl. rétro-pancr.

Ggl. rétro-pancr.

FIG. 580. — Face postérieure du duodénum et du pancréas.

On voit sur cette figure les ganglions de la chaîne de l'artère hépatique, de la chaîne du cystique et du cholédoque et de l'arcade vasculaire rétro-pancréatique.

de ces canaux ou sur leur face postérieure. Leur nombre et leur disposition exacte nous ont paru assez variables. Il existe cependant un ganglion assez constant au niveau du confluent du canal cystique et du canal hépatique (Quénu). Inférieurement, cette chaîne se fusionne avec la chaîne satellite de l'arcade vasculaire rétro-pancréatique.

Comme on le voit, il existe au niveau du pédicule hépatique deux chaînes relativement distinctes, dont l'une est satellite des gros canaux collecteurs de la bile et dont l'autre suit le trajet de l'artère hépatique. Bien que cette disposition ne se rencontre pas toujours avec un caractère aussi schématique, nous pensons néanmoins qu'il faut la regarder comme constituant le type habituel.

IV) Ganglions rétro-aortiques. — La disposition des ganglions rétro-aortiques est beaucoup plus variable que celle des groupes précédents. Au nombre de 4 ou 5, ils sont placés en avant des 3e et 4e lombaires, et immédiatement au-dessous de la citerne de Pecquet. Parfois (6 fois sur 16), de petits ganglions logés entre l'aorte et la veine cave unissent le groupe rétro-aortique et les ganglions placés en avant des vaisseaux.

Les ganglions rétro-aortiques reçoivent les lymphatiques émanés des trois groupes précédents : groupes pré-aortiques, groupes juxta-aortiques droits et gauches. Leurs vaisseaux efférents vont se jeter dans la citerne de Pecquet.

En somme, les vaisseaux afférents des ganglions rétro-aortiques sont presque uniquement constitués par les efférents des ganglions pré- et juxta-aortiques ; ces ganglions rétro-aortiques ne sont donc pas de véritables ganglions *régionnaires* (voy. p. 1138), mais représentent simplement un nouveau relais interposé entre les groupes précédents et la citerne de Pecquet. Rappelons d'ailleurs que certains efférents des groupes précédents aboutissent directement à la citerne, ou même à un segment sus-jacent du canal thoracique en traversant les piliers du diaphragme (voy. fig. 646).

§ II. — VAISSEAUX LYMPHATIQUES DU BASSIN ET DE L'ABDOMEN

Nous envisagerons successivement les lymphatiques de la paroi abdominale, les lymphatiques des organes génitaux externes et internes de l'homme et de la femme, les lymphatiques des organes urinaires, et enfin les lymphatiques de la portion sous-diaphragmatique du tube digestif et des annexes de celui-ci.

I. — LYMPHATIQUES DE LA PAROI ABDOMINALE

On peut distinguer les lymphatiques de la paroi abdominale en lymphatiques superficiels ou cutanés et en lymphatiques profonds, aponévrotiques ou musculaires.

1) Les LYMPHATIQUES SUPERFICIELS peuvent être eux-mêmes distingués en antérieurs et en postérieurs.

a) Les *antérieurs* descendent en convergeant vers le pli de l'aine et se terminent dans les groupes supéro-externe et supéro-interne des ganglions inguinaux superficiels. Les vaisseaux qui naissent au voisinage du rebord costal ont cependant une terminaison toute différente, puisqu'ils sont tributaires des ganglions axillaires.

b) Les *postérieurs* naissent des téguments de la région lombaire. Anastomosés en haut avec les lymphatiques du dos, en bas avec les lymphatiques de la fesse, ils donnent naissance à 3 ou 4 troncs collecteurs ; ceux-ci se portent en bas et en avant, en cheminant un peu au-dessus de la crête iliaque et parallèlement à cette dernière, et se terminent dans le groupe supéro-externe des ganglions inguinaux superficiels.

2) Les LYMPHATIQUES PROFONDS naissent, soit des différentes aponévroses, soit des masses charnues des différents muscles de la paroi abdominale. Ils se collectent en quatre voies principales : *a)* Une voie, satellite de l'artère épigastrique et dont les vaisseaux constituants, après avoir traversé les ganglions épigastriques, se terminent dans les ganglions rétro-cruraux externe et interne. — *b)* Une voie qui accompagne l'artère circonflexe iliaque et aboutit au ganglion

rétro-crural externe. — c) Une voie lombaire comprenant 4 à 5 troncs, satellites des artères lombaires et tributaires des ganglions juxta-aortiques. — d) Une voie ascendante, satellite de la branche abdominale de la mammaire externe, et dont les vaisseaux constituants se terminent dans la chaîne mammaire interne.

Il est une région de la paroi abdominale dont les lymphatiques présentent au point de vue pratique un intérêt particulier : c'est la région ombilicale. Aussi consacrerons-nous quelques lignes à l'étude des lymphatiques de l'ombilic.

Lymphatiques de l'ombilic. — On peut diviser les lymphatiques de l'ombilic en trois groupes :
1) Les lymphatiques cutanés;
2) les lymphatiques du noyau fibreux ; 3) les lymphatiques du contour aponévrotique de l'anneau.

1) Les lymphatiques *cuta-nés* naissent chez le fœtus et le nouveau-né du *scrotum ombilical*, et chez l'adulte de la peau qui recouvre le noyau fibreux de l'ombilic. Leur réseau d'origine, extrêmement serré, se continue avec celui de la peau avoisinante. De ce réseau partent 4 ou 5 troncs de chaque côté, qui se portent en bas et en dehors vers le milieu du pli de l'aine; ces troncs lymphatiques cheminent immédiatement au-dessous des téguments dans un plan plus superficiel que les vaisseaux sous-cutanés abdo-

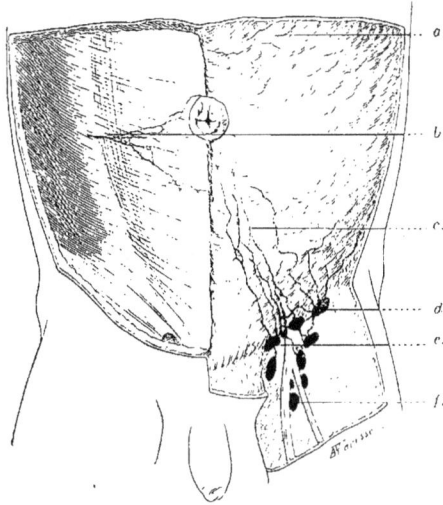

Fig. 581. — Lymphatiques des téguments de l'ombilic (Cunéo et Marcille).

a, lymphatique tributaire des ganglions axillaires. — b, réseau pré-aponévrotique. — c, tronc tributaire des ganglions inguinaux. — d, ganglion inguinal supéro-externe. — e, ganglion inguinal supéro-interne. — f, ganglion inguinal inféro-externe.

minaux dont ils suivent sensiblement le trajet. Ils se terminent dans les deux groupes supéro-interne et supéro-externe des ganglions inguinaux superficiels (voy. p. 1162). Il est exceptionnel de voir ces troncs descendants s'entre-croiser sur la ligne médiane. Par contre les vaisseaux d'un même côté s'entre-croisent souvent et on peut voir un des troncs les plus internes aller aboutir au plus externe des ganglions inguinaux supérieurs (voy. fig. 581).

En piquant au niveau même de l'ombilic, on n'injecte pour ainsi dire jamais de vaisseau allant se terminer dans les ganglions axillaires. Pour injecter des troncs tributaires de ces ganglions, il faut pratiquer la piqûre à quelque distance au-dessus de l'ombilic (Cunéo et Marcille).

2) Les lymphatiques du *noyau fibreux*, beaucoup plus difficiles à injecter que les précédents, ont une terminaison absolument différente. De chaque côté du noyau, on voit naître 2 à 3 troncs qui pénètrent immédiatement dans

la gaine des droits et vont s'accoler au tronc de l'artère épigastrique intra-
musculaire à ce niveau. Plus bas, ils se placent sur l'artère elle-même entre le
muscle et l'aponévrose postérieure, puis apparaissent au niveau des arcades de
Douglas. Ils se réunissent là aux lymphatiques nés des aponévroses qui forment
la paroi postérieure de la gaine des droits.

3) Les lymphatiques du *contour aponévrotique* de l'anneau se distinguent
en *antérieurs* et *postérieurs*.

Les *lymphatiques antérieurs* (voy. fig. 581, *a*) naissent d'un réseau extrêmement délié, appliqué tout autour de l'ombilic sur la face antérieure de la

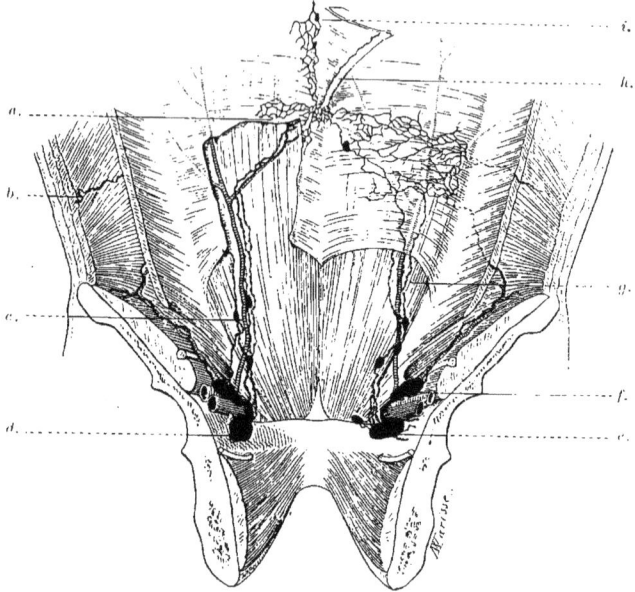

Fig. 582. — Lymphatiques de l'ombilic (vue postérieure), (Cunéo et Marcille).

a, réseau rétro-aponévrotique. — *b*, tronc satellite d'une artère lombaire. — *c*, ganglion de la chaîne épigastrique. — *d, e*, ganglion rétro-crural interne. — *f*, ganglion rétro-crural externe. — *g*, troncs satellites de l'artère épigastrique. — *g*, tronc satellite de la veine ombilicale — *i*, nodules ganglionnaires sus-ombilicaux. —
Le ganglion infra-ombilical n'est pas désigné par un tiret

gaine aponévrotique des droits. Ils aboutissent à deux ordres de collecteurs. *Les
uns* perforent le feuillet aponévrotique, pénètrent dans la gaine du droit et vont
s'unir aux lymphatiques émanés du noyau fibreux. *Les autres* se dirigent en
dehors, perforent le grand et le petit oblique et vont se confondre avec des
troncs homologues issus de l'aponévrose postérieure et dont nous indiquerons
dans un instant le mode de terminaison.

Les *lymphatiques postérieurs* (fig. 582) naissent d'un réseau péri-ombilical
placé sur la face postérieure de la gaine des droits. De ce réseau partent deux
ordres de troncs. *Les uns* se portent en dehors, perforent le transverse et s'engagent dans l'épaisseur de la paroi abdominale. Unis aux lymphatiques homologues, émanés de l'aponévrose antérieure, ils se rendent soit au ganglion rétro-

crural externe (voy. p. 1173), en suivant le trajet de l'artère circonflexe iliaque, soit à un ganglion juxta-aortique, en accompagnant une artère lombaire. — *Les autres* se portent en bas, s'unissent aux vaisseaux émanés du noyau fibreux et, plus ou moins accolés à l'artère épigastrique, se terminent dans deux ganglions iliaques externes placés immédiatement en arrière de l'arcade crurale : le ganglion rétro-crural externe et le ganglion rétro-crural interne (*a* et *b*, fig. 582) (voy. p. 1173).

Sur le trajet de ces troncs lymphatiques et au niveau de leur tiers inférieur on rencontre 3 à 6 ganglions peu volumineux mais à peu près constants. Ce sont les ganglions de la chaîne épigastrique (ganglions épigastriques inférieurs, Gerota) que nous avons déjà eu l'occasion de signaler (voy. p. 1176).

Dans quelques cas, on peut rencontrer un petit ganglion dans le tissu cellulaire sous-péritonéal rétro-ombilical. Gerota, qui a le premier signalé l'existence de ce ganglion, l'a rencontré 2 fois sur 10 sujets. Ce ganglion est ordinairement de 2 à 4 centimètres de l'ombilic et presque toujours un peu latéral. Il présente un certain intérêt au point de vue pathologique, car il peut être le point de départ de certaines suppurations de la région répondant au type clinique décrit sous le nom de phlegmon de Heurtaux (Cunéo et Marcille).

Sur un nouveau-né Cunéo et Marcille ont rencontré deux petits ganglions placés *au-dessus* de l'ombilic dans le tissu cellulaire sous-péritonéal (voy. fig. 582). Ces ganglions recevaient des lymphatiques émanés de la portion supra-ombilicale du réseau appliqué sur le feuillet postérieur de la gaine des droits.

Ajoutons enfin que les lymphatiques de l'ombilic communiquent avec ceux de la vessie par des réseaux qui entourent l'ouraque et avec ceux du foie par des vaisseaux très grêles courant le long de l'artère ombilicale. Ces communications permettent de comprendre la pathogénie de certains cas de cancers secondaires de l'ombilic.

Bibliogr. — Sappey, *loc. cit.*, p. 50. — Gerota. Ueber die Lymphgefässe und die Lymphdrüsen der Harnblase. *Anat. Anz.*, 1896, XII, p. 89. — Cunéo et Marcille. Note sur les lymphatiques de l'ombilic. *Soc. anat.*, nov. 1901.

II. — LYMPHATIQUES DES ORGANES GÉNITAUX EXTERNES

Nous étudierons successivement les lymphatiques des organes génitaux externes chez l'homme et chez la femme. Comme nous le verrons, ces vaisseaux présentent d'ailleurs une disposition sensiblement identique dans les deux sexes.

a) Chez l'homme.

Lymphatiques du scrotum. — Les vaisseaux lymphatiques du scrotum naissent d'un réseau d'une richesse extrême. Aussi l'injection de ces vaisseaux est-elle très facile, au moins chez l'enfant. Chez l'adulte, la fragilité des mailles du réseau rend l'injection plus délicate, surtout lorsqu'on se sert du mercure. Ce réseau couvre toute l'étendue du scrotum. Mais il est tout particulièrement serré au niveau du raphé et c'est là qu'on l'injecte avec le plus de facilité. C'est au voisinage du raphé qu'apparaissent les troncs collecteurs qui recueillent ensuite chemin faisant les ramuscules émanés des parties latérales du réseau scrotal. Le nombre de ces troncs est de 10 à 15 de chaque côté. On peut les distinguer en *supérieurs* et *inférieurs*.

a) Les troncs *supérieurs* (troncs médians, Sappey) naissent de la portion du raphé qui fait suite au raphé pénien. Ils se portent d'abord verticalement en haut, puis, arrivés au niveau de la racine de la verge, ils se recourbent brusquement en dehors. Ils marchent alors parallèlement aux collecteurs péniens, croisent le cordon et se terminent dans le groupe supéro-interne des ganglions inguinaux superficiels. (Sur la nomenclature de ces ganglions, voy. p. 1161.)

b) Les troncs *inférieurs* (troncs latéraux de Sappey) naissent du raphé

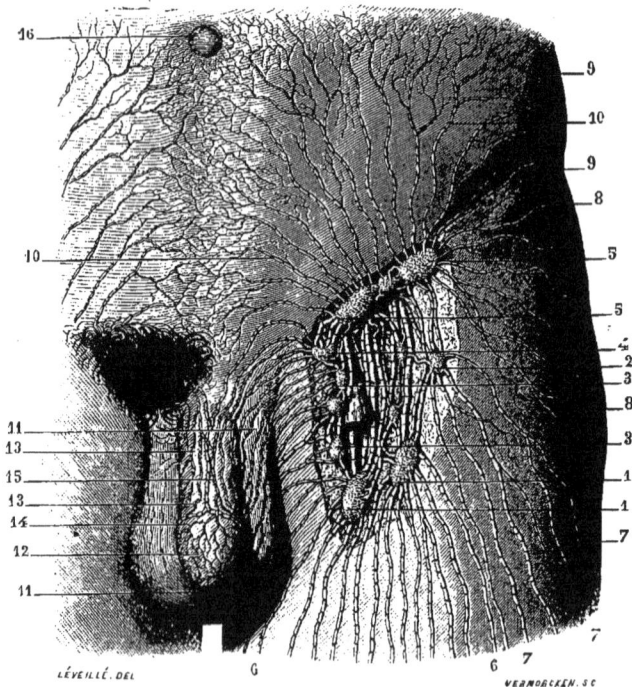

FIG. 583. — Ganglions du pli de l'aine; vaisseaux lymphatiques qui s'y rendent et qui en partent.
(Figure tirée de l'atlas de Sappey.)

1, 1. Les deux ganglions les plus inférieurs du pli de l'aine, remarquables l'un et l'autre par leur volume. — 2. Ganglion inguinal inféro-externe. — 3, 3. Ganglions inguinaux internes, auxquels se rendent les vaisseaux du scrotum, du périnée, de la région anale et de la partie supéro-interne des téguments de la cuisse. — 4. Ganglion inguinal supérieur et interne; il reçoit les vaisseaux provenant du canal de l'urètre, de la surface du gland et des téguments de la verge. — 5, 5. Ganglions inguinaux supéro-internes et externes; à ces ganglions, au nombre de trois ou quatre, se rendent les vaisseaux de la portion sous-ombilicale de l'abdomen. — 6, 6. Vaisseaux lymphatiques de la portion antéro-interne de la cuisse. — 7, 7. Vaisseaux de la partie externe de la cuisse. — 8, 8. Vaisseaux de la région fessière. — 9, 9. Vaisseaux de la région lombaire. — 10, 10, 10. Vaisseaux de la partie sous-ombilicale de la paroi antérieure de l'abdomen. — 11, 11. Vaisseaux lymphatiques du scrotum. — 12. Vaisseaux lymphatiques du prépuce. — 13, 13. Vaisseaux lymphatiques des téguments du pénis. — 14. Tronc lymphatique qui contourne la couronne du gland. — 15. Tronc médian qui fait suite au précédent. — 16. Ombilic.

au-dessous et en arrière des précédents. Ils se portent en haut et en dehors vers les parties latérales du scrotum; ils suivent alors le sillon cruro-scrotal, puis l'abandonnent brusquement pour se porter directement en dehors et se terminer dans les groupes ganglionnaires inféro-externe et inféro-interne.

Les collecteurs du réseau scrotal s'anastomosent fréquemment avec les collecteurs péniens, périnéaux et avec les troncs qui émanent de la partie supéro-interne de la peau de la cuisse.

Lymphatiques de la verge. — Les lymphatiques de la verge comprennent : 1° les lymphatiques des enveloppes cutanées du pénis ; 2° les lymphatiques du gland ; 3° les lymphatiques de l'urètre pénien ; 4° les lymphatiques des organes érectiles. — Ces derniers sont encore mal connus ; leurs collecteurs se confondent d'ailleurs vraisemblablement avec ceux de l'urètre pénien. Quant à ces derniers, nous les étudierons plus loin avec les lymphatiques des autres portions de l'urètre (voy. p. 1209). Nous n'aurons donc à nous occuper ici que des lymphatiques cutanés et des lymphatiques du gland.

1° LYMPHATIQUES CUTANÉS. — Les lymphatiques cutanés peuvent être répartis en deux groupes : les lymphatiques du fourreau de la verge et les lymphatiques du prépuce.

a) Les lymphatiques du fourreau de la verge sont assez nombreux, mais d'une injection difficile. Ils forment un réseau à mailles assez régulières qui se continue en avant avec le réseau du prépuce. Au niveau du raphé, les mailles deviennent plus fines et plus serrées.

C'est là aussi qu'apparaissent les collecteurs. Ceux-ci, au nombre de 4 ou 5 de chaque côté, sont d'autant plus longs que leur origine est plus antérieure. Ils contournent les faces latérales de la verge et se placent sur sa face dorsale ; ils cheminent alors directement d'avant en arrière jusqu'à la racine de l'organe ; là ils se recourbent brusquement et se portent en dehors vers les ganglions inguinaux.

b) Les lymphatiques du prépuce naissent d'un réseau très fin qui suit dans sa plicature la peau du repli préputial. Les lymphatiques du segment superficiel sont plus développés que ceux de son segment profond ou réfléchi. Au niveau de la portion balanique du prépuce, le réseau se continue avec le réseau lymphatique du gland.

Les troncules émanés de ce réseau aboutissent soit à un collecteur unique médian, soit à deux collecteurs juxta-médians, soit à des collecteurs multiples. Contrairement à Sappey, Bruhns regarde cette dernière disposition comme étant la règle. Quel que soit d'ailleurs leur nombre, ces vaisseaux cheminent sur le milieu de la face dorsale de la verge à côté de la veine dorsale superficielle. Ils échangent entre eux des anastomoses plus ou moins développées suivant les sujets. Mais ils sont surtout remarquables par leurs flexuosités, sur lesquelles a insisté Gérard Marchant, et qui sont en rapport avec les variations du volume du pénis. Lorsqu'il existe plusieurs troncs, ils se séparent en deux groupes au niveau de la racine de la verge. Lorsqu'il n'y a qu'un tronc unique, il se divise ordinairement en deux branches secondaires, souvent inégales en volume. On peut même voir ce tronc rester indivis et aller aboutir aux ganglions inguinaux d'un seul côté.

Quel que soit leur point de départ (fourreau ou prépuce), les lymphatiques cutanés se portent vers les ganglions inguinaux en cheminant immédiatement au-dessous des téguments. Ils se terminent pour la plupart dans les lymphatiques du groupe supéro-interne. Mais ils peuvent également aboutir aux autres groupes ganglionnaires de la région (voy. p. 1164 et fig. 583).

Dans les cas de lésion néoplasique des téguments de la verge, il faut donc considérer comme suspects tous les ganglions inguinaux superficiels. De plus, en raison de l'entre-croisement ou de la bifurcation des collecteurs, il y a les plus grandes chances pour qu'une lésion même franchement unilatérale retentisse sur les ganglions du côté opposé.

2 LYMPHATIQUES DU GLAND. — Les lymphatiques du gland naissent d'un réseau à mailles très fines, parfaitement décrit par Sappey. Ce réseau se continue d'une part avec le réseau du prépuce et avec celui de l'urètre balanique. De ce réseau émergent une série de petits collecteurs. « La direction de ceux-ci est

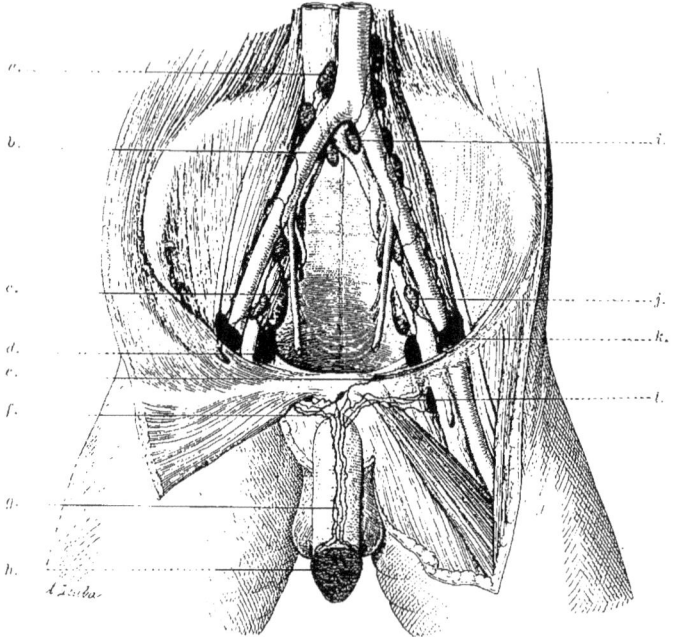

FIG. 584. — Lymphatiques du gland (nouveau-né), (Cunéo et Marcille).

a, ganglion latéro-aortique. — b, ganglion du promontoire. — c, ganglion iliaque externe (chaîne interne). — d, ganglion rétro-crural interne. — e, nodule ganglionnaire placé dès l'entrée du canal inguinal. — f, nodule ganglionnaire présymphysien. — g, collecteurs du réseau balanique. — h, réseau balanique. — i, ganglion du promontoire. — j, ganglion iliaque externe (chaîne moyenne). — k, ganglion rétro-crural externe. — l, collecteurs cruraux du gland.

remarquable : tous se portent d'avant en arrière vers le frein de la verge qui représente constamment leur centre de convergence. A droite et à gauche de ce frein, ils reçoivent 2 ou 3 troncs provenant de la muqueuse urétrale, puis se réfléchissent, se placent alors en arrière de la couronne du gland qu'ils contournent et remontent jusqu'à sa partie médiane où ceux d'un côté s'unissent à ceux du côté opposé. » (Sappey.) D'après Sappey, ils se fusionne-raient en un tronc unique qui irait aboutir aux ganglions inguinaux superfi-ciels. Les recherches de Küttner, de Bruhns, de Cunéo et Marcille n'ont pas confirmé la description de Sappey. Les lymphatiques du gland aboutissent, en effet, d'après ces auteurs, à des collecteurs multiples, dont le nombre varie de 2 à 4.

Ces vaisseaux cheminent parallèlement à la veine dorsale profonde du pénis ; ils sont donc sous-aponévrotiques. Ils arrivent ainsi jusqu'à la racine de la verge, devant la symphyse. A ce niveau, ils échangent quelques anastomoses, formant ainsi une sorte de plexus présymphysien à mailles très larges. On peut trouver en ce point de petits ganglions qui appartiennent au groupe des nodules ganglionnaires interrupteurs (voy. p. 1138) et que nous désignerons sous le nom de nodules ganglionnaires présymphysiens (voy. fig. 584).

De ce plexus présymphysien partent plusieurs collecteurs qui suivent un trajet différent. Les uns se portent vers le canal crural (voie crurale), les autres s'engagent dans le canal inguinal (voie inguinale).

a) Les *troncs cruraux* dont le nombre varie de 3 à 4 se portent transversalement en dehors en cheminant au-dessous de l'aponévrose fémorale, en avant du pectiné. D'abord groupés en un seul faisceau, ils divergent bientôt dans le sens vertical. Le plus inférieur d'entre eux se termine dans un ganglion inguinal *profond*, logé dans le canal crural, en dedans de la veine fémorale. Le tronc sus-jacent se termine dans le ganglion de Cloquet ; le troisième franchit l'anneau crural, pénètre dans le bassin et se jette dans le ganglion rétro-crural interne (voy. TOPOGRAPHIE DES G. PELVIENS, p. 1172).

En somme, ils aboutissent tous à une série de ganglions superposés dans le sens vertical, longeant la veine fémorale d'abord, la veine iliaque externe ensuite. Cette voie est donc mi-fémorale, mi-pelvienne.

b) La *voie inguinale* ne comprend généralement qu'un seul tronc. Celui-ci s'engage dans le canal inguinal en cheminant au-dessous du cordon qu'il faut soulever pour apercevoir ce collecteur. Il peut présenter sur son trajet un petit nodule ganglionnaire interrupteur, généralement placé à l'entrée du canal inguinal. Ce tronc se termine dans le ganglion rétro-crural externe.

Bruhns affirme que certains des collecteurs émanés du gland aboutissent aux ganglions inguinaux superficiels. Nous n'admettons cette terminaison qu'à titre d'anomalie et nous pensons que, lorsqu'en piquant le gland, on injecte les ganglions inguinaux superficiels, c'est que l'injection a pénétré dans le réseau du prépuce.

Küttner a vu un tronc s'accoler aux gros vaisseaux et remonter au-dessous d'eux jusqu'à un ganglion placé au niveau du point où l'uretère pénètre dans l'excavation pelvienne. Il s'agit là d'une disposition très rare. — Küttner décrit également un tronc qui, émané du réseau présymphysien, passerait entre les droits et irait se terminer dans un ganglion hypogastrique (?) et dans un ganglion placé un peu en dedans des vaisseaux épigastriques. Nous pensons qu'il s'agit là encore d'une anomalie.

On pourrait s'attendre *à priori* à trouver des collecteurs s'accolant à l'artère dorsale de la verge et suivant ensuite la honteuse. Ces vaisseaux existent, mais ne viennent pas du gland. D'après Cunéo et Marcille, ils proviendraient exclusivement de l'urètre.

Bibliogr. — MASCAGNI, *loc. cit.*, p. 38 et tab. XI. — SAPPEY, *loc. cit.*, p. 51 et pl. VII. — KÜTTNER. Zur Verbreitung und Prognose des Peniscarcinoms, *Arch. f. klin. Chir.*, 1899, LIX, 1, p. 180. — BRUHNS. Ueber die Lymphgefässe der äusseren männlichen Genitalien und die Zuflüsse der Leistendrüsen. *Arch. f. Anat. u. Phys.*, An. Abth., 1900, p. 281. — CUNÉO et MARCILLE. Note sur les lymphatiques du gland. *Bull. Soc. anat.*, décembre 1901.

b, Chez la femme.

Lymphatiques de la vulve. — Les lymphatiques de la vulve naissent d'un réseau dont les mailles extrêmement serrées se superposent en plusieurs plans. « Ce réseau recouvre la fourchette, le méat urinaire, le vestibule, le clitoris, les petites lèvres et la face interne des grandes lèvres, il est si délié et si serré sur toutes ces parties qu'il se présente au premier coup d'œil, lorsqu'il a été bien injecté, sous le simple aspect d'une teinte gris cendré; il faut faire appel à la loupe pour distinguer les innombrables filaments argentés qui le composent. Sur la face externe des grandes lèvres, le réseau, composé de ramuscules et de rameaux plus gros, devient assez distinct pour être reconnu à l'œil nu. » (Sappey.)

De la périphérie de ce réseau d'origine partent les troncs collecteurs. La direction de ces troncs varie suivant le point au niveau duquel ils prennent naissance. Ceux qui viennent du tiers antérieur de la vulve, se portent direc-

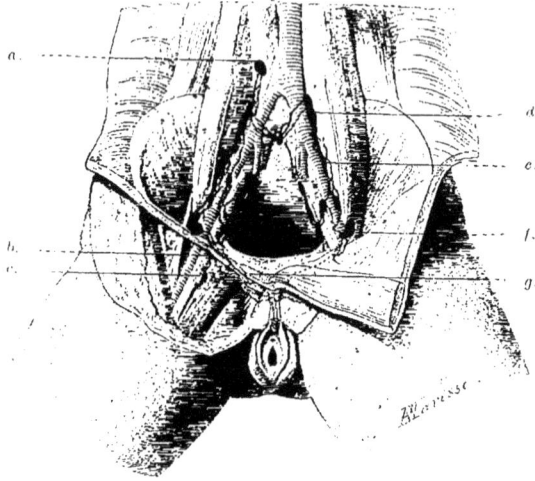

FIG. 585. — Lymphatiques du clitoris (Cunéo et Marcille).

a, ganglion juxta-aortique droit. — b, ganglion de Cloquet. — c, ganglion inguinal profond. — d, ganglion iliaque primitif (gr. externe). — e, ganglion iliaque externe (chaîne externe). — g, voie lymphatique inguinale du clitoris.

tement en haut et en avant vers le mont de Vénus; là, ils se recourbent brusquement et se portent transversalement vers les ganglions inguinaux superficiels. Les troncs émanés des deux tiers postérieurs se dirigent en haut et en dehors et gagnent directement leurs ganglions terminaux.

La plupart des lymphatiques de la vulve se terminent dans les ganglions du groupe supéro-interne. Quelques-uns d'entre eux peuvent aboutir au groupe inféro-interne. Il est même possible, quoique beaucoup plus rare, de voir certains de ces vaisseaux atteindre un ganglion de l'un des deux groupes externes. Comme on le voit, les lymphatiques vulvaires sont loin d'appartenir à un groupe ganglionnaire bien déterminé.

En injectant une des moitiés de la vulve, on voit souvent la masse atteindre les ganglions du côté opposé. L'injection de ces ganglions peut se faire par un double mécanisme. Tantôt elle s'opère par suite de la continuité du réseau d'origine des deux moitiés de la vulve au niveau de la ligne médiane, tantôt elle est due à ce que certains collecteurs franchissent la ligne médiane et vont aboutir à la région inguinale du côté opposé. Dans tous les cas, lorsqu'on se trouve en présence d'un épithélioma de la vulve, on doit considérer comme suspects les ganglions inguinaux des deux côtés.

Lymphatiques du clitoris. — Les lymphatiques du clitoris méritent une mention spéciale. En effet, si les lymphatiques du capuchon clitoridien se rendent aux ganglions inguinaux superficiels, comme les autres lymphatiques de la vulve, il n'en est pas de même des lymphatiques du gland du clitoris. Ceux-ci, passés sous silence par les classiques, ont été bien étudiés récemment par Marcille et l'un de nous. Leur disposition générale est d'ailleurs identique à celle des lymphatiques du gland chez l'homme; aussi nous contenterons-nous de l'indiquer en quelques mots.

Comme chez l'homme, le réseau d'origine donne naissance à plusieurs collecteurs qui cheminent sur la face dorsale du clitoris et arrivent devant la symphyse; ils s'anastomosent en ce point et forment un réseau présymphysien dans lequel on peut voir de petits ganglions (voy. fig. 585). De ce plexus partent deux ordres de collecteurs. — *a*) L'un de ces vaisseaux s'engage dans le canal inguinal et se termine dans le ganglion rétro-crural externe. Ce vaisseau, ordinairement placé au-dessous du ligament rond, peut présenter sur son trajet un petit nodule ganglionnaire interrupteur. — *b*) D'autres troncs se portent vers le canal crural et se terminent dans un ganglion inguinal profond, dans le ganglion de Cloquet et dans le ganglion rétro-crural interne.

Bibliographie. — Sappey, *loc. cit.*, p. 54 et pl. VIII, fig. 1, 2, 3. — Bruhns. Ueber die Lymphgefässe der weibl. Genitalien, etc. *Arch. f. Anat. u. Phys.*, Anat. Abth., 1898, p. 59. — Cunéo et Marcille. Note sur les lymphatiques du clitoris. *Bull. Soc. anat.*, novembre 1901.

III. — LYMPHATIQUES DES ORGANES GÉNITAUX INTERNES

Nous les envisagerons successivement chez l'homme et chez la femme.

a). Chez l'homme.

Lymphatiques du testicule. — Les lymphatiques du testicule, dont le mode d'origine sera étudié plus loin (voy. t. V, p. 269), s'unissent aux lymphatiques de l'épididyme et du feuillet viscéral de la vaginale et montent vers la région lombaire le long du cordon spermatique.

Ils sont ordinairement plus superficiels que les vaisseaux sanguins contre lesquels ils sont immédiatement appliqués. Leur nombre varie sur nos pièces de 4 à 8. Il m'a semblé que ce nombre, loin de se réduire au cours du trajet de ces vaisseaux, augmentait au contraire par dédoublement de certains d'entre eux.

Arrivés dans la région lombaire, ces troncs abandonnent les vaisseaux spermatiques et se portent vers leurs ganglions terminaux, soit en décrivant une courbe assez régulière, soit en se coudant brusquement à angle droit ou même aigu.

Les troncs venus du testicule droit se terminent dans les ganglions juxta-aortiques droits. Constamment le plus inférieur de ces ganglions, situé immédiatement au-dessus de la bifurcation de la veine cave, reçoit un ou deux troncs afférents. Dans un tiers des cas, un ou deux de ces lymphatiques vont se jeter dans un des ganglions pré-aortiques.

Les troncs du côté gauche vont se jeter dans les trois ou quatre ganglions du groupe juxta-aortique gauche qui s'étagent en-dessous des vaisseaux rénaux. Mais là encore on peut voir parfois certains lymphatiques ne pas s'arrêter dans les ganglions de ce groupe et atteindre directement les ganglions pré-aortiques.

Most fait remarquer que les ganglions qui reçoivent les lymphatiques du testicule gauche sont placés sur un plan un peu plus élevé que ceux qui

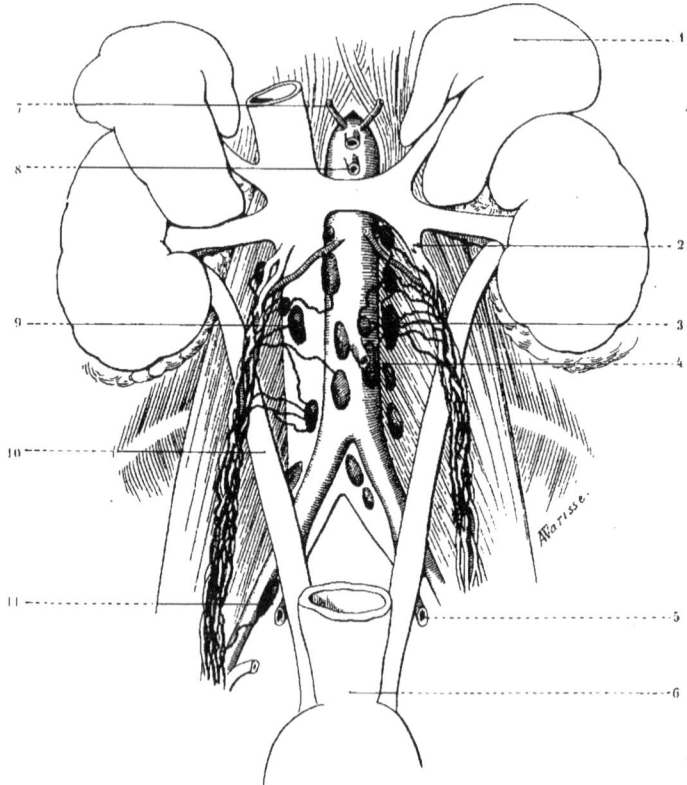

FIG. 586. — Ganglions terminaux des lymphatiques du testicule (nouveau-né).

1. Capsule surrénale gauche. — 2. Veine spermatique gauche. — 3. Ganglion juxta-aortique gauche. — 4. Mésentérique supérieur. — 5. Veine ombilicale. — 6. Rectum. — 7. Artère diaphragmatique inférieure. — 8. Artère mésentérique supérieure. — 9. Ganglion juxta-aortique droit. — 10. Uretère. — 11. Ganglion postérieur de la chaîne moyenne du groupe iliaque externe.

reçoivent les troncs émanés du testicule droit. Dans un tiers des cas cependant ces deux groupes ganglionnaires sont placés sensiblement au même niveau.

Zeissl et Horowitz ont décrit comme constant un vaisseau qu'ils obtenaient en piquant la face interne du testicule; ce vaisseau, d'abord satellite du canal déférent, l'abandonnait ensuite pour aller se jeter dans un des ganglions de la chaîne iliaque externe. Ce vaisseau n'est pas signalé dans les classiques. Most n'a pu l'injecter chez l'homme et n'a réussi à le mettre en évidence que chez le rat et le chien. L'un de nous l'a injecté sur plusieurs sujets et l'a vu aboutir à un ganglion placé sur la veine iliaque externe immédiatement en avant du point où cette veine est croisée par l'uretère. Il s'agit donc là vraisemblablement d'une disposition constante; mais il faut reconnaître avec Most que ce vaisseau est assez difficile à injecter.

Sur un fœtus à terme, l'un de nous a constaté l'existence de trois petits ganglions placés sur le trajet des lymphatiques du testicule, au cours de leur passage dans la fosse iliaque. Cette disposition doit être assez rare, puisqu'elle n'est point signalée dans la littérature anatomique et que nous ne l'avons rencontrée qu'une fois sur les 18 sujets que nous avons examinés.

Bibliographie. — Pour les indications concernant l'origine des vaisseaux, voy. t. V, p. 270 et REGAUD, *Th. de Lyon*, 1897. — GERSTER. Ueber die Lymphagefässe des Hodens. *Zeitsch. f. Anat. u. Entwickelung.*, t. II, 1876. — ZEISSL u. HOROWITZ. *Wiener klinische Wochenschr.*, 1890, p. 388 et *Wiener medicinische Presse*, XXXVIII, p. 761. — MOST. Ueber maligne Hodentumoren u. ihre Metastasen. *Virchow's Arch.*, 1898, CLIV, p. 138. — MOST. Ueber die Lymphgefässe u. Lymphdrüsen des Hodens. *Arch. f. Anat. u. Phys.*, Anat. Abth., 1899, p. 113, av. 1 fig. — CUNÉO. Note sur les lymphatiques du testicule, *Bull. Soc. anat.*, février 1901.

Lymphatiques du canal déférent.

— On peut admettre que les lymphatiques du canal déférent naissent de deux réseaux dont l'un est annexé à la tunique muqueuse, l'autre à la tunique musculaire. Mais on n'a pas réussi jusqu'à présent à injecter le réseau muqueux. Les lymphatiques du canal déférent présentent d'ailleurs une remarquable ténuité, surtout au niveau de la partie moyenne de ce conduit (Sappey). — Les collecteurs se rendent au ganglion rétro-crural externe et au ganglion postérieur de la chaîne moyenne des ganglions iliaques externes.

Lymphatiques des vésicules séminales.

— Les lymphatiques des vésicules séminales sont beaucoup plus faciles à injecter et beaucoup mieux connus. Ils naissent de deux réseaux, l'un muqueux, l'autre musculaire.

Les troncs émanés de ce réseau s'anastomosent à la surface des vésicules et constituent ainsi un troisième réseau dont émanent les collecteurs. Bien que nos recherches ne soient pas assez nombreuses pour que nous puissions fixer avec certitude le trajet de ces collecteurs, nous admettrions volontiers comme normale l'existence de deux vaisseaux dont l'un irait au ganglion postérieur de la chaîne moyenne des ganglions iliaques externes et dont l'autre aboutirait à un ganglion du groupe hypogastrique.

Les lymphatiques des vésicules séminales s'anastomosent largement avec ceux de la vessie et surtout ceux de la prostate.

b) Chez la femme.

Lymphatiques de l'ovaire.

— Les lymphatiques de l'ovaire, dont le mode d'origine sera étudié plus loin (voy. t. V, p. 370), sont remarquables par leur abondance. Sur les pièces bien injectées, ils forment, au niveau même du hile, un plexus de la plus grande richesse dont les mailles très serrées ne laissent pas apercevoir le plexus veineux sous-jacent. Peu à peu le plexus diminue de volume; il se résume enfin en 4, 5 ou 6 troncs lymphatiques qui prennent aussitôt une direction ascendante; ces troncs, qui accompagnent les vaisseaux spermatiques internes, cheminent avec eux sous le péritoine, passent au-devant des vaisseaux iliaques primitifs, croisent ensuite l'uretère et vont se terminer dans les ganglions lombo-aortiques. Nos injections au mercure et au Gerota nous ont montré que la disposition de leurs ganglions terminaux était sensiblement identique à celle des ganglions qui reçoivent les lympha-

tiques testiculaires. C'est dire qu'ils se terminent dans les ganglions latéro-
aortiques du côté correspondant.

Dans ce trajet ascendant, les lymphatiques de l'ovaire s'unissent aux lymphatiques émanés du fond de l'utérus et de la trompe; mais ils sont d'abord
simplement juxtaposés à ces vaisseaux et ce n'est qu'au niveau de la 5ᵉ lombaire qu'ils commencent à échanger avec eux des anastomoses (Poirier).

On peut trouver sur le trajet des lymphatiques ovariens de petits nodules
ganglionnaires interrupteurs (Stahr, Marcille).

De l'ovaire peut encore partir un vaisseau qui se porte en bas et un peu
en dehors et dans la partie supérieure du ligament large et va se jeter dans un des ganglions de la chaîne moyenne du groupe iliaque interne (Marcille). Rappelons à ce propos que Zeissl et Horowitz, puis l'un de nous, ont vu un des lymphatiques du testicule aller aboutir à ce même ganglion.

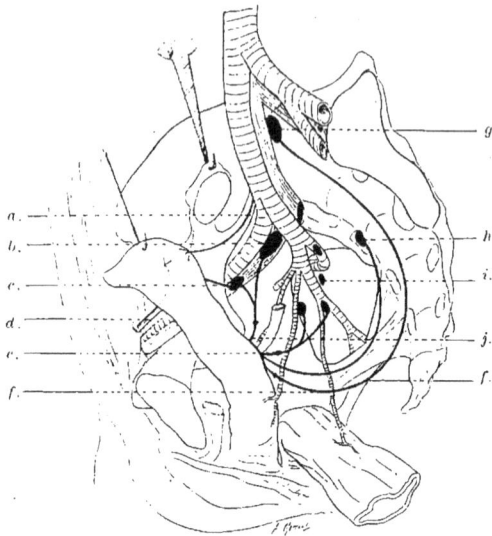

Fig. 587. — Schéma des lymphatiques utérins
(Cunéo et Marcille).

a, pédicule lombaire du corps. — *b*, ganglion iliaque externe. —
c, pédicule iliaque externe du corps. — *d*, pédicule du ligament rond.
— *e*, pédicule hypogastrique du col. — *f*, pédicule du promontoire. —
g, ganglion du promontoire. — *h*, ganglion sacré latéral. — *i*, ganglion
hypogastrique. — *j*, pédicule iliaque externe du col.

***Lymphatiques de la
trompe***. — Nés des trois
tuniques de cet organe
(voy. t. V, p. 395), les
lymphatiques de la trompe
s'unissent à ceux du fond
de l'utérus et de l'ovaire et
partagent leur mode de
terminaison dans les deux
chaînes latérales du groupe
abdomino-aortique.

***Lymphatiques de
l'utérus***. — Comme on
le verra plus loin (t. V, p. 481) les lymphatiques de l'utérus naissent de
trois réseaux capillaires : un réseau muqueux, un réseau musculaire et un
réseau séreux. Les troncs émanés de ces trois réseaux d'origine se rassemblent
tous à la surface du muscle utérin dans le tissu cellulaire sous-péritonéal et
forment là, en s'anastomosant, un quatrième et dernier réseau d'où partent les
troncs collecteurs.

Bien que les réseaux d'origine du col et du corps se continuent sans ligne de
démarcation aucune, nous envisagerons séparément les collecteurs de ces deux
portions de l'utérus.

1) Collecteurs du col. — Les collecteurs cervicaux convergent vers les parties latérales du corps utérin. Leur nombre varie de 5 à 8 et non de 2 à 4
comme le disent les classiques. A leur émergence, ces troncs, contournés et

dilatés constituent un volumineux peloton lymphatique, bien décrit en 1890 par l'un de nous, et qu'il faut éviter de confondre avec un ganglion. Ce peloton juxta-cervical, toujours très développé chez la femme enceinte, fait par contre souvent défaut chez les nouveau-nés.

Les collecteurs cervicaux peuvent être répartis en trois pédicules.

a) Un *premier pédicule (pédicule iliaque externe, pédicule transversal ou*

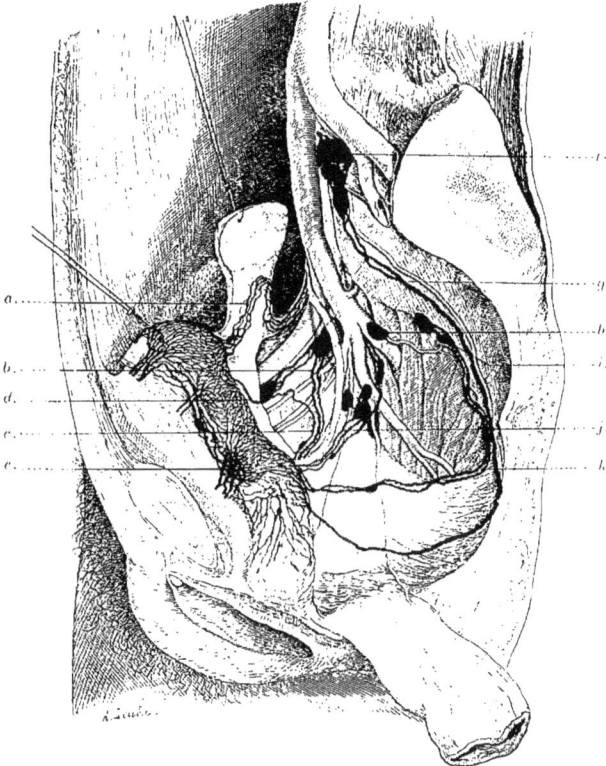

FIG. 588. — Lymphatiques de l'utérus (Cunéo et Marcille).

a, pédicule lombaire du corps. — *b* et *c*, pédicule iliaque externe du col. — *d*, pédicule iliaque externe du corps. — *e*, peloton lymphatique juxta-cervical. — *f*, ganglion du promontoire. — *g*, pédicule du promontoire du col. — *h*, ganglion fessier intra-pelvien. — *i*, ganglions sacrés latéraux. — *j*, pédicule hypogastrique du col. — *k*, pédicule sacré latéral du col.

pré-urétéral) comprend 2 à 3 troncs qui se portent d'abord directement en dehors en passant en avant et au-dessus de l'uretère. Exceptionnellement l'un d'entre eux peut passer en arrière et au-dessous de ce conduit. D'abord satellites de l'artère utérine, ils ne tardent pas à abandonner ce vaisseau. Ils montent alors sur la paroi latérale de l'excavation pelvienne en passant en dedans de l'artère ombilicale qu'ils sont forcés d'enjamber chez le fœtus. Ils se terminent dans les ganglions moyen et supérieur de la chaîne moyenne du groupe iliaque externe (voy. fig. 588).

[*POIRIER ET CUNÉO.*]

Sur le trajet de ces vaisseaux, au niveau du point où ils croisent l'uretère, on peut trouver anormalement un nodule ganglionnaire interrupteur. Lorsque ce nodule présente un volume assez considérable, il constitue un véritable ganglion juxta-cervical.

Ganglion juxta-cervical. — On a beaucoup discuté sur l'existence de ce ganglion. Cruikshank, Mascagni et plus près de nous Henle, Luschka, Cruveilhier, n'en font aucune mention. C'est M. Lucas-Championnière qui a le premier signalé l'existence d'un ganglion placé au voisinage du col utérin. « J'ai vu souvent, et j'ai fait dessiner un ganglion situé sur le côté et en arrière du col utérin. » Dans son ouvrage sur le système lymphatique, Sappey nie l'existence de ce ganglion et cependant dans une de ses planches (pl. XLVI, fig. 9), il représente un ganglion interposé sur le trajet des collecteurs cervicaux et placé à peu près à égale distance du col et de la paroi pelvienne.
L'un de nous a cherché ce ganglion sur plus de 300 sujets sans parvenir à le découvrir. Par contre Bruhns déclare l'avoir rencontré 2 fois sur 11 sujets et plus récemment l'un de nous et Marcille l'ont retrouvé 5 fois sur 30 utérus injectés au Gerota. Nous verrons d'ailleurs dans un instant qu'on peut rencontrer des nodules ganglionnaires analogues sur le trajet des autres troncs émanés du col utérin. Il peut donc exister un ou plusieurs nodules ganglionnaires juxta-cervicaux. Sur les sujets normaux ces nodules sont toujours de petit volume et présentent les caractères contingents des *Schaltdrüse*. Sur les pièces injectées au mercure, ils passent facilement inaperçus. L'injection au Gerota les met plus facilement en évidence. Que l'un quelconque de ces nodules vienne à s'hypertrophier sous l'influence d'un processus pathologique, et l'opérateur trouvera à côté du col utérin un véritable ganglion. Le fait a été noté plusieurs fois au cours des hystérectomies (Reynier).

b) Un *deuxième pédicule* (*pédicule hypogastrique*) naît au même niveau que le précédent, mais passe en arrière et au-dessous de l'uretère. Il est formé par un ou deux vaisseaux qui se dirigent obliquement en haut, en arrière et en dehors et vont se terminer dans un ganglion du groupe hypogastrique. Ce ganglion est ordinairement placé sur le tronc terminal antérieur de l'hypogastrique au niveau de l'origine de l'utérine ou de la vaginale.

c) Un *troisième pédicule* (*pédicule du promontoire et sacré latéral*) comprend 2 à 3 collecteurs qui émanent de la face postérieure du col, descendent d'abord sur le vagin, puis se portent en arrière en croisant les faces latérales du rectum et en cheminant en dedans des aponévroses sacro-recto-génitales. Ces vaisseaux remontent ensuite dans la concavité sacrée. Les externes, plus courts, s'arrêtent dans les ganglions sacrés latéraux; les internes, plus longs, arrivent aux ganglions du promontoire.

Comme on le voit sur la figure 588 et surtout sur le schéma 587, tous les lymphatiques émanés du col décrivent une série de courbes concentriques orientées dans des plans différents. Le pédicule iliaque externe, le plus court, est presque transversal; le pédicule hypogastrique, plus long, est placé dans un plan oblique en arrière et en dehors; les pédicules sacrés latéraux et du promontoire, plus longs encore que les précédents, sont franchement sagittaux.

Dans quelques cas, les lymphatiques qui vont aboutir aux ganglions sacrés latéraux ne décrivent pas un trajet aussi long que celui que nous venons d'indiquer. Ils coupent court en cheminant sous péritoine au niveau du bord libre du ligament utéro-sacré ou en dehors de ces ligaments.
Un lymphatique du col peut traverser obliquement le ligament large et aller se joindre aux vaisseaux qui constituent le pédicule lombaire du corps utérin (3 fois sur 30 sujets, Cunéo et Marcille). Il ne faut pas confondre ce tronc avec l'anastomose verticale juxta-utérine que nous décrirons plus loin.

2) COLLECTEURS DU CORPS. — Les collecteurs du corps de l'utérus peuvent être répartis en trois groupes : un principal et deux accessoires.

a) Le *pédicule principal* comprend 4 à 5 troncs qui apparaissent au-dessous de la corne utérine. Ces vaisseaux suivent d'abord le segment terminal de l'utérine, puis passent au-dessous de l'ovaire et sont rejoints à ce niveau par les vaisseaux émanés de cette glande. Ils s'engagent ensuite dans le ligament

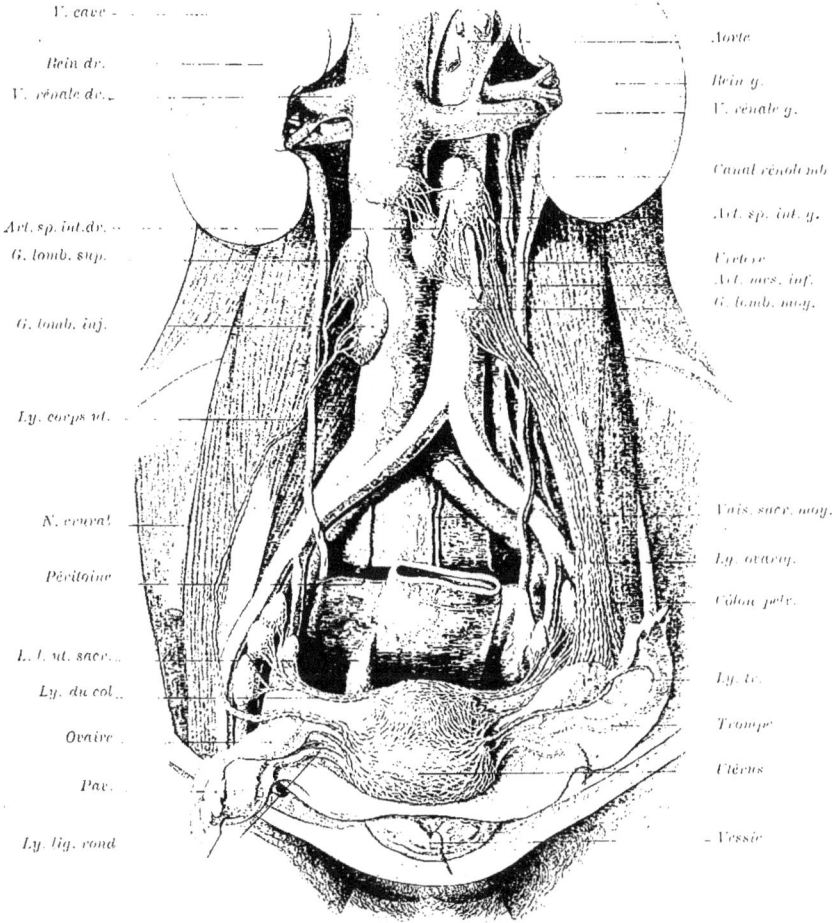

Fig. 589. — Vue d'ensemble des lymphatiques des organes génitaux internes de la femme (Poirier).

suspenseur de l'ovaire avec les vaisseaux spermatiques internes et montent vers la région lombaire en cheminant autour des vaisseaux sanguins. Comme ceux-ci, ils croisent l'uretère en passant sur sa face antérieure. Arrivés un peu au-dessous du hile du rein, ils se recourbent brusquement et « retombent en pluie » sur les ganglions juxta-aortiques du côté correspondant. Certains d'entre eux peuvent cependant aboutir au groupe préaortique.

On peut trouver sur le trajet de ces vaisseaux un ou plusieurs petits nodules ganglionnaires interrupteurs (Stahr, Marcille). Ils sont comparables à ceux que l'un de nous a décrits sur le trajet des lymphatiques du testicule.

b) Les *deux pédicules accessoires* vont l'un aux ganglions iliaques externes, l'autre aux ganglions inguinaux.

Le *premier*, signalé par Sappey (*loc. cit.*, p. 129 et pl. XLVI, fig. 9 et 10) et par Bruhns, est formé par 1 à 2 troncs qui naissent un peu au-dessous de la corne utérine. Ils se portent directement en dehors et aboutissent aux ganglions de la chaîne moyenne du groupe iliaque externe. Cette chaîne reçoit donc à la fois des lymphatiques du col et du corps.

Le *deuxième* pédicule accessoire ne comprend généralement qu'un seul tronc

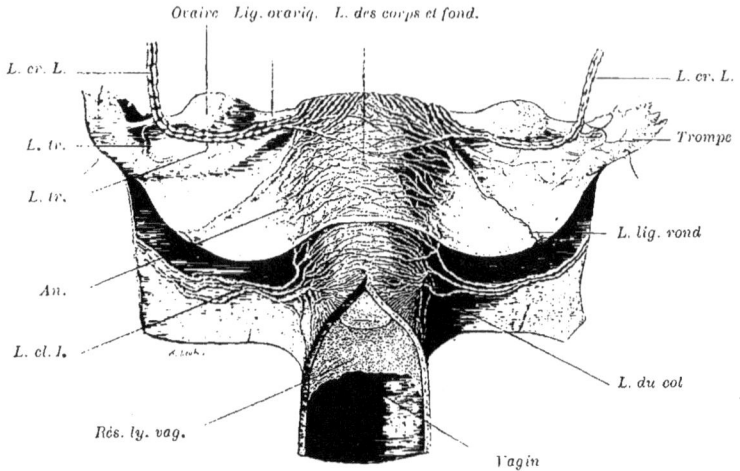

FIG. 590. — Vaisseaux lymphatiques de l'utérus (Poirier).

qui se termine dans un ganglion inguinal superficiel du groupe supéro-interne. Ces lymphatiques, signalés par Mascagni (*loc. cit.*, p. 44), sont d'une injection difficile. Que l'on emploie le mercure ou le Gerota, il est rare de pouvoir les conduire jusqu'à leurs ganglions terminaux; le plus souvent l'injection s'arrête au niveau de l'orifice interne du canal inguinal.

Les lymphatiques du col et du corps sont non seulement unis par la continuité de leurs réseaux d'origine, mais encore par une longue anastomose verticale juxta-utérine (voy. fig. 590). L'un de nous a depuis longtemps décrit cette anastomose et c'est bien à tort que Bruhns en rejette l'existence. Dans une nouvelle série de recherches, nous l'avons presque constamment retrouvée (Cunéo et Marcille).

LYMPHATIQUES UTÉRINS ET GANGLION OBTURATEUR. — On a beaucoup discuté pour savoir si des lymphatiques émanés de l'utérus allaient aboutir au ganglion dit « obturateur ». Nous nous sommes déjà expliqués sur ce ganglion (voy. p. 1174). Nous avons vu qu'il n'existait ordinairement pas de ganglion au niveau même de l'orifice pelvien du canal sous-pubien et que le petit ganglion que l'on pouvait trouver *anormalement* en ce point était un simple nodule interrupteur placé sur le trajet des lymphatiques satellites des vaisseaux obturateurs. Le ganglion auquel font allusion les auteurs, lorsqu'ils parlent du ganglion obturateur, ne répond point à ce nodule ganglionnaire mais bien au ganglion moyen de la chaîne interne du groupe iliaque externe, ganglion placé en arrière et au-dessous du canal sous-pubien et à quelque distance de ce dernier. Ce ganglion reçoit-il des lymphatiques émanés de l'utérus ? Cruveilhier, Lucas-Championnière l'admettent et A. Guérin échafaude sur cette hypothèse sa théorie de l'adéno-phlegmon sous-pubien. Au cours de la discussion provoquée devant l'Académie de médecine par la communication de Guérin, Sappey fut amené à nier formellement qu'il existât des lymphatiques utérins tributaires de ce ganglion.

Les recherches ultérieures (Poirier, Bruhns, Peiser, Cunéo et Marcille, etc.) ont confirmé l'opinion de Sappey. Le fait que ce ganglion peut être pris au cours de l'évolution du cancer de l'utérus (Malartic et Guillot) ne prouve point qu'il reçoive directement des lymphatiques utérins. Cet envahissement s'explique en effet très simplement par les nombreuses anastomoses que présente ce ganglion avec le premier relais ganglionnaire des lymphatiques utérins.

Technique. — Nous envisagerons successivement l'injection des lymphatiques de la muqueuse, du muscle et du péritoine utérin.

a) Lymphatiques de la muqueuse. — Pour voir les lymphatiques de la muqueuse on pratique la piqûre au niveau du col utérin. On procédera de la façon suivante : on incise la paroi antérieure du col et, après avoir écarté largement les deux bords de l'incision, on dirige la pointe du tube sur la colonne médiane de sa paroi postérieure. Lorsque l'opération réussit, le réseau lymphatique de la muqueuse apparaît instantanément sur toute la longueur de la muqueuse du col, se continuant inférieurement avec celui de la muqueuse du museau de tanche. En injectant par ce procédé les lymphatiques de la muqueuse du col, on arrivera souvent à remplir ceux de la muqueuse du corps. Par contre, la piqûre directe de cette muqueuse ne donne point de résultats ou ne donne que des résultats très incomplets ; à peine trois ou quatre mailles ont-elles été injectées que des ruptures se font sur plusieurs points dans le réseau lymphatique de cette muqueuse trop friable.

b) Lymphatiques de la musculeuse. — L'injection des lymphatiques de la musculeuse est très facile. Si l'utérus a été préalablement plongé pendant une heure dans de l'eau à 40 degrés de façon à rendre à ses parois leur souplesse normale, il est bien rare que, dès la première piqûre, on n'injecte point tout ou partie du réseau lymphatique musculaire. Cependant, comme l'a depuis longtemps fait remarquer l'un de nous, il est des lieux d'élection où les piqûres se montrent plus particulièrement heureuses ; à cet égard le col et les cornes utérines doivent être placés au premier rang. Lorsqu'on se sert du mercure, il faut pratiquer la première piqûre avec une pression de 20 à 30 centimètres. Dès que le mercure apparaît dans les collecteurs, il est indispensable d'abaisser beaucoup la pression ; sans cette précaution le mercure crève les vaisseaux à leur sortie de l'organe et il est impossible de les suivre jusqu'à leurs aboutissants ganglionnaires.

c) Lymphatiques de la séreuse. — L'injection de ces vaisseaux est beaucoup plus délicate. On réussit à les remplir en piquant très superficiellement le péritoine qui recouvre l'utérus, en introduisant la pointe effilée de la canule de façon à pénétrer dans la couche sous-endothéliale, sans aller jusqu'au tissu cellulaire qui unit le péritoine à l'utérus. Ce réseau très fin se distingue facilement du réseau sous-séreux qui représente le réseau d'origine des collecteurs utérins.

Rappelons que c'est Mierzejewski, puis l'un de nous qui ont mis hors de doute l'existence de ce réseau péritonéal.

Pour injecter les collecteurs de l'utérus, il suffit de pousser l'injection dans le muscle utérin. Il importe d'injecter l'utérus laissé en place, surtout lorsqu'on emploie la méthode de Gerota. Lorsque les pièces injectées par cette méthode ont été fixées par le formol ou le liquide de Kaiserling, on peut pratiquer une hémisection du bassin qui facilite beaucoup la dissection des collecteurs utérins.

Bibliographie. — En raison de l'importance que présente leur étude au point de vue pathologique, les lymphatiques utérins ont été l'objet d'un nombre considérable de recherches. Pratiquées autrefois dans le but de fixer la pathogénie et le siège des suppurations péri-utérines, ces recherches ont été suscitées plus récemment par le désir d'établir quels sont les ganglions pris dans le cancer utérin. Nous nous bornerons à indiquer ici les mémoires traitant de l'anatomie macroscopique des lymphatiques utérins et nous renverrons pour les travaux concernant l'étude histologique de ces vaisseaux à l'article Utérus (voy. t. V, p. 481.)

Mascagni, *loc. cit.*, p. 44 et pl. XIV. — Sappey, *loc. cit.*, pl. XLVI, fig. 9 et 10. — Lucas-Championnière. Les lymphatiques utérins et la lymphangite utérine. *Th. Paris*, 1870. — Fridolin. Des vaisseaux lymphatiques de l'utérus gravide. *Militärärtz Zeitschr.*, Pétersbourg, 1872. — Léopold. Lymphgefässe des Uterus, *Arch. f. Gynäkologie*, 1879, VI, p. 1. — Fioupe. Lym-

phatiques utérins et parallèle entre la lymphangite et la phlébite utérines. *Th. Paris*, 1876.
— Mierzejewski. Recherches sur les lymphatiques de la couche sous-séreuse de l'utérus.
J. de l'Anatomie, 1879, p. 201. — Cantin. *Th. Paris*, 1889. — Wallich. Recherches sur les
vaisseaux lymphatiques sous-séreux de l'utérus gravide et non gravide. *Th. Paris*, 1891. —
Poirier. Lymphatiques des organes génitaux de la femme. *Progrès médical*, 1890, II, p. 491.
— Morau. Remarques sur les vaisseaux lymphatiques des organes génitaux de la femme et
leurs anastomoses avec ceux du rectum, *Comptes rendus Soc. Biol.*, 1894, n° 33, p. 812. —
Bruhns. Ueber die Lymphgefässe der weiblichen Genitalien nebst einigen Bermerkungen
über die Topographie der Leistendrüsen. *Arch. f. Anat. u. Phys.*, Anat. Abth., 1898, p. 57.
— Peiser. *Zeitschr. f. Geburt. u. Gynäk.*, 1898, t. XXXIX, 2ᵉ fasc., p. 259. — Malartic et
Guillot. Cancer utérin avec ganglion sous-pubien. *Bull. Soc. Anat.*, 1900, p. 123.

Lymphatiques du vagin. — Les lymphatiques du vagin naissent de deux
réseaux, annexés l'un à la muqueuse, l'autre à la musculaire. Le réseau de la

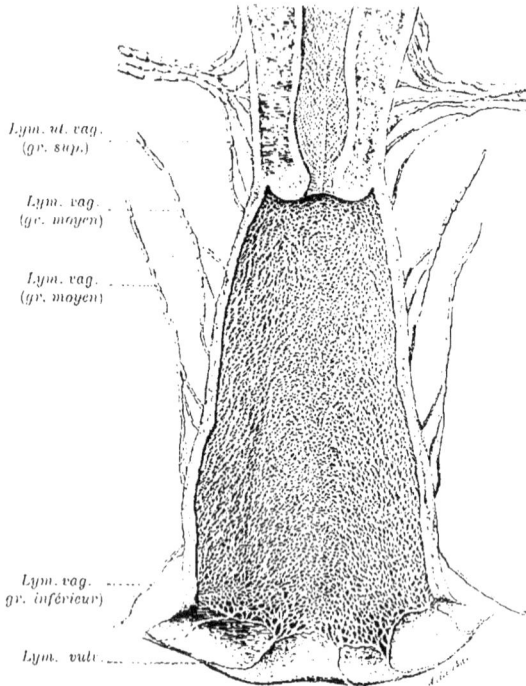

Fig. 591. — Réseau lymphatique de la muqueuse vaginale.
Troncs efférents du vagin (Poirier).

muqueuse est d'une extrême richesse et ses mailles sont tellement fines que le mercure qui les a envahies paraît, à première vue, former une couche continue à la surface de la muqueuse sous l'épithélium. Les mailles du réseau de la tunique musculaire sont beaucoup plus grandes et formées par des lymphatiques plus gros. Ces deux réseaux communiquent entre eux. Ils aboutissent en dernière analyse à un troisième réseau périvaginal dont émanent les collecteurs.

Ces collecteurs se rendent tous aux ganglions du bassin.

Cette terminaison, exclusivement pelvienne des lymphatiques vaginaux, est particulièrement évidente chez l'enfant, car l'hymen indique alors nettement les limites de la vulve et du vagin. « Si l'on pique en dedans de la cloison hyménéale, a dit depuis longtemps l'un de nous, le mercure gagne des vaisseaux se rendant à des ganglions pelviens ; si l'on pique la face externe, vulvaire, de cette cloison, on injecte des vaisseaux qui se rendent aux ganglions inguinaux. » Chez la femme adulte, il est possible qu'en piquant au niveau de la partie inférieure du vagin la masse injectée arrive aux ganglions inguinaux, mais elle y parvient par l'intermédiaire des nombreuses anastomoses qui unissent le réseau vaginal au réseau vulvaire et non par des collecteurs directs.

Mais, bien que tous les collecteurs vaginaux se rendent aux ganglions pelviens, on peut, en se basant sur leur origine, leur trajet et leur terminaison, les répartir en trois groupes : supérieur, moyen et inférieur.

a) Groupe supérieur. — Les lymphatiques supérieurs naissent au niveau des culs-de-sac vaginaux et résument la circulation lymphatique du tiers

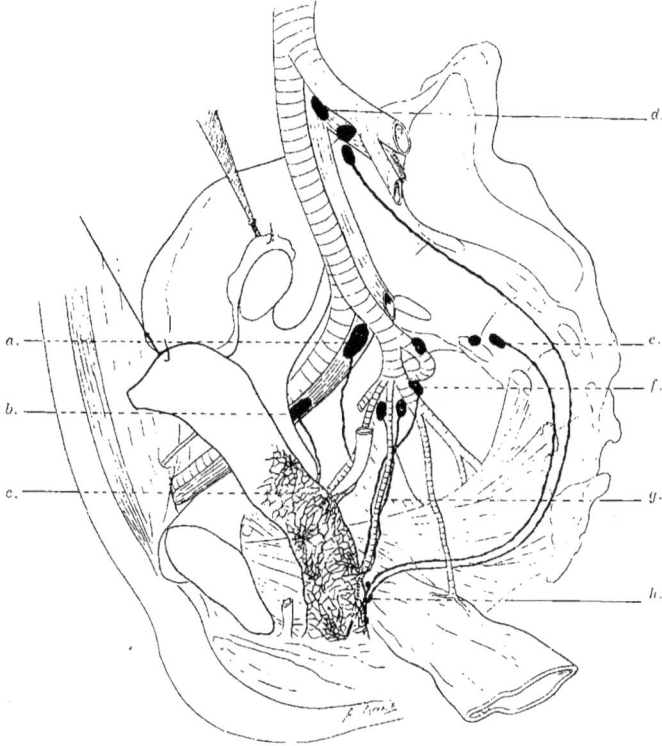

Fɪɢ. 592. — Lymphatiques du vagin (demi-schématique) (Cunéo et Marcille).

a, b, ganglions iliaques externes (chaîne moyenne). — *c,* pédicule transverse iliaque externe. — *d,* ganglion du promontoire. — *e,* ganglion sacré latéral. — *f,* ganglion hypogastrique. — *g,* pédicule hypogastrique. — *h,* nodules ganglionnaires rétro-vaginaux.

supérieur du vagin. Ils sont ordinairement au nombre de deux de chaque côté. L'un, né du cul-de-sac antérieur, se porte en haut et en dehors, passe en avant de l'uretère, puis, s'accolant à plusieurs troncs émanés du col utérin, va se rendre avec ces derniers au ganglion moyen de la chaîne moyenne du groupe iliaque externe. L'autre, émané du cul-de-sac postérieur, se porte également en haut et en dehors et va se terminer soit dans le ganglion précédent, soit dans le ganglion postérieur de la même chaîne (*a* et *b*, fig. 592).

b) Groupe moyen. — Les lymphatiques de ce groupe émanent du tiers moyen du vagin. Ils sont satellites de l'artère vaginale. Comme cette artère, ils se portent obliquement en haut, en arrière et en dehors, et vont aboutir à un ganglion du groupe hypogastrique, placé au niveau même de l'origine de l'artère vaginale. Ces lymphatiques et les ganglions auxquels ils aboutissent sont contenus dans la gaine hypogastrique.

c) *Groupe inférieur*. — Les collecteurs de ce groupe apparaissent au niveau du tiers inférieur de la cloison recto-vaginale. D'abord descendants, ils se

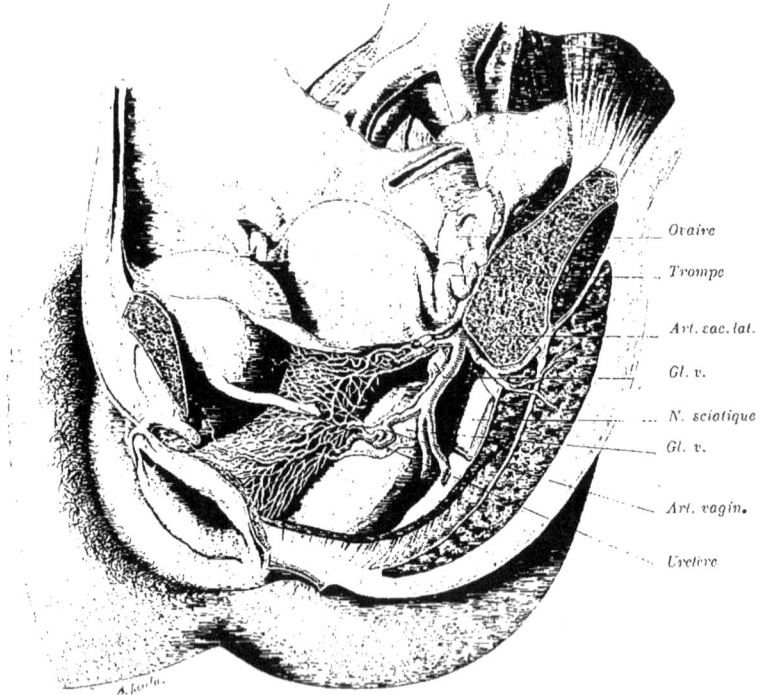

Fig. 593. — Vaisseaux lymphatiques du tiers moyen du vagin et ganglions dans lesquels ils se rendent (Poirier).

portent ensuite en dehors, puis directement en arrière, en cheminant entre le rectum et l'aponévrose sacro-recto-génitale. Ils montent ensuite dans la concavité sacrée en dedans des trous sacrés antérieurs et se terminent dans les ganglions du groupe du promontoire ou plus rarement dans un ganglion sacré latéral.

On peut trouver de petits nodules ganglionnaires interrupteurs sur le trajet de ces différents collecteurs. Ces nodules sont constants sur le trajet des collecteurs moyens et inférieurs. Certains d'entre eux sont placés dans l'épaisseur même de la cloison recto-vaginale. L'un de nous les a depuis longtemps signalés. Nos recherches récentes exécutées avec la collaboration de Marcille nous ont montré qu'on pouvait les regarder comme constants.

En résumé, les lymphatiques du vagin se rendent aux ganglions pelviens par trois groupes de collecteurs : un groupe supérieur, transversal, qui aboutit à la

chaîne moyenne des ganglions iliaques externes ; — un groupe moyen, oblique
en haut et en arrière, qui se termine dans les ganglions hypogastriques ; — un
groupe inférieur, sagittal, qui monte en avant du sacrum pour aboutir aux
ganglions du promontoire.

Anastomoses. — Les lymphatiques du vagin s'anastomosent en haut avec
ceux du col utérin, en bas avec ceux de la vulve, par continuité du réseau
d'origine. En arrière ils communiquent avec les lymphatiques du rectum ;
certains vaisseaux émanés de la paroi antérieure du rectum se jettent en effet
dans les collecteurs qui serpentent sur la face postérieure du vagin (Morau).
Par contre, il nous a paru y avoir indépendance absolue entre les lymphatiques du vagin et ceux de la vessie.

Technique. — L'un de nous a réglé la technique de l'injection des lymphatiques du
vagin par le mercure de la façon suivante : « Il faut que l'organe reste en place et garde
autant que possible ses rapports normaux. Pour cela, après avoir détaché toutes les parties
molles qui forment la paroi antérieure des régions hypogastrique et pubienne, on abat à
l'aide de quatre traits de scie, portant sur les branches horizontales du pubis et les branches ascendantes de l'ischion, toute la partie antérieure de la ceinture pelvienne ; puis, prenant avec une pince la vessie, on la détache avec beaucoup de précaution, ainsi que l'urètre,
de la paroi vaginale antérieure. La paroi antérieure du vagin et l'utérus se présentent alors
intacts au premier plan. Avec des ciseaux à extrémité arrondie, la paroi antérieure du vagin
est alors incisée sur la ligne médiane et suivant l'axe antéro-postérieur, depuis le bulbe du
vagin jusqu'à l'insertion de ce conduit sur le col. Pour éviter que le mercure ne s'échappe
par les nombreux lymphatiques ouverts au cours de cette incision, je conseille de promener
sur les lèvres de l'incision un stylet rougi ou la lame d'un thermo-cautère. Il convient
encore avant de procéder à l'injection de bien nettoyer la muqueuse vaginale avec un linge
un peu rude pour enlever les nombreuses couches de l'épithélium qui la recouvre. Sans
cette dernière précaution l'orifice du tube à injection court risque d'être bouché dès la première piqûre ; il faut alors recommencer plus loin ou à côté. La pression nécessaire pour
réussir l'injection varie avec les sujets : très faible chez les enfants (8 à 10 centimètres de
mercure), elle doit parfois être augmentée chez l'adulte. La piqûre doit être faite très superficiellement pour injecter le réseau de la muqueuse, et plus profondément pour celui de la
tunique musculaire ; quelquefois, surtout chez l'enfant, une seule piqûre sera suffisante
pour injecter tout le vagin, mais le plus souvent deux ou trois piqûres, en des points divers,
seront nécessaires, pour faire une injection complète : dans ces cas, il est indispensable de
boucher, par une légère cautérisation avec l'extrémité rougie d'un stylet, les trous faits par
les précédentes piqûres. Si une ou plusieurs piqûres restent sans effet, on renouvellera la
tentative jusqu'à ce qu'on voie le mercure se répandre dans le réseau lymphatique et
envahir ce réseau avec la rapidité que l'on sait ; alors la pression devra être diminuée et
l'œil surveillant attentivement les côtés du vagin ne tardera pas à voir un ou deux filets
de mercure courir sur les parties latérales du vagin et gagner les ganglions. Au cours de
l'injection, 2 ou 3 troncs ouverts par le bistouri qui a détaché la vessie donneront lieu à des
fuites que des cautérisations légères arrêteront aisément. » — L'injection des lymphatiques
du vagin par la méthode de Gerota s'exécutera en suivant une technique analogue.

Bibliographie. — Voy. Utérus, p. 1206.

IV. — LYMPHATIQUES DES VOIES URINAIRES

Lymphatiques de l'urètre. — Nous étudierons successivement les lymphatiques de l'urètre chez l'homme et chez la femme.

I. Chez l'homme. — Les lymphatiques de l'urètre naissent d'un réseau annexé
à la muqueuse urétrale. La disposition de ce réseau d'origine a été parfaitement décrite par Sappey. « Les vaisseaux lymphatiques de la muqueuse urétrale recouvrent toute sa surface libre depuis l'utricule prostatique jusqu'au
méat urinaire. En arrière, le réseau formé par ces vaisseaux et par les anastomoses qui les unissent se prolonge sur les canaux éjaculateurs et se continue
ainsi avec celui qui est propre aux vésicules séminales et au canal déférent. En

avant, il se continue avec les ramuscules flexueux de la surface du gland.... Ce réseau affecte une disposition exceptionnelle; les rameaux et ramuscules qui contribuent à le former suivent la direction des parois urétrales.... Des ana-stomoses multipliées, transversales et obliques, les unissent très souvent, ils se

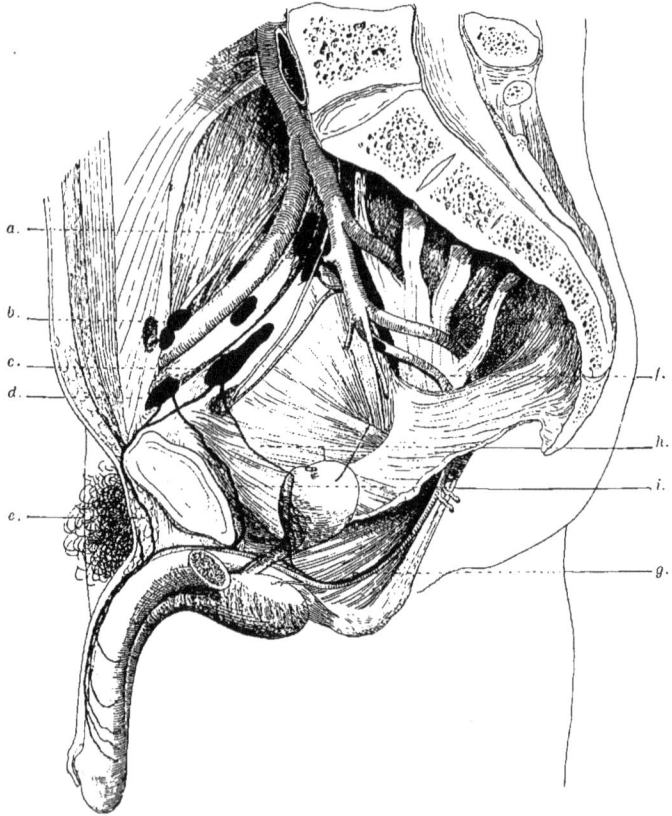

FIG. 594. — Lymphatiques des portions pénienne et membraneuse de l'urètre.
(Cunéo et Marcille.)

a, b, c, d. ganglions iliaques externes. — *e*, collecteur pénien présymphysien. — *f, g*, tronc satellite des vais-seaux honteux internes. — *h*, collecteur venu de la face antérieure de la prostate. — *i*, collecteur pénien rétro-symphysien.

groupent en faisceaux parallèles et inégaux que séparent des sillons longitudi-naux. » (Sappey.)

De ce réseau, émanent de nombreux collecteurs que l'on peut répartir en quatre groupes.

1. Les collecteurs *issus de la portion balanique* sont les seuls que men-tionne Sappey. Ils traversent la paroi inférieure de l'urètre au niveau du frein, vont s'unir aux troncs lymphatiques émanés du gland et partagent le mode de terminaison de ces vaisseaux (voy. fig. 584 et p. 1194).

2. Les collecteurs qui proviennent *du reste de la portion pénienne* sont en nombre très variable. Ils émergent sur la face inférieure de la verge, contournent les faces latérales des corps caverneux et vont s'unir aux troncs émanés de la portion balanique. La plupart partagent le trajet et la terminaison de ces derniers. Mais certains d'entre eux suivent un trajet absolument différent. C'est ainsi que l'un de ces vaisseaux enjambe la symphyse, passe entre les deux muscles droits, puis se porte directement à gauche pour se terminer dans le ganglion rétro-crural interne. Il est plus rare de le voir aboutir au ganglion moyen de la chaîne interne des ganglions iliaques externes. C'est Küttner qui a le premier signalé l'existence de ce vaisseau, mais il le fait provenir à tort de la muqueuse du gland. Un deuxième collecteur s'engage au-dessous de la symphyse et va s'unir aux vaisseaux émanés des portions bulbaire et membraneuse de l'urètre.

3. Les lymphatiques de la *portion bulbaire* et de la *portion membraneuse* aboutissent à trois ordres de collecteurs.

a) Un de ces vaisseaux apparaît au niveau de la face supérieure du bulbe dans l'angle que limitent en s'écartant l'un de l'autre les deux corps caverneux. Il s'accole à l'artère transverse du bulbe ou à l'artère urétrale, devient ensuite satellite du tronc de la honteuse interne et se termine dans le ganglion appliqué sur la portion intra-pelvienne du tronc de cette artère.

b) Un deuxième vaisseau se porte vers la face postérieure de la symphyse, puis chemine derrière le pubis pour se terminer dans le ganglion rétro-crural interne.

c) Un troisième tronc remonte sur la face antérieure de la vessie et s'unit aux collecteurs émanés du segment inférieur de cette face pour aboutir avec ces derniers au ganglion moyen de la chaîne interne des ganglions iliaques externes.

4. Les lymphatiques de la *portion prostatique* se jettent dans les collecteurs qui émanent de l'épaisseur même du parenchyme glandulaire.

L'injection des lymphatiques de l'urètre est délicate et il est assez malaisé de suivre le trajet assez compliqué de leurs collecteurs. Sappey ne mentionne que les vaisseaux émanés de la portion balanique. Plus récemment, Küttner signale incidemment plusieurs autres collecteurs. La description que nous venons de donner repose sur les recherches exécutées par l'un de nous en collaboration avec Marcille. Elle n'a pas la prétention d'être définitive. Il importe de remarquer que certains des collecteurs dont nous venons d'indiquer le trajet n'ont été rencontrés que sur quelques sujets, malgré le nombre considérable des pièces injectées. Or, on conçoit qu'il est difficile de savoir si cette inconstance est réelle ou si elle est le fait des difficultés que présente l'injection de ces vaisseaux.

Sappey, *loc. cit.*, p. 53 et pl. VII, fig. 7. — Küttner, Zur Verbreitung und Prognose des Penis-carcinoms. *Arch. f. klin Chir.*, 1899, LIX, 1, p. 180.

II. **Chez la femme.** — Les lymphatiques de l'urètre de la femme présentent une disposition identique à celle des lymphatiques des portions membraneuse et prostatique de l'homme. Ils aboutissent donc aux chaînes moyenne et interne des ganglions iliaques externes, aux ganglions hypogastriques et aux ganglions du promontoire,

Lymphatiques de la prostate. — Les lymphatiques de la prostate naissent par de fins capillaires qui se disposent en réseau autour de chaque acinus glandulaire. De ces réseaux périacineux partent des vaisseaux plus volumineux qui se portent vers la périphérie de la glande et forment à la surface de celle-ci un deuxième réseau, le réseau périprostatique. C'est de ce réseau que se détachent les collecteurs. Ceux-ci, symétriquement disposés pour chacune des moitiés de la glande, peuvent prendre 4 directions différentes.

1) Un premier tronc (a, fig. 595), né au niveau de la face postérieure de la

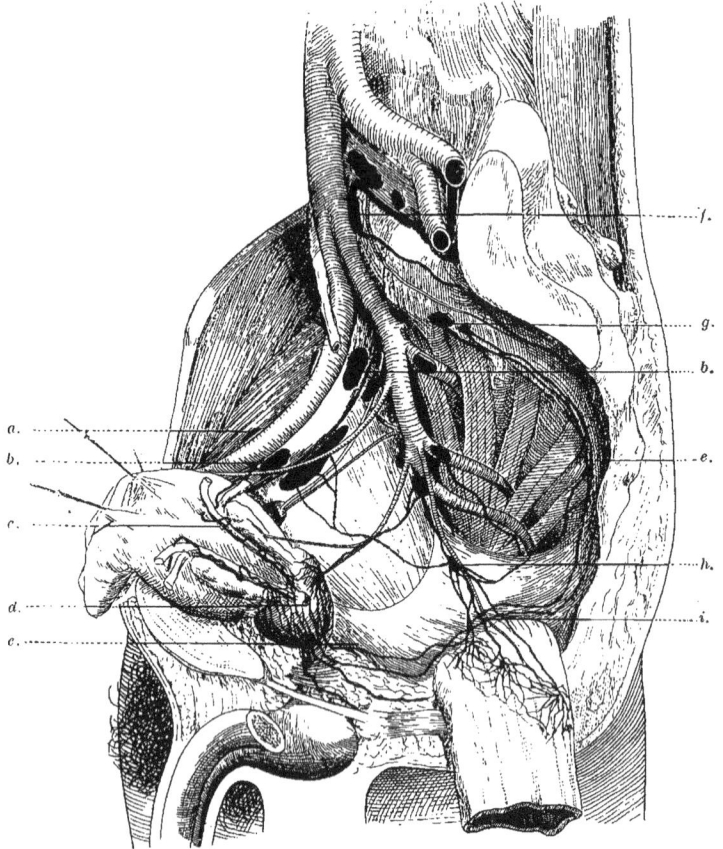

Fig. 595. — Lymphatiques de la prostate (Cunéo et Marcille).

a, b, ganglions iliaques externes. — c, pédicule prostatique iliaque externe. — d, nodules ganglionnaires rétro-prostatiques. — e, pédicule prostatique du promontoire. — f, ganglion du promontoire. — g, ganglion sacré latéral. — h, ganglion hémorroïdal moyen. — i, troncs hémorroïdaux moyens.

prostate, monte sur la vessie au niveau du triangle interdéférentiel. Il poursuit ce trajet ascendant jusque vers la partie moyenne de la face postéro-supérieure de la vessie. A ce niveau, il se recourbe brusquement en dehors, enjambe l'artère ombilicale et vient se terminer dans le ganglion moyen de la chaîne moyenne du groupe iliaque externe (voy. p. 1174). Dans son trajet rétro-vésical, ce tronc décrit de nombreuses flexuosités; il peut traverser, au voisinage de son croisement avec l'artère ombilicale, de petits nodules ganglionnaires interrupteurs (Schaltdrüsen). — Cette voie ascendante comprend parfois deux troncs qui se terminent alors dans les ganglions moyen et supérieur de la chaîne moyenne.

2) Un deuxième collecteur, né comme le précédent de la face postérieure de la prostate, s'accole à l'artère prostatique. Comme cette dernière, il se porte en haut, en dehors et en arrière, et vient se terminer dans un des ganglions moyens du groupe hypogastrique. Sur le trajet de ce tronc, au voisinage de son origine prostatique, on trouve presque constamment 2 ou 3 petits nodules ganglionnaires.

3) Deux ou trois autres collecteurs, émanés eux aussi de la face postérieure de la glande, se portent d'abord en bas, puis en arrière. Ils s'engagent dans les aponévroses sacro-recto-génitales, croisent les faces latérales du rectum, puis montent sur la face antérieure du sacrum. Ils n'ont pas tous la même terminaison. Les uns, plus externes et plus courts (*b*, fig. 595), s'arrêtent dans les ganglions sacrés latéraux, ordinairement situés, comme nous l'avons vu, en dedans du deuxième trou sacré. Les autres, plus internes et plus longs (*c*, fig. 595), remontent jusqu'au promontoire pour se terminer dans les ganglions placés à ce niveau.

4) Enfin, on voit encore partir de la face antérieure de la prostate un tronc descendant qui se porte vers le plancher pelvien et s'unit là à des vaisseaux émanés de la portion membraneuse de l'urètre. Avec ces derniers, il s'accole à l'artère urétrale, puis à la honteuse interne ; il se termine dans un ganglion du groupe hypogastrique, placé sur le trajet de la portion intra-pelvienne du tronc de la honteuse interne. Cette voie prostatique descendante, signalée par Walker chez le chien, a été retrouvée chez l'homme par Marcille, 3 fois sur 15 sujets.

A peine entrevus par Mascagni, les lymphatiques de la prostate ont été décrits pour la première fois avec quelque détail par Sappey en 1854 ; mais cet anatomiste insiste à peine sur le trajet et la terminaison des collecteurs prostatiques. En 1899, Walker a repris l'étude de ces vaisseaux chez le chien et le singe. Enfin tout récemment Cunéo et Marcille ont précisé la disposition des lymphatiques de la prostate chez l'homme.

Bibliographie. — MASCAGNI, *loc. cit.*, p. 44 et tab. XII, fig. 2. — SAPPEY, *loc. cit.*, p. 134, pl. XLVIII, fig. 4, et *Recherches sur la conformation de l'urètre.* Paris, 1854, p. 84. — WALKER. Ueber die Lymphgefässe der Prostata beim Hunde, *Arch. für Anat. u. Physiol.*, Anat. Abth., 1899, 1 et 2, p. 1 à 10. — STAHR. Bemerkungen über die Verbindungen der Lymphgefässe der Prostata mit denen der Blase. *An. Anz.*, 1899, n° 1, p. 27-29. — CUNÉO et MARCILLE. Note sur les collecteurs lymphatiques de la prostate. *Communication à la Soc. anat.*, 31 janvier 1902.

Lymphatiques de la vessie.

Lymphatiques de la vessie. — L'origine des lymphatiques vésicaux sera étudiée plus loin (voy. t. V, p. 123). Rappelons seulement que l'on s'accorde aujourd'hui à rejeter l'existence de vaisseaux absorbants dans la muqueuse vésicale et à admettre que le seul réseau d'origine que possède la vessie est un réseau intra-musculaire. Les voies de décharge de ce réseau aboutissent à un deuxième réseau placé à la surface externe du muscle vésical, au-dessous du péritoine ou de l'aponévrose ombilico-prévésicale.

Le trajet et la terminaison des collecteurs de ce réseau périvésical varient suivant que l'on étudie la face antérieure ou la face postérieure de la vessie.

1) *Face antérieure.* — Les collecteurs émanés de la face antérieure forment eux-mêmes deux groupes. Les troncs issus du segment *inférieur* de cette face

se portent presque transversalement en dehors et vont se jeter dans un ganglion appliqué sur la paroi latérale du petit bassin, entre la veine iliaque externe et le nerf obturateur, à quelques millimètres en arrière de l'anneau crural. — Les troncs, nés de la partie *supérieure* de la face antérieure, sont remarquables par leurs flexuosités. Ils se portent en haut et en dehors, croisent l'artère ombilicale en passant soit au-dessus d'elle, soit plus souvent au-dessous, et vont se terminer dans le ganglion moyen de la chaîne moyenne du groupe iliaque externe.

Sur le trajet de ces troncs lymphatiques sont placés de petits ganglions, qui ne sont visibles qu'après injection et appartiennent au groupe des *nodules*

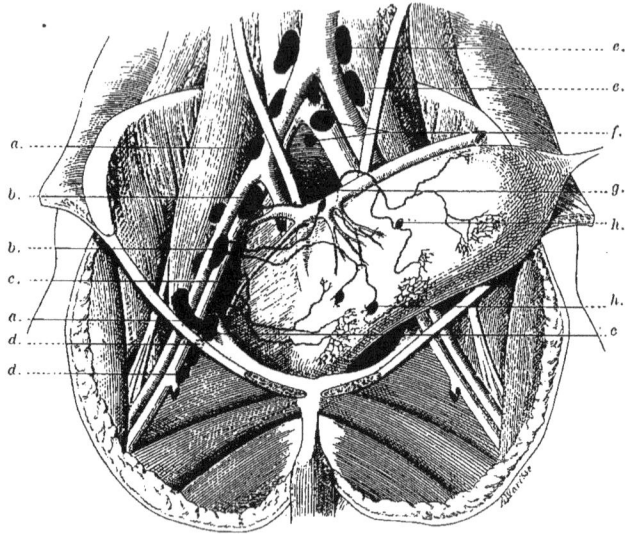

Fig. 596. — Lymphatiques de la vessie (nouveau-né) (Cunéo et Marcille).

a, ganglion iliaque externe (chaîne externe). — *b*, ganglion iliaque externe (chaîne moyenne). — *c*, ganglion iliaque externe (chaîne interne). — *d*, ganglions inguinaux profonds. — *e*, ganglion juxta-aortique gauche. — *f*, ganglion du promontoire. — *g*, ganglions vésicaux latéraux. — *h*, ganglions prévésicaux.

ganglionnaires interrupteurs (voy. p. 1138). Certains de ces ganglions sont placés en avant de la vessie (ganglions prévésicaux); ils peuvent être hypertrophiés dans certains cas pathologiques (Bazy) et être le point de départ de certains phlegmons prévésicaux. D'autres sont placés au niveau du point où les lymphatiques croisent l'artère ombilicale (g. latéro-vésicaux, gl. vésicales latérales. Waldeyer, Gerota).

2) *Face postérieure*. — Les collecteurs issus de la face postérieure forment également plusieurs groupes. — *a*) Les troncs, nés de la partie *supérieure* de cette face, se portent en dehors en décrivant de longues flexuosités. Ils enjambent l'artère ombilicale, traversent à ce niveau de petits ganglions latéro-vésicaux et vont se terminer dans le ganglion iliaque externe auquel nous avons vu aboutir les lymphatiques supérieurs de la face antérieure (*b*, fig. 597). —

b) D'autres troncs se portent en arrière en suivant le trajet de l'artère ombilicale et aboutissent à un ganglion reposant comme le précédent sur la veine iliaque externe, mais plus en arrière de lui, immédiatement en avant de la bifurcation de l'iliaque primitive. — *c*) D'autres troncs issus du segment moyen de la face postérieure aboutissent aux ganglions hypogastriques

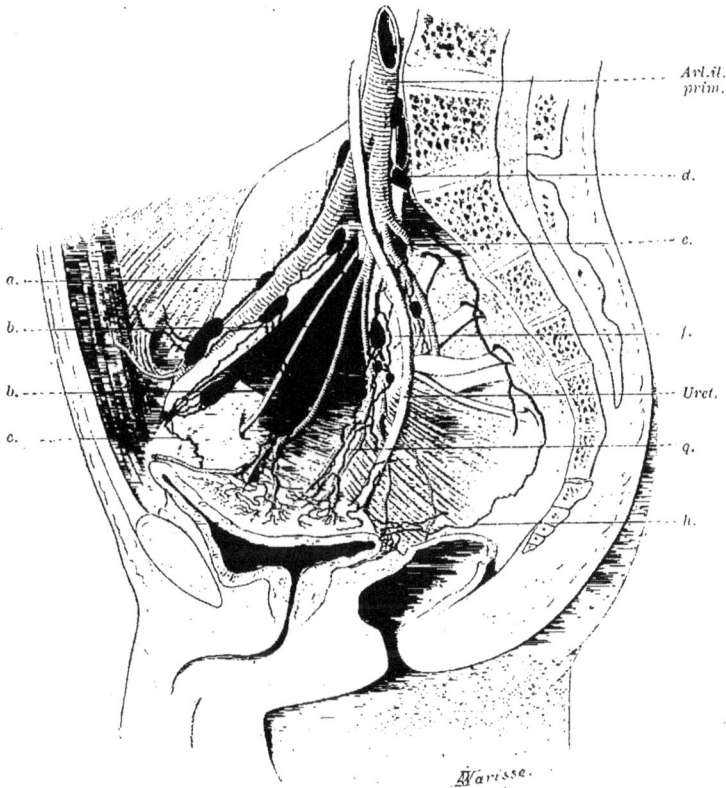

Fig. 597. — Lymphatiques de la vessie (Cunéo et Marcille).

a, ganglion de la chaîne externe du groupe iliaque externe. — *b, b*, collecteur du segment supérieur de la face postérieure. — *c*, collecteur du segment inférieur de la face antérieure. — *d*, ganglion du promontoire. — *e*, ganglion hypogastrique, appendu à l'artère fessière. — *f*, ganglion hypogastrique. — *g*, collecteurs satellites de l'artère vésicale inférieure. — *h*, collecteurs allant aboutir aux ganglions du promontoire.

(*g*, fig. 597). — *d*) D'autres enfin, nés au voisinage du col vésical, se portent directement en arrière, croisent les faces latérales du rectum, remontent sur la face antérieure du sacrum et viennent se terminer dans les ganglions placés dans l'angle de bifurcation de l'aorte abdominale, en avant du promontoire (*h*, fig. 597).

En résumé, les lymphatiques vésicaux aboutissent aux ganglions iliaques externes, aux ganglions hypogastriques et aux ganglions de la bifurcation aortique.

[*POIRIER ET CUNÉO.*]

Ajoutons que le réseau lymphatique périvésical se continue avec les réseaux qui entourent la prostate, les vésicules séminales, les canaux déférents et la partie terminale des uretères.

Historique et technique. — Les lymphatiques de la vessie ont suscité un grand nombre de recherches. Nous n'avons pas à rappeler ici les discussions qu'a soulevées la question de l'existence de ces lymphatiques; on les trouvera résumées dans l'excellente monographie de Pasteau. En ce qui concerne la disposition des troncs collecteurs et la situation de leurs ganglions terminaux, nous ne trouvons dans les classiques que des descriptions très incomplètes. Mascagni et Cruikshank semblent cependant avoir vu les ganglions latéro-vésicaux. Sappey n'en fait aucune mention et conclut à tort que les lymphatiques de la vessie se terminent exclusivement dans les ganglions iliaques externes. Pasteau n'apporte point de documents personnels et se borne à résumer les travaux antérieurs. Dans ces derniers temps seulement, Gerota et, plus récemment, Marcille et l'un de nous ont précisé la topographie de l'appareil ganglionnaire annexé à la vessie.
Si la littérature anatomique ne fournit sur ce point que des renseignements aussi vagues, cela tient à ce que l'injection des lymphatiques vésicaux est assez difficile. Nous n'avons qu'exceptionnellement réussi à les injecter avec le mercure. Avec la méthode de Gerota on les met beaucoup plus facilement en évidence. Encore faut-il observer avec soin certaines règles. Il est inutile d'essayer d'injecter le réseau périmusculaire, car on aboutit presque inévitablement à la production d'un extravasat étendu. Il faut conduire la canule dans l'épaisseur même du muscle vésical et tenter de pousser l'injection dans le réseau intramusculaire (Cunéo et Marcille).

Bibliographie. — Cruikshank, *loc. cit.*, p. 304. — Mascagni, *loc. cit.*, p. 44 et tabl. XII, fig. 11. — Sappey, *loc. cit.*, p. 304. — Gerota. Ueber Anatomie und Physiologie der Harnblase. *Arch. f. Anat. u. Physiol.*, Phys. Abth., 1897, p. 428. — Gerota. Ueber die Lymphgefässe und die Lymphdrüsen der Nabelgegend und der Harnblase, *An. Anz.*, XII, 4 et 5, p. 89. — Pasteau. État du système lymphatique dans les maladies de la vessie et de la prostate. *Th. Paris*, 1878 (contient une bibliographie très complète). — Walker. Ueber die Lymphgefässe der Prostata beim Hunde. *Arch. f. Anat. u. Physiol.*, Anat. Abth., 1899, 1 et 2, p. 1 à 10. — Cunéo et Marcille. Lymphatiques de la vessie. *Communic. Soc. anat.*, 29 novembre 1901. — Bazy, Rapport sur une note de Gerota. *Soc. Chirurgie*, 7 mai 1902.

Lymphatiques de l'uretère. — Les lymphatiques de l'uretère sont encore mal connus. Sappey n'est parvenu à les injecter que chez le cheval et ne les a rencontrés qu'au niveau de la tunique musculaire. Au cours de nos injections des lymphatiques vésicaux, nous avons vu plusieurs fois le réseau sousséreux de la vessie se poursuivre sur une étendue de quelques millimètres autour de l'uretère. — Les lymphatiques de l'uretère aboutissent à des collecteurs multiples qui se rendent aux ganglions voisins.

Lymphatiques des reins. — Les lymphatiques des reins naissent de deux réseaux, l'un superficiel, l'autre profond.
Le *réseau superficiel*, signalé par Mascagni, n'a pu être retrouvé par Ludwig et Kölliker. Les recherches déjà anciennes de Teichmann et de Sappey et celles plus récentes de Renaut et de Stahr ne laissent cependant aucun doute sur son existence. Mais il est d'une injection fort difficile. Immédiatement sousjacent à la capsule, il est remarquable par la ténuité de ses mailles. Il donne naissance à deux ordres de collecteurs que l'on peut distinguer avec Sappey en convergents ou divergents. Les troncs convergents vont se jeter dans les collecteurs du réseau profond, soit en s'enfonçant immédiatement dans la profondeur, soit en cheminant sous la capsule pour ne se joindre aux collecteurs profonds qu'au voisinage du hile. — Les troncs divergents perforent la capsule fibreuse et vont aboutir au réseau que nous décrirons plus loin dans la capsule adipeuse du rein.
La disposition du *réseau profond* a provoqué de nombreuses discussions que

nous n'avons pas à rappeler ici (voy. t. V, p. 49 et 50). Il donne naissance en dernière analyse à de gros collecteurs dont le nombre varie de 4 à 7 et qui émergent au niveau du hile. Ces collecteurs serpentent autour de l'artère et de la veine rénales. Ils sont ordinairement satellites de la veine et cheminent les uns sur la face antérieure, les autres sur la face postérieure de celle-ci.

Les classiques ne fournissent sur le mode de terminaison de ces vaisseaux que des données assez vagues et se bornent à dire que ces lympathiques se jettent

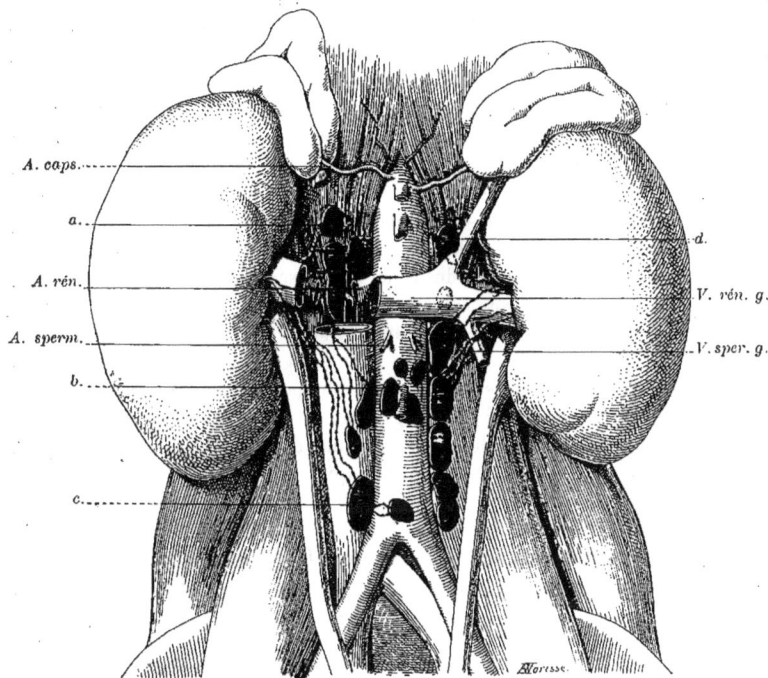

Fig. 598. — Lymphatiques des reins.

a, ganglion juxta-aortique droit (rétro-veineux). — b, ganglion préaortique. — c, ganglion juxta-aortique droit (pré-veineux). — d, ganglion juxta-aortique gauche.

dans des ganglions placés au niveau du hile, ce qui est d'ailleurs inexact. Dans sa monographie récente sur les lymphatiques du rein, Stahr, frappé surtout par les différences individuelles, se déclare impuissant à donner de ce mode de terminaison une formule assez générale. Après avoir examiné seize reins injectés par la méthode de Gerota, nous sommes arrivés aux conclusions suivantes.

Le mode de terminaison des lymphatiques rénaux varie suivant le côté considéré. — A droite, on peut diviser ces vaisseaux en antérieurs et postérieurs. Les troncs antérieurs cheminent en avant de la veine rénale; ils se portent en bas et en dedans et viennent se terminer dans l'amas préveineux des ganglions juxta-aortiques droits (voy. p. 1180). Ils aboutissent ordinairement à ceux de ces ganglions qui sont placés sur la face antérieure de la veine cave, immédia-

[POIRIER ET CUNÉO.]

tement au-dessous de l'embouchure des veines rénales, mais il est fréquent de voir un de ces vaisseaux aller se jeter dans un ganglion du même groupe placé beaucoup plus bas, au voisinage de la bifurcation aortique. Un de ces troncs peut également aboutir à un ganglion du groupe préaortique. — Les troncs *postérieurs*, plus courts que les précédents, sont placés en arrière de la veine et de l'artère rénales. Ils se terminent dans deux ou trois volumineux ganglions situés en arrière de la veine cave inférieure, en avant du pilier droit du diaphragme. Ces ganglions appartiennent au groupe rétro-veineux des ganglions juxta-aortiques droits. Leurs vaisseaux efférents traversent le pilier droit du diaphragme, en passant par l'orifice du splanchnique et vont se terminer dans le canal thoracique.

A gauche, les collecteurs, sortis du rein au niveau du hile, se terminent dans quatre ou cinq ganglions appartenant au groupe juxta-aortique du côté correspondant, s'étageant par conséquent sur le flanc gauche de l'aorte abdominale. Les plus élevés de ces ganglions sont placés en avant du pilier gauche du diaphragme que leurs vaisseaux efférents traversent pour se terminer dans le canal thoracique (voy. fig. 598).

En résumé, les lymphatiques des reins aboutissent principalement aux ganglions juxta-aortiques du côté correspondant et accessoirement aux ganglions préaortiques. Il est dans tous les cas sinon absolument inexact, du moins insuffisant de dire que les lymphatiques du rein se terminent dans les ganglions placés au niveau du hile de ces organes. On peut cependant rencontrer au niveau de ce hile de petits nodules ganglionnaires. Mais, en raison de leur contingence et de leur petit volume, ces nodules doivent être regardés comme appartenant à cette variété de ganglions que nous avons décrits sous le nom de nodules ganglionnaires interrupteurs (Schaltdrüsen) et qu'il importe de distinguer des ganglions régionnaires beaucoup plus constants dans leur existence et leur situation (Stahr). Cependant un de ces nodules se distingue par sa fréquence relative et sa situation assez fixe au-dessous de la veine rénale droite dans l'angle que forme ce vaisseau avec la veine cave inférieure.

La *capsule adipeuse du rein* possède un riche réseau lymphatique, bien décrit récemment par Stahr. Les efférents de ce réseau aboutissent aux mêmes ganglions que les collecteurs émanés du rein lui-même. Le réseau de la capsule adipeuse communique, comme nous l'avons vu, avec les lymphatiques du rein. Aussi n'est-il pas rare, au cours des cancers épithéliaux de cet organe, de rencontrer des traînées néoplasiques dans la capsule adipeuse.

Technique. — L'injection des lymphatiques superficiels du rein est extrêmement difficile, quelle que soit la technique employée. Pour mettre en évidence les lymphatiques profonds, Sappey conseille de faire passer un courant d'eau par l'artère rénale. L'eau revient à la fois par la veine et les lymphatiques qui sont alors très apparents. Nous avons toujours injecté ces vaisseaux avec la plus grande facilité par la méthode de Gerota. Il suffit de pousser son injection en plein parenchyme et de préférence dans la substance médullaire où les vaisseaux sont plus nombreux et plus volumineux. L'hydrotomie préalable du rein facilite d'ailleurs beaucoup cette injection. Pour remplir le réseau de la capsule adipeuse, Stahr conseille de se servir de sujets présentant de l'œdème de l'atmosphère celluleuse périrénale.

Bibliographie — Mascagni, *loc. cit.*, p. 44 et tab. XIV. — Sappey, *loc. cit.*, p. 123 et pl. XLVI, fig. 9. — Teichmann, *loc. cit.*, p. 8. — Rindowsky. Die Lymphgefässe der Niere. *Verh. d. 3. Vers. russ. Naturf. zu Kiew*, 1871. — Disse. Zur Anatomie der Niere, *Sitzungsber. der Gesellsch. zur Beförderung der gesammten Naturwissensch. zu Marburg*, 1898, n° 8. —

Hermann Stahr. Der Lymphapparat der Niere, *Arch. f. Anat. u. Phys.*, Anat. Abth., 1900, p. 40. — Cunéo. Note sur les lymphatiques du rein, *Bull. Soc. anat.*, Paris, 28 février 1902.

Lymphatiques des capsules surrénales. — Les lymphatiques des capsules surrénales, dont le mode d'origine sera étudié en même temps que la structure de ces organes, aboutissent à 4 ou 5 troncs collecteurs qui émergent au même point que la grande veine centrale. Ces troncs se terminent dans les ganglions juxta-aortiques du côté correspondant. Nous avons vu, sur plusieurs sujets certains de ces collecteurs perforer les piliers du diaphragme et aboutir dans les ganglions placés entre la face postérieure de ces piliers et la colonne vertébrale.

V. — LYMPHATIQUES DE LA PORTION SOUS-DIAPHRAGMATIQUE DU TUBE DIGESTIF

Les lymphatiques de la portion sous-diaphragmatique du tube digestif présentent un développement considérable en rapport avec le rôle important qu'ils ont à jouer dans l'absorption des aliments modifiés par les sucs digestifs. Nous ne nous occuperons pas ici de l'origine histologique de ces vaisseaux dans l'épaisseur des tuniques intestinales; cette origine sera décrite en même temps que la structure des différents segments de la portion sous-diaphragmatique du tube digestif. Nous étudierons donc surtout ici la disposition macroscopique des réseaux d'origine, le trajet et la terminaison des troncs collecteurs.

Lymphatiques de l'anus et du rectum. — 1) Réseaux d'origine. — Les vaisseaux lymphatiques de l'anus et du rectum naissent de deux réseaux ; l'un de ces réseaux est annexé au revêtement cutanéo-muqueux ano-rectal; l'autre appartient à la tunique musculaire.

A) Le *réseau cutanéo-muqueux* est décomposable en trois territoires : inférieur, moyen et supérieur.

a) Le *territoire inférieur* répond à la peau de la marge de l'anus. Il existe à ce niveau deux réseaux superposés, l'un superficiel ou cutané, inclus dans l'épaisseur même du derme, l'autre profond ou sous-cutané. L'injection de ces réseaux est facile et il suffit généralement de deux ou trois piqûres pour les remplir en totalité. Leurs mailles sont extrêmement serrées et, lorsque l'injection est pratiquée avec le mercure, le réseau cutané apparaît comme une plaque continue et la loupe est nécessaire pour qu'on puisse en apercevoir les détails (voy. fig. 599). — b) Le *territoire moyen* répond à la zone cutanée lisse de l'anus; sa limite supérieure est donc formée par la ligne ano-cutanée. Les mailles du réseau, beaucoup plus grossières que celles du territoire précédent, ont une direction verticale. — c) Le *territoire supérieur* répond à la muqueuse anale proprement dite et à la muqueuse rectale. Au niveau de la première le réseau lymphatique est peu développé. Au niveau de la deuxième, au contraire, il est extrêmement riche, mais la fragilité de ses mailles rend son injection difficile. Comme dans tout le reste du gros intestin, il existe deux réseaux superposés, l'un muqueux, l'autre sous-muqueux.

B) Le réseau de la *tunique musculaire* est d'une injection très difficile. Les troncs émanés de ce réseau vont se réunir aux collecteurs des réseaux cutanéo-muqueux.

2) Troncs collecteurs. — Chacun des territoires du revêtement cutanéo-muqueux possède des efférents distincts.

A) Le *territoire inférieur* donne naissance à 3 à 5 troncs de chaque

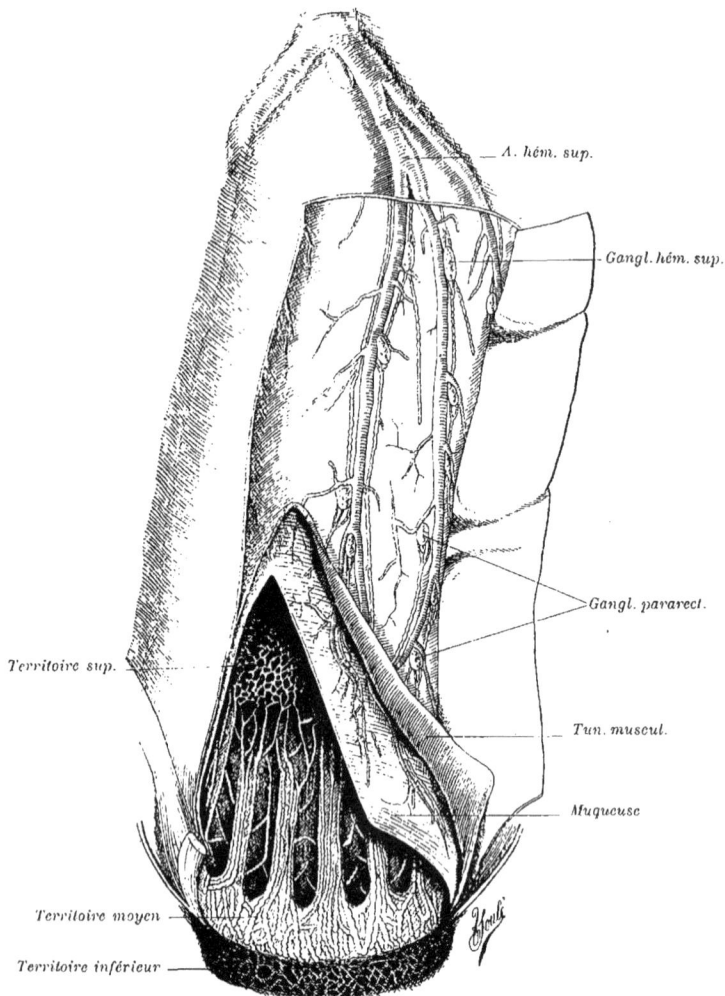

Fig. 599. — Lymphatiques du rectum (d'après Gerota).

Le rectum est fendu sur sa paroi postérieure pour laisser voir la muqueuse; une large fenêtre, pratiquée en haut à travers la gaine fibreuse, montre les vaisseaux sanguins.

côté. Ceux-ci se portent vers le pli de l'aine en cheminant les uns sur la face interne de la cuisse, les autres sur le périnée, ou au niveau du pli périnéo-crural.

Leur trajet est très irrégulier. Ils décrivent de nombreuses flexuosités et se bifurquent souvent en cours de route. Ils aboutissent aux ganglions inguinaux superficiels; mais leur mode de terminaison n'obéit point à une règle absolument fixe. Ils sont ordinairement tributaires du groupe supéro-interne; mais il est fréquent de les voir se terminer dans le groupe inféro-interne ou aboutir

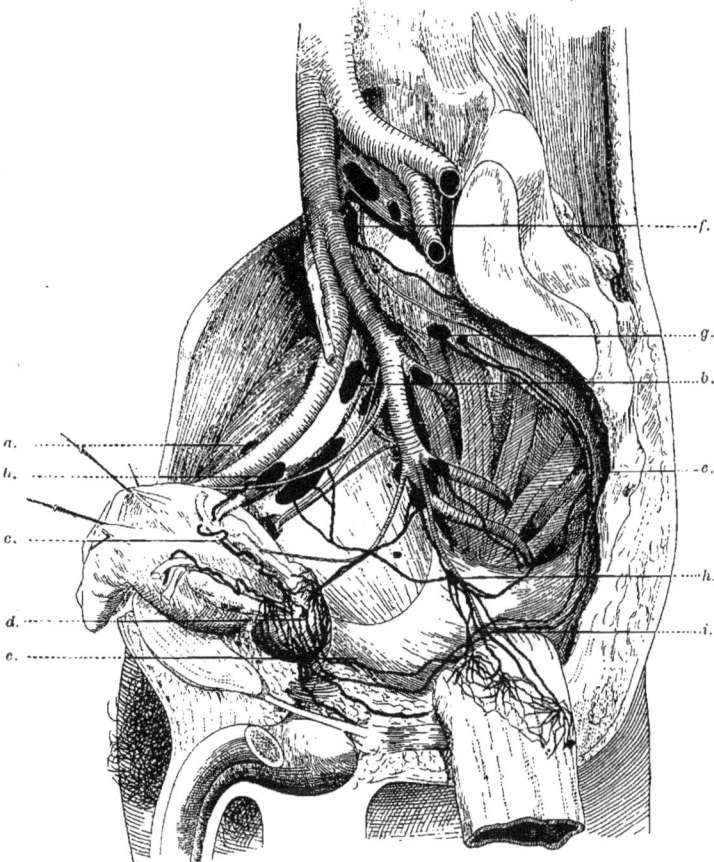

FIG. 600. — Lymphatiques du rectum, voie hémorroïdale moyenne (Cunéo et Marcille).

a, ganglion de la chaîne externe des ganglions iliaques externes. — *b*, ganglion de la chaîne moyenne des ganglions iliaques externes. — *c*, pédoncule lymphatique transversal de la prostate. — *d*, ganglions rétro-prostatiques. — *e*, pédicule lymph. post. de la prostate. — *f*, ganglions du promontoire. — *g*, ganglions sacrés latéraux. — *h*, ganglion hémorroïdal moyen. — *i*, afférents rectaux de ce ganglion.

à la fois à ces deux groupes. Il est beaucoup plus rare de les voir se terminer dans un ganglion appartenant à un des groupes externes.

Sur 28 cas, Gerota a vu les lymphatiques cutanés de l'anus aboutir 15 fois au groupe supéro-interne, 8 fois au groupe inféro-interne, 4 fois à ces deux groupes à la fois, 1 fois aux groupes supéro-interne, inféro-interne et inféro-externe.

B) Le *territoire moyen* possède de nombreux efférents que l'on peut distinguer en indirects et directs. Les premiers montent dans les colonnes de Morga-

80*

gni et se terminent dans le réseau de la muqueuse rectale (voy. fig. 599). Les
efférents directs perforent la paroi rectale et gagnent les ganglions voisins. En
se basant sur leur trajet et leur terminaison, on peut les répartir en trois groupes.
— *a*) Certains d'entre eux perforent la paroi rectale un peu au-dessus du releveur, montent sur les parois latérales du rectum, traversent les ganglions para-
rectaux que nous décrirons plus loin, se joignent aux collecteurs émanés du
territoire supérieur et se terminent comme ceux-ci dans les ganglions du méso-
rectum. — *b*) D'autres collecteurs, émergés de l'épaisseur de la musculaire rectale au même niveau que les précédents, sont satellites des vaisseaux hémorroïdaux moyens. C'est la *voie hémorroïdale moyenne*. Ils se terminent
ordinairement dans un ganglion placé sur le trajet de l'artère hémorroïdale
moyenne à quelque distance de la paroi latérale du bassin. — *c*) Les collecteurs
du troisième groupe (*voie hémorroïdale inférieure*) émergent au-dessous de
l'insertion du releveur de l'anus. Ils peuvent être considérés comme correspondant au système des vaisseaux hémorroïdaux inférieurs. A vrai dire, il est rare
cependant qu'ils suivent rigoureusement ces vaisseaux. Le plus souvent, ils ont
un trajet beaucoup plus simple; après avoir cheminé un instant dans le tissu
adipeux de la fosse ischio-rectale, ils perforent le releveur de l'anus et viennent se terminer dans un ganglion placé au niveau de l'origine de la honteuse
interne, à l'intérieur du bassin.

Les troncs satellites des vaisseaux hémorroïdaux moyens sont d'une injection assez difficile, surtout lorsqu'on emploie le mercure. Aussi les auteurs classiques n'en font-ils aucune
mention. Quénu et Gerota signalent leur existence, mais ne sont parvenus à les injecter que
sur un petit nombre de sujets. Par contre, Marcille, employant la méthode de Gerota, a pu
mettre ces vaisseaux en évidence dans la presque totalité des cas. Nous considérons donc
cette voie hémorroïdale moyenne comme constante. Mais elle ne présente pas toujours la
disposition très simple que nous avons indiquée tout à l'heure. On peut voir en effet un
des vaisseaux satellites de l'artère hémorroïdale moyenne aller aboutir au ganglion moyen
de la chaîne interne du groupe iliaque externe ou aux ganglions sacrés latéraux. Or il
importe de remarquer que les ganglions auxquels vont aboutir ces vaisseaux aberrants sont
précisément ceux auxquels aboutissent les efférents normaux du ganglion hémorroïdal
moyen (voy. fig. 600). On peut donc regarder ces troncs lymphatiques comme des afférents
du ganglion hémorroïdal moyen qui auraient brûlé leur premier relais ganglionnaire et
auraient directement gagné leur deuxième relais.

Les troncs qui correspondent au système des vaisseaux hémorroïdaux inférieurs sont
passés sous silence par la généralité des auteurs. Marcille et l'un de nous les ont plusieurs
fois injectés ; mais le nombre de nos constatations n'est pas assez considérable pour nous
permettre d'affirmer la constance de cette voie hémorroïdale inférieure.

C) Les collecteurs du *territoire supérieur* traversent la tunique musculaire
du rectum à des niveaux différents. Ils sont le plus souvent satellites des vaisseaux; il en existe ordinairement deux pour une artère. Après avoir perforé la
musculeuse rectale, ils montent obliquement en haut et en arrière pour
gagner les ganglions contenus dans le méso-rectum. Dans leur trajet péri-
rectal, ils traversent de petits ganglions bien décrits par Gerota et que nous
désignerons sous le nom de *ganglions para-rectaux* (g. ano-rectaux, Gerota).
Ces ganglions, dont le nombre varie de 4 à 7, sont appliqués sur la musculeuse
et recouverts par la gaine fibro-séreuse du rectum. On les rencontre surtout
au niveau de l'ampoule. Le plus inférieur de ces ganglions est immédiatement
placé au-dessus du releveur. Les ganglions supérieurs au contraire peuvent
faire saillie sous la séreuse. Nous considérons ces ganglions comme de simples
nodules ganglionnaires interrupteurs placés sur le trajet des collecteurs dans

leur trajet juxta-rectal. En dehors des cas pathologiques ces ganglions sont toujours minuscules. — Quant aux ganglions placés dans le méso-rectum ou, si l'on préfère, dans la partie terminale du méso-côlon pelvien, ils sont groupés autour du tronc de l'artère hémorroïdale supérieure. Leur volume est toujours notable; ce sont les véritables ganglions régionnaires des vaisseaux émanés du territoire lymphatique supérieur du rectum.

En résumé, on peut schématiser la disposition des collecteurs ano-rectaux de la façon suivante. Ces vaisseaux peuvent être répartis en trois groupes : un *groupe inférieur*, émané de la peau de la marge de l'anus et tributaire des ganglions inguinaux superficiels; — un *groupe moyen*, issu de la zone cutanée lisse et allant aboutir aux ganglions hypogastriques; — un *groupe supérieur*, émané des muqueuses anale et rectale et allant se terminer dans les ganglions du méso-rectum après avoir traversé les nodules ganglionnaires para-rectaux. Le groupe supérieur répond aux vaisseaux hémorroïdaux supérieurs. Le groupe moyen répond aux vaisseaux hémorroïdaux moyens et inférieurs. Le groupe inférieur n'a pas d'homologue dans le système artériel.

Lymphatiques du côlon ilio-pelvien. — Les lymphatiques du côlon ilio-pelvien traversent d'abord de petits ganglions appendus aux branches terminales émanées de l'arcade para-intestinale que forment en s'anastomosant les trois artères sigmoïdes. Ils vont ensuite se terminer dans des ganglions placés sur le trajet de l'artère mésentérique inférieure.

Lymphatiques du côlon descendant. — Les vaisseaux lymphatiques du côlon descendant présentent une disposition générale analogue à celle des lymphatiques du côlon ilio-pelvien. Notons seulement le peu de développement de l'appareil ganglionnaire annexé à ce segment du gros intestin.

Lymphatiques du côlon transverse. — L'appareil lymphatique du côlon transverse est beaucoup plus développé. Les ganglions juxta-intestinaux (voy. p. 1183) sont ici très nombreux surtout au voisinage des deux extrémités du côlon transverse. De plus on trouve presque constamment un ou deux gros ganglions, situés dans l'angle de bifurcation de la colique moyenne et deux ou trois autres placés le long du tronc de cette artère. Les troncs émanés de ces derniers vont se jeter dans les ganglions de la chaîne mésentérique supérieure.

Les lymphatiques du côlon transverse communiquent largement avec ceux du grand épiploon. Par l'intermédiaire de ceux-ci, ils entrent en relation avec les lymphatiques du bord inférieur de l'estomac.

Lymphatiques du côlon ascendant. — Les collecteurs émanés du côlon ascendant traversent d'abord quelques rares ganglions juxta-intestinaux. Ils rencontrent ensuite un ganglion, d'ailleurs inconstant, placé sur le trajet de l'artère colique ascendante et vont finalement se jeter dans les ganglions de la chaîne mésentérique supérieure.

Lymphatiques du cæcum et de l'appendice. — Les lymphatiques du cæcum et de l'appendice sont beaucoup plus développés que ceux des autres segments du gros intestin. Cela est vrai surtout pour l'appendice dont on sait la richesse en tissu lymphoïde. Le mode d'origine de ces vaisseaux et la disposition de l'appareil lymphoïde appendiculaire seront étudiés plus loin (voy. t. IV, p. 334, fig. 178).

Nous nous bornerons donc à indiquer ici la disposition des collecteurs émanés du cæcum et de l'appendice, et la topographie de leurs ganglions terminaux.

Les collecteurs cæco-appendiculaires suivent assez fidèlement le trajet des vaisseaux sanguins. Ceci nous permettra de les répartir en trois groupes : les troncs cæcaux antérieurs, les troncs cæcaux postérieurs et les troncs appendiculaires, accompagnant respectivement les vaisseaux de ce nom.

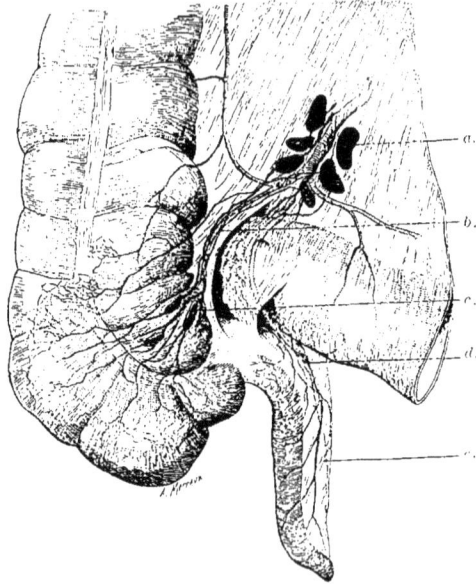

a) Les *collecteurs cæcaux antérieurs* apparaissent sur la face antérieure du cæcum. Ils se portent en haut et en dedans, traversent un ou deux petits ganglions situés dans l'épaisseur du repli ilio-cæcal antérieur et viennent ensuite se terminer dans un amas ganglionnaire, placé au niveau du segment terminal de l'artère iléo-cæcale (voy. fig. 601).

b) Les *collecteurs cæcaux postérieurs* suivent le trajet de l'artère homonyme. Ils traversent, comme les précédents, de petits ganglions, les ganglions cæcaux postérieurs. Ceux-ci, au nombre de 3 à 6, sont appliqués sur la face postérieure du cæcum à la jonction de cette face et de la face interne. Sauf dans les cas rares où la coalescence de la

Fig. 601. — Lymphatique du cæcum et de l'appendice (vue antérieure).

a, ganglions iléo-cæcaux. — *b*, lymphatiques cæcaux antérieurs. — *c*, ganglions cæcaux antérieurs. — *d*, ganglion appendiculaire (groupe sous-iléal). — *e*, afférents appendiculaires de ce ganglion.

face postérieure du cæcum et du péritoine pariétal est totale, ces ganglions sont tapissés par le feuillet viscéral qui les applique sur la face postérieure du cæcum. — Les lymphatiques cæcaux postérieurs se terminent dans le groupe ganglionnaire iléo-cæcal (voy. fig. 602).

c) Les *collecteurs émanés de l'appendice*, au nombre de 4 ou 5, montent dans l'épaisseur du méso-appendice, en accompagnant l'artère appendiculaire. Comme cette artère, ils croisent la face postérieure du segment terminal de l'iléon, pénètrent ensuite dans le mésentère et viennent se terminer dans le groupe ganglionnaire iléo-cæcal (voy. fig. 602). Sur leur trajet, ces lymphatiques traversent de petits ganglions que nous désignons sous le nom générique de *ganglions appendiculaires*. Dans la grande majorité des cas, ces ganglions, au nombre de 1 à 3, sont placés dans le segment rétro-iléal du méso-appendice; on peut alors les désigner sous le nom de ganglions appendiculaires *rétro-iléaux*. Plus rarement on trouve un ou plusieurs ganglions dans la portion sous-iléale du méso; ce sont les ganglions appendiculaires *sous-iléaux*. Enfin certains ganglions du méso-appendice peuvent être logés immédiatement contre le cæcum, au-dessus de la base d'implantation de l'appendice; ce sont les ganglions appendiculaires *juxta-cæcaux*.

Tixier et Viannay, qui ont récemment repris l'étude de la topographie des ganglions appendiculaires, ont bien décrit la disposition de ces trois groupes qu'ils désignent sous les noms de groupes iléo-appendiculaire, appendiculaire et cæco-appendiculaire. Le groupe iléo-

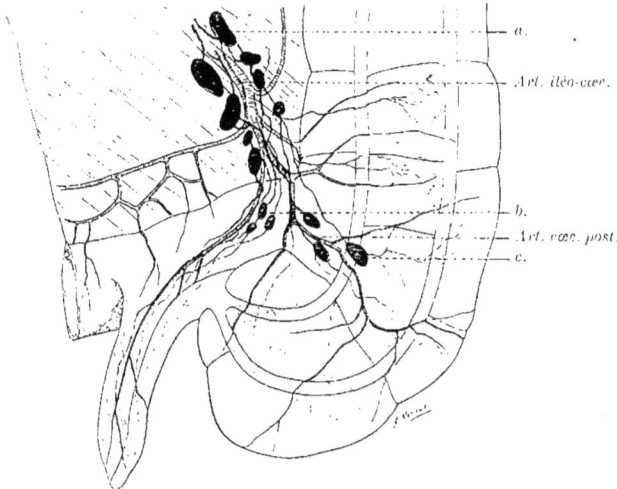

Fig. 602. — Lymphatiques du cæcum et de l'appendice (vue postérieure).

a, ganglions iléo-cæcaux. — *b*, ganglions appendiculaires (groupe rétro-iléal). — *c*, ganglions rétro-cæcaux.

appendiculaire (groupe appendic. rétro-iléal) est le plus constant. Il existerait dans 36 pour 100 des cas. Dans 22 pour 100 des cas, il n'est formé que par un ganglion; dans 10 pour 100 des cas, il existe deux ganglions; dans 4 pour 100 des cas, il y a plus de deux ganglions. — Dans 12 pour 100 des cas, on trouve le groupe appendiculaire (gr. appendic. sous-iléal). — Dans 14 pour 100 des cas, Tixier et Viannay ont constaté l'existence du groupe cæco-appendiculaire (gr. appendic. juxta-cæcal). Enfin dans 1,6 pour 100 des cas, il n'y aurait pas trace de ganglions dans tout le méso-appendice. Cette absence possible des ganglions appendiculaires nous montre bien que ces ganglions, comme les ganglions pré- et rétro-cæcaux, sont de simples nodules ganglionnaires interrupteurs (Schaltdrüse) interposés sur le trajet des lymphatiques cæco-appendiculaires. Les véritables ganglions régionnaires de ces vaisseaux sont les ganglions placés dans le mésentère autour de l'artère iléo-cæcale.

Les lymphatiques appendiculaires sont donc tributaires, en dernière analyse, des ganglions qui forment le segment terminal de la chaîne mésentérique supérieure.

Certains auteurs admettent que les lymphatiques appendiculaires ont un mode de terminaison beaucoup plus compliqué. « J'ai si souvent trouvé, dit Lockwood, une chaîne de ganglions lymphatiques enflammés le long du bord interne du côlon, derrière le méso-côlon ascendant, que je suis arrivé à cette conclusion que c'est là la principale voie suivie par les lymphatiques de l'appendice. D'autres sans doute se jettent dans les ganglions mésentériques. Les lymphatiques de l'appendice se jettent aussi dans les ganglions de la fosse iliaque échelonnés le long de l'artère iliaque externe. Il en passe aussi le long du ligament appendiculo-ovarien qui se rendent dans le ligament large du côté droit et dans les ganglions de la paroi latérale droite du bassin, avoisinant l'artère iliaque interne. » Cette systématisation, qu'adoptent Tixier et Viannay, nous paraît absolument fantaisiste. Les seuls aboutissants normaux des lymphatiques cæco-appendiculaires sont les ganglions du groupe iléo-cæcal. Cependant le réseau sous-séreux du cæcum s'anastomose avec le réseau du péritoine pariétal adjacent. C'est par l'intermédiaire de ce réseau que les lymphatiques cæco-appendiculaires peuvent communiquer avec certains groupes ganglionnaires voisins.

Clado a décrit une anastomose entre les lymphatiques de l'appendice et ceux de l'ovaire droit; cette anastomose chemineraît dans le ligament appendiculo-ovarien. Tixier et Viannay ont rencontré dans ce repli un petit ganglion lymphatique. Nous n'avons jamais constaté l'existence de l'anastomose décrite par Clado et nous rejetons formellement son existence.

Bibliographie. — Tuffier. Étude sur le cæcum et ses hernies. *Archives générales de médecine*, 1887, p. 641. — Clado. Appendice cæcal. *Mém. de la Soc. de biol.*, 1892. — Laffongue. Recherches anatomiques sur l'appendice vermiculaire du cæcum. *Journ. de l'Anat. et de la Physiol.*, 1893. — Lockwood. Note upon the lymphatics of the vermiform appendix, *Journ. of Anat. and Physiol.*, 1900, t. XXXIV, p. XIII. — Tixier et Viannay. Note sur les lymphatiques de l'appendice iléo-cæcal. *Lyon médical*, 1901. — Auguy. De l'adénopathie appendiculaire. *Thèse Lyon*, 1901. — Bonjour. Des adénopathies péri-appendiculaires. *Thèse Paris*, 1901. — Quénu. *Communic. Soc. Chirurgie*, 7 mai 1902.

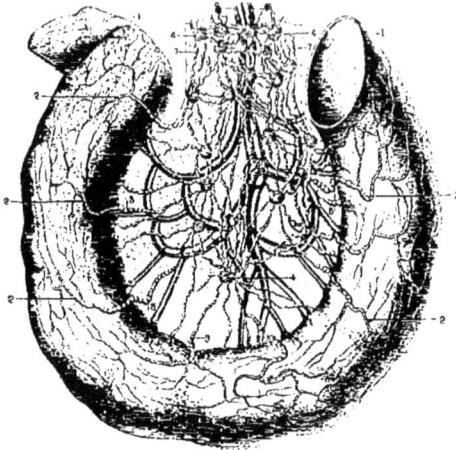

FIG. 603. — Lymphatiques de l'intestin grêle
(d'après Sappey).

1. Anse grêle. — 2, 3, 5, 7. Collecteurs lymphatiques. — 4. Ganglion juxta-intestinal. — 6. Veine mésentérique. — 8. Artère mésentérique.

Lymphatiques de l'intestin grêle. —

Comme les lymphatiques du gros intestin, les lymphatiques de l'intestin grêle forment deux systèmes relativement indépendants dont l'un est annexé à la tunique muqueuse, l'autre à la tunique musculaire. Le détail des origines de ces vaisseaux et leurs relations avec le riche appareil lymphoïde qui leur est annexé seront étudiés plus loin (voy. t. IV, p. 300).

Le mode de terminaison des collecteurs de l'intestin grêle varie suivant qu'on les étudie au niveau du jéjuno-iléon ou au niveau du duodénum.

Lymphatiques du jéjuno-iléon. — Les collecteurs, extrêmement nombreux, apparaissent au voisinage du bord mésentérique de l'intestin. Examinés sur le vivant, pendant la digestion intestinale ils apparaissent comme des conduits, légèrement bosselés, de calibre variable, caractérisés surtout par leur aspect lactescent. Ils se terminent dans les ganglions contenus dans le mésentère. Bien que ces ganglions paraissent, au premier abord, disséminés sans ordre apparent entre les deux feuillets du mésentère, on peut se convaincre, par un examen plus attentif, que leur disposition obéit à des règles assez fixes. Aussi est-il possible de les répartir en trois groupes, d'importance inégale et de signification différente.

a) Un *premier groupe* comprend de petits ganglions placés sur le trajet des artérioles terminales émanées de la dernière arcade anastomotique, ou au niveau même de cette arcade. Parfois, notamment au niveau de la partie initiale du jéjunum, ces ganglions sont immédiatement contigus à l'intestin et peuvent même reposer sur l'intestin lui-même. Comme nous l'avons vu, il s'agit là de simples nodules ganglionnaires interrupteurs (Schaltdrüse) qui ne présentent aucune fixité morphologique.

b) Un *deuxième groupe* comprend des ganglions placés sur le trajet des

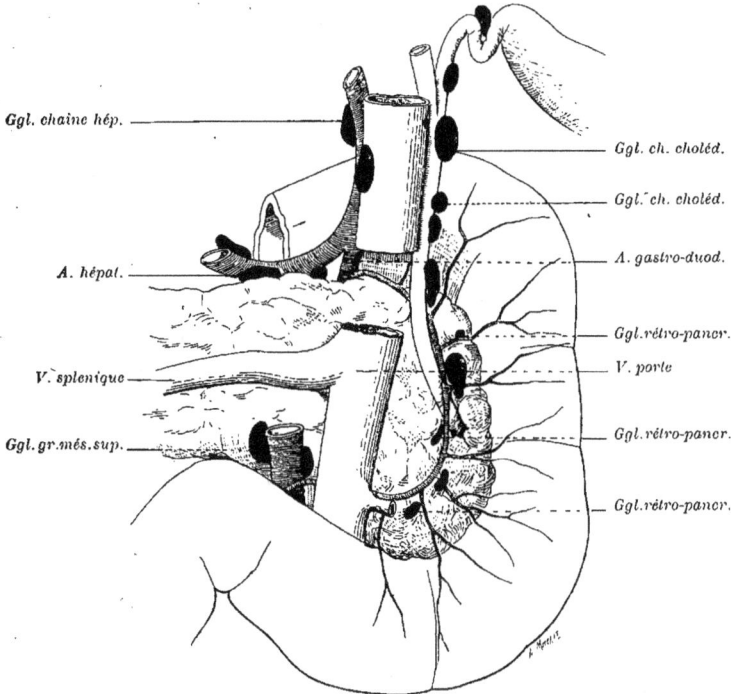

Ggl. chaine hép.

A. hépat.

V. splénique

Ggl. gr. més. sup.

Ggl. ch. choléd.

Ggl. ch. choléd.

A. gastro-duod.

Ggl. rétro-pancr.

V. porte

Ggl. rétro-pancr.

Ggl. rétro-pancr.

Fig. 604. — Ganglions rétro-pancréatiques.

a, ganglion de la chaine hépatique. — *b*, ganglion de la chaine mésentérique supérieure. — *c*, ganglions de la chaine du cystique et du cholédoque. — *d*, ganglions de la chaine duodéno-pancréatique postérieure.

branches primaires de l'artère mésentérique supérieure et au niveau de la première arcade anastomotique que forment ces vaisseaux. Ces ganglions, beaucoup plus volumineux que les précédents, constituent les véritables ganglions régionnaires du jéjuno-iléon.

c) Enfin, on trouve un *troisième groupe* ganglionnaire autour du tronc de l'artère mésentérique supérieure et plus particulièrement autour du segment initial de ce vaisseau. Ce groupe n'appartient pas en propre au jéjuno-iléon, mais reçoit encore les efférents des ganglions régionnaires du cœcum, des côlons ascendant et transverse, du duodénum et même de certains ganglions annexés à l'estomac (voy. p. 1186).

[*POIRIER ET CUNÉO.*]

Les ganglions sont surtout nombreux au niveau de la portion du mésentère qui correspond au jéjunum. Il y a diminution progressive du nombre des ganglions pour un segment donné du mésentère lorsqu'on se rapproche du segment terminal de l'iléon. Rappelons toutefois qu'au niveau de la région iléo-cæcale les ganglions réapparaissent nombreux et forment un amas important autour de l'artère iléo-cæcale.

Les ganglions du mésentère constituent un des centres ganglionnaires les plus importants de l'économie. Leur nombre varie de 130 à 150 (Quain). Leur volume présente de grandes variations suivant les sujets. Dans certains états pathologiques ils peuvent constituer des tumeurs très volumineuses provoquant des troubles importants dans la circulation abdominale. Chez certains animaux, ils sont groupés en une masse compacte que les anciens anatomistes décrivaient sous le nom de pancréas d'Aselli.

Lymphatiques du duodénum. — Les lymphatiques du duodénum aboutissent à de nombreux collecteurs disposés sur le type des collecteurs du jéjuno-iléon. Mais la présence du pancréas divise ces vaisseaux, comme les vaisseaux sanguins correspondants, en deux groupes : un groupe *antérieur*, qui aboutit aux ganglions placés sur le trajet de l'arcade vasculaire pré-pancréatique; un groupe *postérieur*, qui se termine dans les ganglions satellites de l'arcade rétro-pancréatique.

De ces ganglions pré- et rétro-pancréatiques partent deux ordres d'efférents. Les uns, ascendants, se terminent dans les ganglions de la chaîne hépatique. Les autres, descendants, aboutissent aux ganglions placés autour de l'artère mésentérique au niveau du point où cette artère croise la troisième portion du duodénum.

Signalons les relations étroites qui existent entre les lymphatiques du duodénum d'une part et les lymphatiques du canal cholédoque et du pancréas. Nous verrons plus loin qu'il existe également des anastomoses entre les lymphatiques du duodénum et ceux de la portion pylorique de l'estomac (voy. p. 1231).

Lymphatiques de l'estomac. — L'origine des lymphatiques de l'estomac sera étudiée en même temps que la structure de cet organe (voy. t. IV, p. 241). Rappelons seulement ici que les lymphatiques de l'estomac, comme ceux de l'intestin, doivent être distingués en lymphatiques muqueux et en lymphatiques musculo-séreux. Les lymphatiques nés au niveau de la muqueuse aboutissent en dernière analyse à un réseau sous-muqueux dont émanent des collecteurs qui, au voisinage des courbures, perforent la musculaire pour se jeter dans les collecteurs musculo-séreux. Ceux-ci naissent d'un réseau sous-péritonéal auquel viennent aboutir tous les lymphatiques issus de la musculaire et de la séreuse. Ces collecteurs musculo-séreux peuvent être répartis en trois groupes : les uns se dirigent vers la petite courbure, d'autres vers la grande courbure, d'autres enfin vers le centre de la grosse tubérosité.

1. — Les collecteurs du *premier groupe* (troncs supérieurs ou convergents de Sappey) sont les plus importants et les plus volumineux. D'après Sappey on en compterait ordinairement de 6 à 8. Leur nombre varie du simple au triple, suivant les sujets. La plupart de ces troncs convergent vers les gan-

glions de la petite courbure, groupés, comme nous l'avons vu p. 1184, autour
du point où l'artère coronaire aborde la petite courbure. Leur direction varie
suivant leur origine. Les collecteurs nés du corps de l'estomac sont sensiblement verticaux, ceux qui émanent du vestibule pylorique sont obliques en
haut et à gauche; les troncs issus du pylore courent parallèlement à la petite
courbure. Par contre, les lymphatiques, émanés du cardia ou de la zone sous-

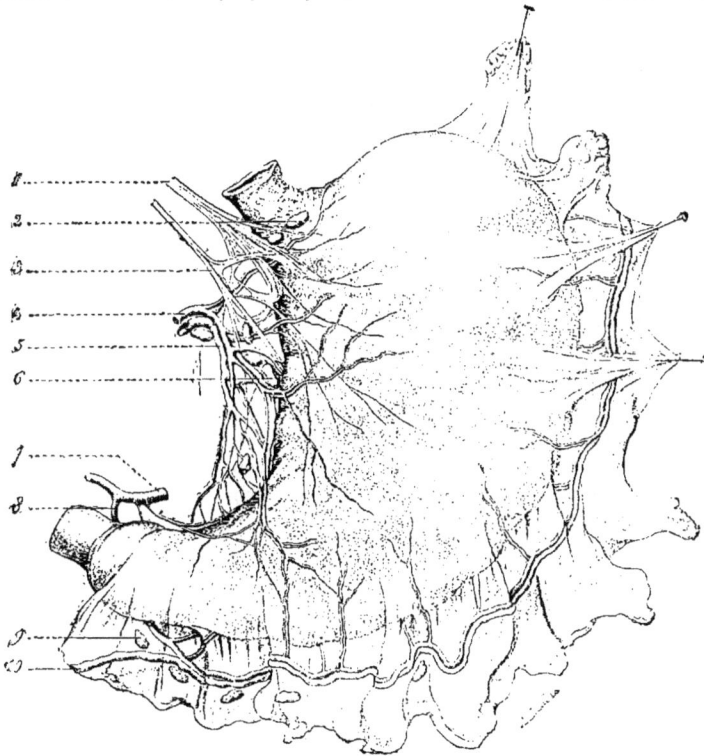

Fig. 605. — Vue générale du réseau sous-péritonéal de l'estomac, injecté par la méthode
de Gerota (Cunéo).

1. Pneumogastrique gauche. — 2. Ganglions précardiaques. — 3. Pneumogastrique droit. — 4. A. coronaire
stomachique. — 5. V. coronaire stomachique. — 6. Ganglion petite courbure. — 7. Artère hépatique. —
8. Artère gastro-épiploïque droite. — 9. Ganglion sous-pylorique. — 10. Veine gastro-épiploïque droite allant
se jeter dans la veine colique moyenne.

cardiaque, descendent obliquement en bas et à droite vers le point de convergence commun. D'une façon générale, tous ces troncs ont donc une direction
parallèle à celle des vaisseaux coronaires.

Cependant un ou deux vaisseaux très grêles, émanés de la partie supérieure
du pylore, se portent de gauche à droite vers l'artère pylorique et vont rejoindre
les troncs efférents des ganglions rétro-pyloriques.

II. — Les collecteurs du *deuxième groupe*, ou collecteurs de la grande courbure, sont plus nombreux mais plus grêles que les précédents. Leur nombre

varie de 12 à 18. Ils accompagnent d'ordinaire, mais pas forcément, les branches que les vaisseaux gastro-épiploïques envoient à l'estomac. Tous ces collecteurs vont aboutir aux ganglions sous-pyloriques (voy. p. 1186.)

Les lymphatiques issus du pylore ou du vestibule pylorique gagnent rapidement ces ganglions par un trajet vertical ou légèrement oblique. Quant aux autres troncs collecteurs nés du corps de l'estomac, au lieu de se porter directement en bas et à gauche avec une obliquité variable suivant leur situation, ils descendent verticalement jusqu'au niveau de l'arcade vasculaire qui longe la grande courbure; là ils changent brusquement de direction et courent parallèlement à cette arcade. Chemin faisant, ils se fusionnent en 2 ou 3 troncs qui s'anastomosent entre eux et viennent aboutir finalement aux ganglions sous-pyloriques (voy. fig. 605).

III. — Le *troisième groupe* comprend tous les troncs émanant de la grosse tubérosité. Leur nombre varie de 3 à 6. Ils se portent dans l'épaisseur de l'épiploon gastro-splénique sans suivre rigoureusement le trajet des vaisseaux courts et gastro-épiploïques gauches. Ils pénètrent ensuite dans l'épiploon spléno-pancréatique et se jettent dans les ganglions placés dans cet épiploon, près du hile de la rate.

En résumé, les collecteurs de la petite courbure convergent, d'une façon générale, vers le point où le pédicule coronaire aborde l'estomac et se jettent dans les ganglions de la chaîne coronaire. Les collecteurs de la grande courbure se portent de gauche à droite vers les ganglions sous-pyloriques. Enfin les troncs issus de la grosse tubérosité se dirigent de droite à gauche vers le hile de la rate pour aboutir aux ganglions de la chaîne splénique.

Nous avons déjà décrit ces groupes ganglionnaires (voy. Ganglions pré-aortiques, p. 1183 et fig. 578 et 579). Nous ne reviendrons pas sur ce point. Mais il nous faut signaler ici la présence possible de petits nodules ganglionnaires interrupteurs sur le trajet de ces différents collecteurs. Dans certains cas, ces nodules peuvent être placés dans l'épaisseur même des parois de l'estomac à une distance variable des courbures. Letulle (*Soc. anat.*, 29 déc. 1897) a attiré le premier l'attention sur cette disposition dont l'un de nous a rencontré trois exemples. Ces ganglions gastriques pariétaux occupent ordinairement la couche sous-séreuse ou la partie superficielle de la tunique musculaire.

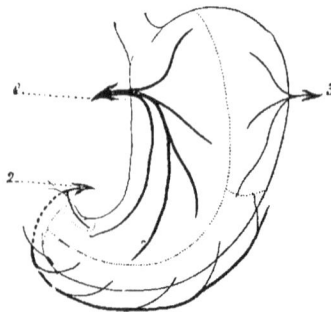

Fig. 606. — Territoires lymphatiques de l'estomac (Cunéo).

1. Courant coronaire ou courant principal. — 2. Courant gastro-épiploïque droit. — 3. Courant splénique.

Territoires lymphatiques. — Comme on le voit, l'estomac comprend trois territoires lymphatiques distincts sur la disposition desquels l'un de nous a attiré l'attention dans sa thèse. Ces territoires répondent aux trois groupes de collecteurs que nous avons décrits.

Le territoire des collecteurs de la petite courbure est séparé des deux autres par une ligne qui commence un peu à gauche du cardia et court sur les faces de l'estomac en suivant un trajet sensiblement parallèle à la grande courbure. Mais cette ligne de partage de la lymphe, si l'on peut ainsi parler, est beaucoup plus rapprochée de la grande courbure que de la petite. On peut admettre approximativement qu'elle laisse au-dessous d'elle un tiers seulement de la surface de l'organe. Il importe cependant de remarquer qu'au niveau de la région pylorique, cette ligne tend à se relever et à se placer à égale distance de la grande et de la petite courbure.

La limite des territoires des collecteurs du deuxième et du troisième groupe est plus difficile à préciser; elle est, d'ailleurs, sans grand intérêt pratique. Elle répond ordinairement à la jonction de la partie horizontale et de la partie verticale de la grande courbure.

Cette systématisation est identique sur les deux faces de l'organe et s'applique aussi bien aux lymphatiques de la muqueuse qu'aux lymphatiques musculo-séreux.

Il résulte de cette description que le plus étendu et le plus important des trois territoires lymphatiques de l'estomac est celui des collecteurs de la petite courbure; l'ensemble de ces collecteurs représente la voie lymphatique principale. Les collecteurs des deux autres groupes ne représentent que des voies accessoires.

Anastomoses. — L'appareil lymphatique de l'estomac contracte des relations importantes avec les lymphatiques des organes voisins. Ces relations sont de deux ordres : les unes sont constituées par les anastomoses que présentent les différents réseaux gastriques avec les deux portions adjacentes du tube digestif : œsophage et duodénum; les autres sont le fait de l'existence de groupes ganglionnaires communs aux lymphatiques gastriques et aux lymphatiques des organes voisins : foie, pancréas, rate. Nous n'insisterons ici que sur les premières.

Les deux réseaux principaux de l'estomac, le réseau sous-muqueux et le réseau sous-séreux, communiquent largement avec les deux réseaux homologues de la portion abdominale de l'œsophage. Comme le montrent les belles planches de Sappey, il y a même une véritable continuité des réseaux gastriques et œsophagiens. Cette disposition anatomique concorde en tous points avec les données de l'anatomie pathologique, qui signale la propagation facile des néoplasmes du cardia à la portion inférieure de l'œsophage et inversement.

En est-il de même au niveau du duodénum? Il faut ici poser séparément la question pour le réseau sous-séreux et le réseau sous-muqueux.

La planche de Sappey montre une continuité absolue entre les réseaux sous-séreux de l'estomac et du duodénum. Pour Most, au contraire, il n'existerait aucune communication entre ces deux réseaux; au niveau du pylore un tronc à direction plus ou moins annulaire formerait une limite très nette au réseau gastrique sous-péritonéal.

Nos recherches nous ont amené à des conclusions identiques à celles de Most, en ce qui concerne l'absence de communication entre le réseau sous-séreux de l'estomac et le réseau duodénal correspondant, mais nous n'avons jamais pu injecter le canal annulaire auquel il fait allusion. Dans un cas, nous avons vu un collecteur pylorique franchir la limite gastro-duodénale et cheminer, sur une étendue de quelques millimètres, sur la portion initiale du duodénum pour gagner un ganglion du groupe sous-pylorique, très reporté sur la droite.

Par contre, on ne saurait élever le moindre doute sur l'existence de communications entre les réseaux sous-muqueux de l'estomac et du duodénum. L'un de nous a pu plusieurs fois constater ces communications, et Most a même réussi à remplir les collecteurs de la portion initiale du duodénum et leurs ganglions, en poussant une injection dans la muqueuse pylorique. Il faut cependant reconnaître que ces anastomoses entre les lymphatiques de la muqueuse gastrique et ceux de la muqueuse duodénale ne présentent pas un grand développement. Elles n'en jouent pas moins un rôle très important dans les cas dans lesquels le duodénum est envahi par le cancer du pylore.

Bibliographie. — Mascagni, *loc. cit.*, p. 49 et tab. XVIII. — Sappey, *loc. cit.*, p. 76 et suiv., pl. XXV, fig. 1. — Most. Ueber die Lymphgefässe und die regionäre Lymphdrüsen des Magens, etc. *Arch. f. klin. Chir.*, LIX, 1, p. 175. — Cunéo. De l'envahissement du système lymphatique dans le cancer de l'estomac et de ses conséquences chirurgicales. *Thèse Paris*, 1900. — Cunéo et Delamare. Anatomie et Histologie des lymphatiques de l'estomac. *Journ. de l'Anat. et de la Physiol.*, 1900.

Lymphatiques du foie.

— Comme on le verra plus loin (t. IV, p. 766), nous ne possédons pas encore de données absolument précises sur la disposition des voies lymphatiques à l'intérieur des lobules hépatiques. Par contre, il est facile de mettre en évidence des réseaux lymphatiques dans le tissu connectif interlobulaire. De ce réseau partent de nombreux collecteurs. Ceux-ci peuvent être répartis en deux grands groupes. Les uns, nés des lobules périphériques, se portent vers la surface de la glande hépatique et cheminent au-dessous du péritoine : ce sont les collecteurs superficiels. Les autres, provenant de lobules plus profondément situés, accompagnent les branches de la veine porte ou des veines sus-hépatiques et émergent au niveau du point de pénétration ou de sortie de ces vaisseaux. Ce sont les collecteurs profonds.

[POIRIER ET CUNÉO.]

I. Collecteurs superficiels. — Nous envisagerons successivement les collecteurs de la face supérieure et ceux de la face inférieure.

1) COLLECTEURS DE LA FACE SUPÉRIEURE. — Les collecteurs de la face supé-

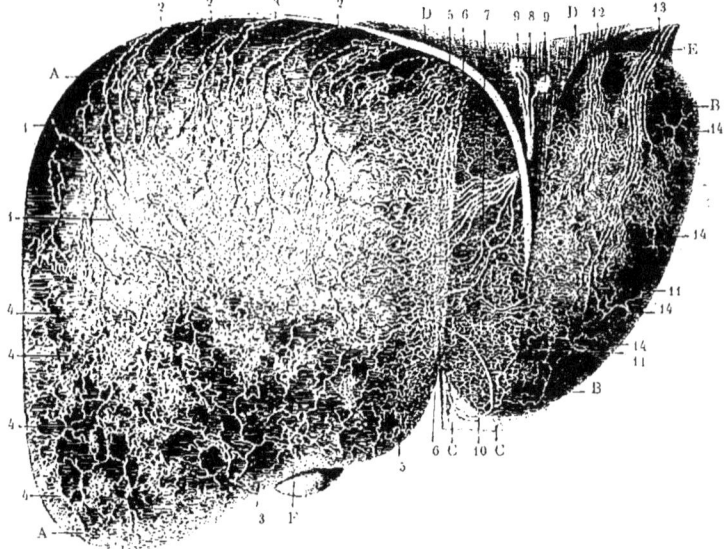

FIG. 607. — Lymphatiques de la face supérieure du foie (Sappey).

A, A. Lobe droit du foie. — B, B. Son lobe gauche. — C. C. Son ligament suspenseur qui recouvre en partie la face supérieure du lobe gauche. — D, D. Un segment triangulaire du diaphragme qui a été incisé au niveau de l'attache du ligament suspenseur. — E. Ligament triangulaire gauche du foie. — F. Extrémité inférieure ou fond de la vésicule biliaire.

1, 1. Gros tronc lymphatique situé sur le bord droit du grand lobe; ce tronc descend sur la concavité du diaphragme pour se rendre dans l'un des ganglions qui surmontent la tête du pancréas. — 2, 2, 2, 2, 2. Troncs plus courts et moins volumineux qui contournent le bord supérieur du foie; tous vont se terminer dans les petits ganglions situés autour de la veine cave inférieure, immédiatement au-dessus du diaphragme. — 3. Autre tronc qui se dirige en sens inverse des précédents, et qui contourne le bord inférieur ou tranchant de la glande pour cheminer ensuite sur la face opposée et se porter vers les ganglions du hile. — 4, 4, 4, 4. Troncules qui prennent naissance à la surface du foie par un petit groupe de rameaux convergents et qui plongent presque aussitôt dans le tissu hépatique pour cheminer ensuite dans les canaux de la capsule de Glisson. — 5, 5. Très beau et très élégant réseau qui répond au bord adhérent du ligament suspenseur. — 6, 6. Troncs dans lesquels se jettent tous les ramuscules de ce réseau. — 7. Ensemble de troncs convergents qui partent des mêmes vaisseaux et qui cheminent obliquement entre les deux lames du ligament suspenseur. — 8. Très gros tronc formé par la fusion des troncs précédents; il traverse obliquement aussi le diaphragme, et rampe ensuite sur la partie antérieure de sa face convexe. — 9, 9. Ganglions dans lesquels se perdent ses divisions. — 10. Autre tronc situé aussi dans le ligament suspenseur; il naît du réseau qui répond à la base de ce repli, se dirige en bas et s'engage ensuite dans le sillon longitudinal du foie pour aller se ramifier dans l'un des ganglions du hile. — 11, 11. Réseau dépendant du lobe gauche du foie. Ce réseau n'est vu ici que par transparence. — 12. Un groupe de troncs qui monte vers le bord supérieur du lobe gauche, et qui se réfléchit à ce niveau pour se porter vers les ganglions situés autour de la veine cave inférieure. — 13. Autre groupe plus important qui suit d'abord le même trajet; mais, après avoir traversé le ligament triangulaire gauche, il s'incline en bas et en dedans, vers les ganglions de la partie terminale de l'œsophage, dans lesquels il se perd. — 14, 14, 14. Troncules qui disparaissent presque aussitôt pour pénétrer dans la capsule de Glisson.

rieure peuvent être divisés en trois groupes : collecteurs postérieurs, antérieurs et supérieurs.

a) Les *collecteurs postérieurs* se portent vers la face postérieure du foie. On peut les distinguer en droits, moyens et gauches. — Le tronc droit, ordinairement unique, apparaît près de l'extrémité droite du foie. Il se porte en bas et en arrière et pénètre dans l'épaisseur du ligament triangulaire droit. Il s'applique ensuite sur la concavité du diaphragme, puis croise la face antérieure du pilier droit pour se terminer dans un des ganglions placés autour de l'origine

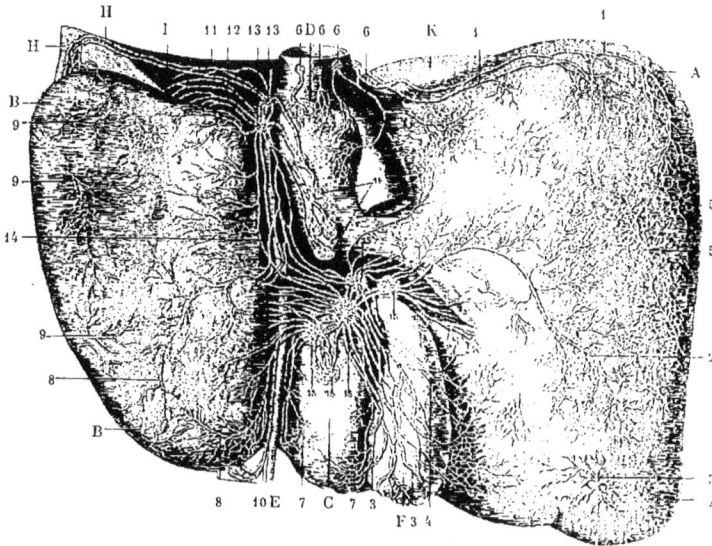

Fig. 608. — Lymphatiques de la face inférieure du foie (Sappey).

, A, A. Grand lobe ou lobe droit du foie. — B, B. Petit lobe ou lobe gauche. — C. Lobe carré. — D. Lobe de Spigel. — E. Cordon résultant de l'oblitération de la veine ombilicale. — F. Vésicule biliaire. — G. Veine cave inférieure recevant les veines sus-hépatiques au moment où elles traversent le diaphragme. — H. Ligament triangulaire gauche du foie. — I. Partie correspondante du diaphragme. — K. Portion la plus saillante du bord supérieur ou convexe du foie.

1, 1. Deux gros troncs lymphatiques qui naissent dans le voisinage du bord droit du foie, et qui longent son bord supérieur pour aller se terminer dans l'un des ganglions qui entourent la veine cave ascendante à son entrée dans le thorax. — 2. Grand tronc lymphatique provenant de la partie centrale de la face inférieure du lobe droit et se rendant au hile du foie pour se jeter dans le ganglion qui répond au col de la vésicule biliaire. — 3, 3. Autres troncs importants aussi qui naissent autour de la vésicule biliaire, et qui s'anastomosent sur la face inférieure de celle-ci pour se porter ensuite jusqu'aux ganglions situés sur le bord inférieur du hile du foie. — 4. Deux troncs qui offrent la même origine que les précédents ; mais, au lieu de cheminer sur la face libre de la vésicule, ils passent au-dessus de sa face adhérente, et aboutissent aux mêmes ganglions ; leur trajet est indiqué par des lignes ponctuées, ces troncs ne se montrant que lorsqu'on a préalablement détaché la vésicule biliaire. — 5, 5. Troncs qui prennent également naissance sur la face inférieure du lobe droit, par un réseau lymphatique, mais qui disparaissent presque aussitôt pour suivre les divisions de la veine porte et se diriger vers le hile. — 6, 6, 6. Troncules émanés du lobe de Spigel, et ganglions dans lesquels ils se terminent. — 7, 7. Vaisseaux qui ont pour point de départ le lobe carré. — 8, 8. Troncs lymphatiques principaux du lobe gauche. — 9, 9. Autres troncs qui partent de la surface du même lobe, mais qui plongent dans le tissu du foie dès leur naissance pour cheminer dans les canaux de la capsule de Glisson. — 10. Tronc que nous avons vu naître de la face supérieure du lobe gauche ; il accompagne le cordon de la veine ombilicale et se termine dans l'un des ganglions du hile de la glande. — 11, 11. Deux troncs, en général volumineux, qui naissent aussi de la face supérieure du lobe gauche, et qui traversent le ligament triangulaire correspondant pour venir se jeter dans un ganglion situé à l'extrémité postérieure du sillon longitudinal ; de ce ganglion partent des vaisseaux qui aboutissent aux ganglions du hile. — 12. Autres troncs émanés également de la face supérieure du lobe gauche et aboutissant au même ganglion que les précédents. — 13, 13. Ganglions dans lesquels se perdent les vaisseaux provenant de la face supérieure du foie. — 14. Ganglions qui répondent à la partie terminale de l'œsophage. — 15, 15, 15, 15. Ganglions qui reçoivent tous les vaisseaux satellites de la veine porte, et la plupart de ceux qui dépendent de la face inférieure du foie.

du tronc cœliaque (voy. p. 1182). — Les troncs moyens, au nombre de 5 à 7, se portent vers la veine cave inférieure, traversent avec celle-ci l'orifice du centre phrénique et se terminent dans les ganglions placés dans le thorax

[POIRIER ET CUNÉO.]

autour du segment terminal de ce tronc veineux (groupe moyen et droit des ganglions diaphragmatiques) (voy. p. 1238). — Les troncs gauches, nés de l'extrémité gauche de la face supérieure, pénètrent dans l'épaisseur du ligament triangulaire gauche, se dirigent vers l'œsophage et se terminent dans les ganglions placés autour du segment abdominal de l'œsophage, ganglions que nous avons décrits en même temps que la chaîne coronaire stomachique dont ils dépendent.

b) Les *collecteurs antérieurs* suivent une direction diamétralement opposée à celle des précédents. Beaucoup moins importants que ceux-ci, ils n'existent guère qu'au niveau du lobe droit. Ils se portent vers le bord antérieur du foie, le contournent, cheminent sur le lobe carré et viennent se terminer dans les ganglions supérieurs de la chaîne hépatique (ganglions du hile).

c) Les *collecteurs supérieurs* ou ascendants naissent de la partie de la face supérieure du foie qui avoisine l'insertion du ligament suspenseur. Ils constituent le plus important des trois groupes de collecteurs de la face supérieure. Dans l'épaisseur du ligament suspenseur ils échangent de nombreuses anastomoses et se terminent, d'après Sappey, de la façon suivante : Un tronc postérieur contourne le bord postérieur du foie, va s'accoler à la veine cave inférieure, pénètre avec cette veine dans le thorax et se termine dans les ganglions placés autour de la portion intra-thoracique de ce gros tronc veineux. — Un tronc antérieur se réfléchit au niveau du bord antérieur du foie et, accompagnant le cordon de la veine ombilicale sur la face inférieure du foie, gagne un des ganglions supérieurs de la chaîne hépatique. — Plusieurs troncs moyens « cheminent de bas en haut dans le ligament suspenseur ; ces troncs dont le nombre peut s'élever jusqu'à huit ou dix, et se réduit quelquefois à trois ou quatre, se réunissent au-dessous du diaphragme, forment alors un tronc énorme et très court qui traverse le muscle, puis se partage presque aussitôt en deux ou trois branches, lesquelles se terminent dans un petit groupe de très minimes ganglions situés au devant du péricarde, en arrière de la base de l'appendice xiphoïde ; ce sont les ganglions sus-xiphoïdiens » (Sappey).

2) Collecteurs de la face inférieure. — Nous envisagerons successivement les collecteurs du lobe droit, du lobe gauche, du lobe de Spiegel et enfin du lobe carré.

a) Les *collecteurs du lobe droit* peuvent être divisés en postérieurs, moyens et antérieurs. — Les collecteurs postérieurs, ordinairement au nombre de deux, cheminent à la jonction de la face inférieure et de la face postérieure ; ils se dirigent transversalement en dedans, et s'accolent à la veine cave, pour se terminer dans les ganglions placés autour du segment intra-thoracique de ce vaisseau. — Les collecteurs moyens, nés au niveau de la partie moyenne du lobe, se portent directement en dedans vers le hile et se terminent dans les ganglions supérieurs de la chaîne satellite du canal cystique et plus particulièrement dans le ganglion cystique. — Les collecteurs antérieurs, plus petits mais plus nombreux, se portent en arrière et en dedans. Ils passent les uns au-dessus, les autres au-dessous de la vésicule et ont la même terminaison que les précédents.

b) Les collecteurs du *lobe gauche* se terminent tous dans les ganglions du hile et plus particulièrement dans les ganglions de la chaîne satellite de l'artère hépatique. Les collecteurs moyens ont un trajet transversal. Les collecteurs antérieurs s'accolent au cordon de la veine ombilicale, les collecteurs postérieurs au canal veineux pour gagner leurs ganglions terminaux.

c) Les collecteurs du *lobe de Spiegel* se terminent les uns dans les ganglions du hile, les autres dans les ganglions placés autour du segment thoracique de la veine cave inférieure.

d) Les collecteurs du *lobe carré*, très nombreux, mais très grêles, se terminent dans les ganglions du hile.

Les troncs que nous venons de décrire sur les faces supérieure et inférieure du foie ne collectent pas la totalité des lymphatiques émanés des lobules superficiels. Certains de ces lobules envoient leurs vaisseaux dans les collecteurs profonds. Ces territoires superficiels, tributaires des vaisseaux profonds, apparaissent comme des figures stellaires dont le centre répond à l'origine du tronc qui plonge dans l'épaisseur de l'organe. Ces figures sont surtout nombreuses au voisinage des deux extrémités du foie (4, 4, fig. 607).

II. Collecteurs profonds. — Les collecteurs profonds forment deux groupes absolument distincts. Les uns, descendants, sont satellites des branches de la veine porte. Les autres, ascendants, accompagnent les veines sus-hépatiques.

1) Les *collecteurs descendants* cheminent dans l'épaisseur de la capsule de Glisson, accompagnant ainsi les branches de la veine porte, de l'artère hépatique et les conduits biliaires. A une branche de la veine porte répondent ordinairement 3 ou 4 troncs qui s'anastomosent entre eux. Chemin faisant, ils se jettent les uns dans les autres et leur nombre se réduit progressivement sans que leur ramescence se rapproche par sa régularité de celle des vaisseaux sanguins correspondants. A leur émergence au niveau du hile, ils sont au nombre de 15 à 18 (Sappey). Ils sont souvent groupés en deux faisceaux distincts qui apparaissent aux deux extrémités du sillon transverse. Ils se terminent dans les ganglions du hile.

2) Les *collecteurs ascendants*, découverts par Sappey en 1850, forment autour des branches des veines hépatiques une gaine plexiforme facile à injecter. « Les troncs et les troncules contribuant à la formation de cette gaine rampent sur la surface adhérente des parois veineuses et se dirigent comme celles-ci, vers la veine cave inférieure. Arrivés au niveau de l'orifice que présente le diaphragme, ils se réduisent à 5 ou 6 troncs, qui traversent cet orifice pour se jeter dans les ganglions immédiatement situés au-dessus. » (Sappey.)

En résumé, les lymphatiques du foie se terminent dans les groupes ganglionnaires suivants : 1) ganglions du hile; 2) ganglions intra-thoraciques placés autour du segment terminal de la veine cave inférieure; 3) ganglions sus-xyphoïdiens; 4) ganglions périœsophagiens, dépendant de la chaîne coronaire stomachique; 5) ganglions placés autour du tronc cœliaque.

Les plus importants de ces groupes ganglionnaires, en tant que ganglions régionaux du foie, sont les ganglions du hile et les ganglions placés autour du segment terminal de la veine cave inférieure. Ces derniers seront étudiés plus loin (voy. p. 1238). Quant aux ganglions du hile, nous tenons à rappeler ici qu'il est très rare de les voir se disposer en un paquet, étalé transversalement, au-dessous du sillon transverse. Ils forment ordinairement deux chaînes verticales, plus ou moins continues, dont l'une est satellite de l'artère hépatique, l'autre des canaux cystique et cholédoque (voy. fig. 580 et p. 1187).

Signalons la présence fréquente mais non constante de 1 ou 2 ganglions parfois volumineux dans le sillon de la veine cave inférieure, en avant de ce vaisseau.

Bibliographie. — Sur les origines, voy. : T. IV, p. 766, et Mall. *Proceedings of the Assoc. of American Anatomists,* 1902.

Sur l'anat. macr. : Mascagni, *loc. cit.,* tab. XVII et XVIII, et p. 45. — Sappey, *loc. cit.,* pl. XXXV et XXXVI, et p. 94.

Lymphatiques des voies biliaires extra-hépatiques. Les lymphatiques des voies biliaires extra-hépatiques naissent de deux réseaux, l'un muqueux, l'autre musculaire. Les collecteurs nés de ces réseaux aboutissent à la chaîne ganglionnaire satellite du canal cystique et du canal cholédoque. Il existe des relations intimes entre les lymphatiques du segment terminal du cholédoque et les lymphatiques du duodénum et de la tête du pancréas.

Lymphatiques du pancréas. — Les lymphatiques du pancréas naissent d'un réseau capillaire périlobulaire qui sera décrit plus loin (voy. t. IV, p. 830). De ce réseau partent de nombreux collecteurs qui s'anastomosent à la surface de la glande puis se terminent dans les groupes ganglionnaires péri-pancréatiques.

1) La plus grande partie d'entre eux gagne les ganglions de la chaîne splénique (voy. p. 1185). — 2) D'autres aboutissent aux ganglions satellites des arcades pancréatico-duodénales antérieure et postérieure. — 3) Un troisième groupe se jette dans les ganglions, placés autour du segment initial de l'artère mésentérique supérieure. — 4) D'autres enfin, nés de la face postérieure du pancréas, se termineraient, d'après Sappey, dans les ganglions juxta-aortiques gauches (?)

Technique. — L'injection des lymphatiques du pancréas est très difficile. Il faut se servir de sujets extrêmement frais. Par contre lorsque l'injection réussit, elle est ordinairement des plus complètes. Sappey recommande d'utiliser de préférence le pancréas de sujets âgés.

Lymphatiques de la rate. — Les lymphatiques de la rate, dont le mode d'origine sera étudié ultérieurement (voy. t. IV, p. 867), donnent naissance à deux ordres de collecteurs que l'on distingue en superficiels et profonds.

Les *collecteurs superficiels,* signalés par Mascagni, puis par Robin et Legros, sont très difficiles à injecter chez l'homme. Sappey nie même formellement leur existence. Ils sont au contraire très développés chez le bœuf et le cheval. Ils forment chez ces animaux un riche réseau, situé entre le péritoine et la capsule fibreuse de la rate. Ils se portent ensuite vers le hile de la rate et partagent la terminaison des collecteurs profonds.

Les *collecteurs profonds,* reliés aux précédents par de nombreuses anastomoses, sont satellites des vaisseaux sanguins. Au niveau du hile ils se réduisent à 6 à 10 troncs qui se terminent dans les ganglions externes de la chaîne splénique; ces ganglions sont placés au-dessus de la queue du pancréas dans l'épiploon spléno-pancréatique. Il n'existe normalement point de ganglions dans l'épiploon gastro-splénique; les ganglions signalés à ce niveau par quelques auteurs ne sont vraisemblablement que des rates accessoires, très fréquentes à ce niveau.

CHAPITRE III

LYMPHATIQUES DU THORAX

Nous étudierons successivement : 1° les différents groupes ganglionnaires du thorax; 2° la disposition des vaisseaux lymphatiques des parois du thorax et des viscères intra-thoraciques.

§. I. — GROUPES GANGLIONNAIRES DU THORAX

Les ganglions lymphatiques du thorax peuvent être divisés en ganglions pariétaux et en ganglions viscéraux.

I. — GANGLIONS PARIÉTAUX

Les ganglions pariétaux comprennent : les ganglions diaphragmatiques, les ganglions mammaires internes ou rétro-sternaux et les ganglions intercostaux.

Certains ganglions du creux de l'aisselle appartiennent à l'appareil lymphatique des parois du thorax. Mais comme il est impossible de scinder l'étude des ganglions axillaires, nous laisserons pour le moment de côté ce groupe thoracique des ganglions axillaires.

Ganglions diaphragmatiques. — Sous le nom de ganglions diaphragmatiques, nous décrirons tous les ganglions reposant sur la convexité du diaphragme. On peut les répartir en trois groupes : un groupe antérieur, un groupe moyen, un groupe postérieur.

A) Le GROUPE ANTÉRIEUR repose sur les faisceaux antérieurs du corps charnu du diaphragme, en avant de la foliole antérieure du centre phrénique. Il est formé par trois amas distincts. Un amas médian et deux amas latéraux, symétriquement disposés.

L'*amas médian* comprend 2 ou 3 ganglions, placés immédiatement en arrière de la base de l'appendice xyphoïde. Ce sont les ganglions sus-xyphoïdiens de Sappey. Ces ganglions reçoivent leurs *afférents* de la face supérieure du foie (voy. p. 1233 et fig. 607); par contre ils ne reçoivent pas de vaisseaux émanés du diaphragme (Sappey). Leurs *efférents* vont se jeter dans les ganglions inférieurs de la chaîne mammaire interne.

Les *amas latéraux* sont formés par deux ganglions, souvent même par un ganglion unique. Ce ganglion est placé en regard de l'extrémité antérieure de la portion osseuse de la 7e côte. Il reçoit comme afférents les troncs lymphatiques antérieurs de la face convexe du diaphragme (voy. p. 1249). Ses efférents, ordinairement au nombre de deux, vont se jeter dans le ganglion inférieur de la chaîne mammaire interne. Ce ganglion toujours assez volumineux fait rarement défaut (Sappey).

B) Le GROUPE MOYEN est formé par deux amas ganglionnaires, l'un gauche, l'autre droit.

A gauche, ces ganglions, dont le nombre varie de 3 à 6 et dont le volume est toujours peu considérable, sont groupés autour du point où le nerf phrénique aborde le diaphragme. Ils sont placés à gauche du sac fibreux du péricarde.

81·

[*POIRIER ET CUNÉO.*]

A droite, la disposition est légèrement différente. L'amas ganglionnaire, plus important que celui du côté opposé, comprend deux ordres de ganglions. Les

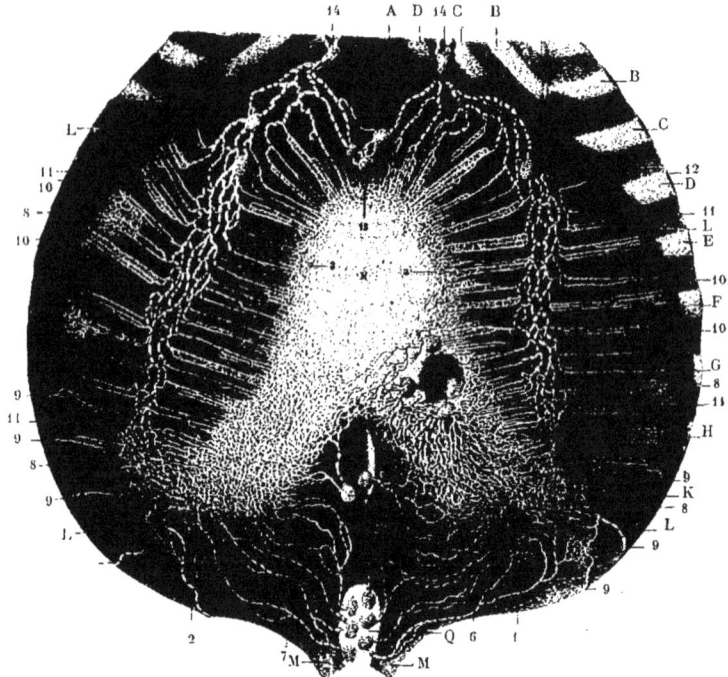

Fig. 609. — Lymphatiques de la face supérieure du diaphragme (Sappey).

A. Appendice xyphoïde. — B, B. Cinquième côte. — C, C. Sixième côte. — D, D. Septième côte. — E. Huitième côte. — F. Neuvième côte. — G. Dixième côte. — H. Onzième côte. — K. Douzième côte. — L, L, L, L. Moitiés droite et gauche de la portion musculaire du diaphragme. — M, M. Piliers de ce muscle. — N. Centre aponévrotique du diaphragme avec ses trois folioles. — O. Orifice qui donne passage à la veine cave inférieure. Autour de cet orifice se voient trois ganglions et quelquefois quatre. — P. Orifice œsophagien. — Q. Orifice aortique ; l'aorte a été enlevée ; les ganglions qui répondent à sa partie antérieure ont seuls été conservés.

1. Réseau lymphatique de la foliole droite du centre phrénique. — 2. Réseau de la foliole gauche. — 3, 3. Réseau occupant le contour de la foliole antérieure ; cette foliole étant recouverte, chez l'homme, par le péricarde qui lui adhère étroitement, son réseau lymphatique ne peut être injecté que sur la face opposée ; on ne la met que très difficilement en évidence dans l'espèce humaine, mais on l'injecte sans difficulté aucune chez les mammifères. — 4, 4, 4. Ganglions dans lesquels se rendent quelques-uns des troncules provenant du centre phrénique. — 5, 5. Deux ganglions situés sur le trajet de l'œsophage, immédiatement au-dessus de l'orifice œsophagien ; ils reçoivent les vaisseaux émanés de la partie interne des folioles droite et gauche. — 6. Troncs lymphatiques qui naissent de la partie postérieure de la foliole droite et du pilier droit du diaphragme ; ces troncs, au nombre de trois ou quatre, vont se terminer dans les ganglions sus-aortiques. — 7, 7. Troncs lymphatiques qui viennent de la partie postérieure de la foliole gauche et du pilier gauche ; ils se rendent aux mêmes ganglions que les précédents. — 8, 8, 8. Réseaux lymphatiques à mailles serrées et superposées, qui recouvrent la partie charnue du diaphragme. — 9, 9, 9, 9, 9, 9, 9. Troncs lymphatiques qui prennent naissance par un réseau sur la partie convexe de la portion charnue du muscle, et qui se dirigent ensuite vers les derniers espaces intercostaux pour se rendre dans les ganglions aortiques. — 10, 10, 10, 10. Autres réseaux plus petits et parallèles aux faisceaux musculaires qu'ils entourent ; tous convergent, les uns de dehors en dedans, les autres de dedans en dehors, pour se terminer par un troncule qui se jette dans le plexus des troncs collecteurs. — 11, 11, 11, 11. Plexus des troncs collecteurs ; il s'étend d'arrière en avant, et se termine dans un gros ganglion situé au niveau du cartilage des sixième ou septième côtes. — 12. Ganglion dans lequel se termine le plexus des troncs collecteurs ; ce ganglion est unique à droite et double du côté gauche. — 13. Trois petits ganglions, situés au-devant du péricarde, et comme perdus dans la graisse qui les entoure ; ils reçoivent des troncs lymphatiques qui traversent le ligament suspenseur du foie, et ensuite la portion charnue du diaphragme. De ces ganglions partent plusieurs troncs qui se rendent dans les ganglions placés à droite et à gauche de l'appendice xyphoïde, sur le trajet des vaisseaux mammaires internes. — 14, 14. Ganglions dans lesquels se terminent les vaisseaux précédents, et ceux qui font suite au plexus des troncs collecteurs.

uns, disposés comme ceux de l'amas précédent, sont placés en dehors du péricarde, à droite de la veine cave inférieure, autour du segment terminal du phrénique droit. Les autres sont intra-péricardiques et répondent à la face antérieure de la veine cave inférieure.

Les ganglions diaphragmatiques moyens reçoivent leurs vaisseaux afférents de la partie moyenne du diaphragme. Du côté droit, ils reçoivent en outre de nombreux lymphatiques venus du foie (voy. p. 1232). Leurs vaisseaux efférents vont se jeter dans les ganglions médiastinaux postérieurs.

C. Le GROUPE POSTÉRIEUR comprend 4 ou 5 ganglions profondément situés entre la face postérieure des piliers du diaphragme et la face antérieure des 11e et 10e dorsales. Ces ganglions, ordinairement peu volumineux, sont intermédiaires aux ganglions abdomino-aortiques et aux ganglions médiastinaux postérieurs.

Ganglions mammaires internes. — (G. rétrosternaux; g. présternaux, Sappey; g. sternaux, Leaf). Les ganglions mammaires internes.

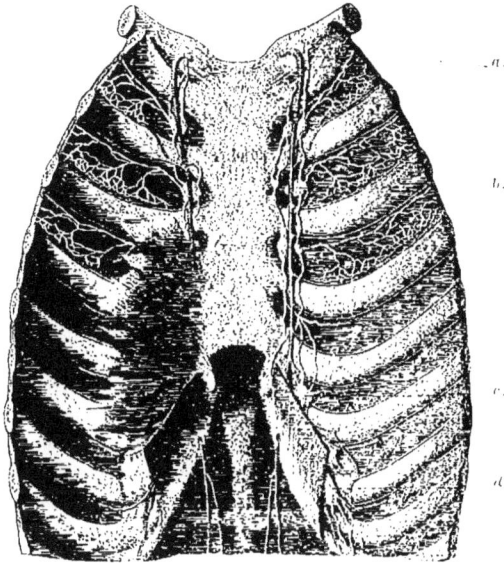

Fig. 610. — Ganglions mammaires internes.

a, vaisseau efférent de la chaîne mammaire interne. — *b, c,* ganglions de cette chaîne. — *d,* ganglion diaphragmatique (amas latéral du groupe antérieur).

satellites des vaisseaux de ce nom, forment deux chaînes ascendantes, parallèles aux bords latéraux du sternum. Le nombre de ces ganglions est très variable. On en compte 4 à 6 de chaque côté. La chaîne commence ordinairement au niveau du 3e espace. Au niveau du 4e et du 5e les ganglions font en effet presque toujours défaut. Au-dessus de la 4e côte, on trouve ordinairement un ganglion par espace, assez souvent deux, beaucoup plus rarement trois. Les ganglions reposent en avant sur le muscle intercostal interne. Les vaisseaux mammaires leur sont ordinairement postérieurs. En arrière de ces vaisseaux une mince lame celluleuse sépare les ganglions de la plèvre médiastine. Ajoutons que le ganglion du 3e espace est parfois recouvert par le faisceau supérieur du triangulaire du sternum.

Au-dessus du premier espace, la chaîne mammaire interne, toujours satellite de l'artère, se porte comme celle-ci en arrière et en dehors, s'applique sur le dôme pleural et vient se terminer au niveau du confluent veineux de la jugulaire interne et de la sous-clavière.

[*POIRIER ET CUNÉO.*]

Vaisseaux afférents. — Les ganglions mammaires internes collectent :
1°) les efférents des ganglions diaphragmatiques antérieurs qui reçoivent eux-
mêmes des lymphatiques du diaphragme et du foie ; 2°) les lymphatiques de la
portion supérieure du grand droit de l'abdomen ; 3°) les lymphatiques de la
portion antérieure des espaces intercostaux ; 4°) les lymphatiques des téguments de la région présternale ; 5°) des lymphatiques de la mamelle.
(voy. p. 1248).

Vaisseaux efférents. — Leurs vaisseaux efférents se réunissent ordinairement en un seul tronc qui se jette dans la face antérieure du confluent de la
jugulaire interne et de la sous-clavière. A gauche, ce tronc peut aussi se jeter
dans le canal thoracique. A droite, il se termine souvent dans le tronc sous-
clavier. Il est plus rare de le voir s'unir à ce dernier et au tronc jugulaire pour
constituer une grande veine lymphatique telle que la décrivent nos classiques
(voy. p. 1303).

Ganglions intercostaux. — Placés sur le trajet des vaisseaux intercostaux, les ganglions occupent, les uns la partie moyenne de l'espace (g. latéraux), les autres sa partie postérieure (g. postérieurs).

Les *ganglions latéraux* sont très inconstants. Ils sont ordinairement placés
au niveau du point où l'artère intercostale émet un rameau perforant latéral.
Toujours de très petite taille, ils représentent en réalité de simples nodules
ganglionnaires interrupteurs placés sur le trajet des troncs lymphatiques émanés des muscles intercostaux externes et satellites du paquet vasculo-nerveux
de l'espace intercostal (voy. plus loin, Lymphatiques des muscles intercostaux,
p. 1249).

Les *ganglions postérieurs* sont beaucoup plus importants que les précédents.
Ils occupent l'extrémité postérieure des espaces intercostaux. Ils répondent
ordinairement à la partie moyenne du col de la côte ; plus rarement, ils sont
situés au niveau de l'articulation costo-vertébrale. Ils reposent en arrière sur
le muscle intercostal externe. En avant ils sont recouverts par la plèvre. Leurs
rapports avec l'artère sont assez variables ; le plus souvent, ils sont sus-jacents
à l'artère, qui émet à leur niveau sa branche dorso-spinale.

Ils reçoivent comme *afférents* les troncs lymphatiques satellites des artères
intercostales aortiques. — La disposition de leurs vaisseaux *efférents* varie
suivant le niveau considéré. Les efférents des ganglions des 4 ou 5 derniers
espaces se réunissent pour former un tronc verticalement descendant et de
plus en plus volumineux, qui se termine dans l'origine du canal thoracique.
Les efférents des ganglions sus-jacents suivent une direction transversale ou
ascendante pour se rendre dans la moitié supérieure du canal. Quelquefois
plusieurs de ces troncs se fusionnent pour constituer un tronc verticalement
ascendant qui se jette dans le canal thoracique en un point plus ou moins rapproché de sa terminaison.

II. — GANGLIONS VISCÉRAUX

Les ganglions viscéraux du thorax, très nombreux et très importants, peuvent être répartis en trois groupes : un groupe *antérieur*, formé par les ganglions placés dans le médiastin antérieur ; un groupe *moyen*, comprenant les ganglions *péritrachéo-bronchiques*, placés aux confins du médiastin antérieur et du médiastin postérieur ; un groupe *postérieur*, constitué par les ganglions occupant le médiastin postérieur.

Ganglions médiastinaux antérieurs. — Les ganglions placés dans le médiastin antérieur occupent la partie supérieure de celui-ci. Ils sont ordinairement disposés de la façon suivante. Ils constituent un amas de 4 à 6 ganglions, placés au niveau de la face antérieure et du bord convexe de la crosse aortique. De cet amas pré- et sus-aortique se détachent des ganglions disposés en chaines qui se portent vers la base du cou. A *droite*, ces ganglions sont placés les uns en avant du tronc brachio-céphalique veineux, les autres entre ce vaisseau et le tronc brachio-céphalique artériel, d'autres enfin en arrière de ce dernier. A *gauche*, nous voyons ces ganglions entourer la carotide primitive gauche et la sous-clavière. Les uns sont placés en avant de la carotide, d'autres entre celle-ci et la sous-clavière ; enfin il est habituel d'en rencontrer sur la face interne et la face externe de ce vaisseau.

Certains auteurs décrivent avec Barély ces chaines ganglionnaires, satellites des gros troncs vasculaires, comme un prolongement intra-thoracique des chaines cervicales profondes. Ce mode de description n'est point conforme à la réalité. Les chaines que nous venons de décrire sont des chaines ascendantes qui montent vers le confluent de la jugulaire interne et de la sous-clavière, de même que les chaines cervicales descendent vers ce confluent.

Ganglions péritrachéo-bronchiques. — La topographie des ganglions péritrachéo-bronchiques a été minutieusement étudiée en 1874 par Barély dont la description est restée classique. Avec cet auteur, on peut diviser les ganglions péritrachéo-bronchiques en quatre groupes : les ganglions prétrachéo-bronchiques droits, les ganglions prétrachéo-bronchiques gauches, les ganglions intertrachéo-bronchiques et les ganglions interbronchiques.

1. Les ganglions *prétrachéo-bronchiques droits* constituent le plus important de ces groupes par leur nombre, la constance de leur disposition et la fréquence des lésions dont ils sont atteints. Ils sont logés dans l'angle que forme la trachée avec la bronche droite. Ce groupe comprend généralement 4 ou 5 ganglions qui, à l'état normal, ont le volume et la forme d'un gros pois ou d'un haricot. Ces ganglions sont en rapport : *en avant*, avec la veine cave inférieure ; *en dedans*, avec la trachée ; *en dehors*, avec la face interne du poumon droit ; *en bas*, avec la bronche droite, la branche droite de l'artère pulmonaire et la crosse de l'azygos ; *en haut*, ce groupe remonte jusqu'à la crosse de la sous-clavière et entre à ce niveau en rapport avec l'anse du récurrent et la chaine ganglionnaire satellite de ce nerf ; *en arrière*, enfin, il répond au pneumogastrique droit.

2. Les ganglions *prétrachéo-bronchiques gauches*, dont le nombre varie de 3 à 4, sont ordinairement moins volumineux que les précédents. Ils répondent : *en avant*, à la portion ascendante de la crosse aortique ; *en dedans*, à la tra-

chée; *en bas*, à la bronche gauche et à l'artère pulmonaire gauche; *en dehors*, au poumon gauche; *en arrière*, au pneumogastrique gauche. *En haut*, ils entrent en rapport avec la portion horizontale de la crosse aortique et avec l'anse du récurrent. Ils se continuent à ce niveau avec la chaîne récurrentielle gauche.

3. Les *ganglions intertrachéo-bronchiques* sont placés dans l'angle de bifurcation de la trachée. Ce groupe impair et médian comprend 10 à 12 ganglions, généralement plus nombreux et plus volumineux sous la bronche droite que sous la bronche gauche. Ils sont en rapport : *en haut*, avec la bifurcation de la trachée; *en avant*, avec le péricarde qui les sépare de l'oreillette gauche à laquelle ils envoient une veinule, signalée par Lannelongue et retrouvée par Baréty; *en arrière*, avec le plexus pulmonaire et la face antérieure de l'œsophage.

4. Les *ganglions interbronchiques* occupent les angles de division des bronches souches. Suivant Cruveilhier on peut trouver des ganglions jusqu'aux divisions de quatrième ordre. Ces ganglions, complètement enfouis dans le parenchyme pulmonaire, sont en rapports intimes avec les branches des vaisseaux pulmonaires et plus particulièrement avec celles de l'artère pulmonaire, qu'ils peuvent comprimer lorsqu'ils sont hypertrophiés.

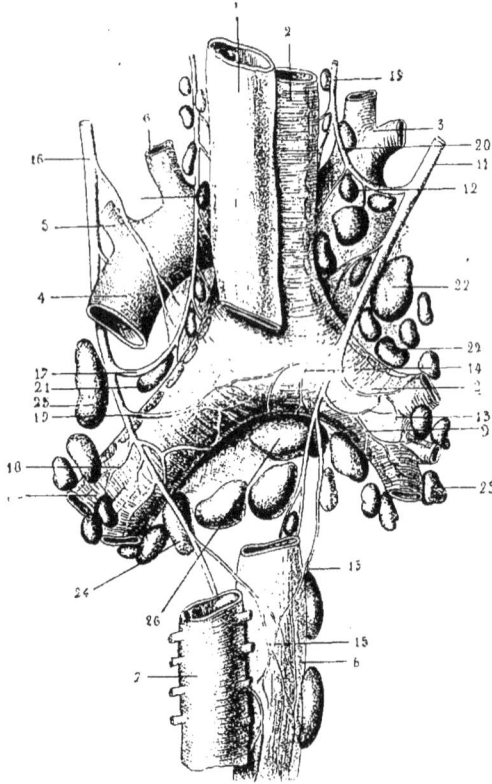

Fig. 611. — Disposition et rapports des ganglions trachéo-bronchiques (figure dessinée par M. Hallé et empruntée au tome IV de *la Clinique médicale* de H. Gueneau de Mussy).

1. Œsophage. — 2. Trachée. — 3. Tronc brachio-céphalique artériel. — 4. Crosse de l'aorte. — 5. Artère sous-clavière gauche. — 6. Artère carotide gauche. — 7. Aorte thoracique. — 8. Œsophage. — 9. Bronche droite. — 10. Bronche gauche. — 11. Nerf pneumogastrique droit. — 12. Nerf récurrent droit. — 13. Filets bronchiques du pneumogastrique droit. — 14. Filets anastomotiques. — 15. Filets œsophagiens. — 16. Nerf pneumogastrique gauche. — 17. Nerf récurrent gauche. — 18. Filets bronchiques du pneumogastrique gauche. — 19. Filets anastomotiques. — 20. Chaîne ganglionnaire du nerf récurrent droit. — 21. Chaîne ganglionnaire du récurrent gauche. — 22. Groupe ganglionnaire prétrachéo-bronchique droit. — 23. Groupe ganglionnaire prétrachéo-bronchique gauche. — 24-25. Groupes interbronchiques droits et gauches. — 26. Groupe intertrachéo-bronchique.

Les ganglions péritrachéo-bronchiques sont souvent augmentés de volume, ce qui tient aux infections fréquentes auxquelles ils sont exposés. Ils présentent dès les premières années de la vie une teinte noirâtre due à ce qu'ils arrêtent les particules de charbon, recueillies par les leucocytes à la surface des bronches. Cette anthracose normale s'accompagne d'une sclérose progressive qui, chez les vieillards, transforme ces ganglions en de simples blocs fibreux.

Ganglions médiastinaux postérieurs. — Les ganglions *médiastinaux postérieurs* sont disséminés autour de l'œsophage. Ils sont ordinairement placés sur la face antérieure de ce conduit, en arrière du péricarde. Il est également possible, quoique plus rare, de rencontrer 2 ou 3 petits ganglions rétro-œsophagiens. Ces ganglions sont alors accolés au canal thoracique.

Bibliographie. — Sur les ganglions péritrachéo-bronchiques voy. : BECKER. De glandulis thoracis lymphaticis atque thymo. *Thèse Berlin*, 1827. — BARETY. De l'adénopathie trachéo-bronchique. *Thèse Paris.* 1874. — GUÉNEAU DE MUSSY. *Clinique médicale,* t. IV, 1885. — LEAF, *loc. cit.,* p. 28 et fig. 2, 3, 4 et 5.

§ II. — VAISSEAUX LYMPHATIQUES DU THORAX

Nous étudierons successivement les vaisseaux lymphatiques des parois du thorax et ceux des viscères intra-thoraciques.

I. — VAISSEAUX LYMPHATIQUES PARIÉTAUX

Les lymphatiques pariétaux peuvent être divisés en : lymphatiques cutanés, lymphatiques de la glande mammaire, lymphatiques des muscles périthoraciques, lymphatiques des muscles intercostaux et enfin lymphatiques du diaphragme.

Lymphatiques cutanés. — Les téguments du thorax peuvent être divisés en trois territoires lymphatiques : antérieur, latéral et postérieur. Cette division est artificielle, en ce sens que les trois territoires sont loin de posséder des limites distinctes, mais elle a l'avantage de permettre une systématisation plus nette des collecteurs du réseau cutané du thorax.

1) TERRITOIRE ANTÉRIEUR. - Le territoire antérieur s'étend depuis la ligne médiane jusqu'au voisinage de la ligne axillaire antérieure. Remarquons qu'il faut distraire de ce territoire les lymphatiques des téguments qui recouvrent la partie centrale de la mamelle. Ces vaisseaux se comportent en effet d'une façon spéciale et nous les étudierons en même temps que les lymphatiques de la glande mammaire.

Les collecteurs qui desservent le territoire antérieur apparaissent au voisinage de la ligne médiane. Ils se portent vers le creux de l'aisselle en passant les uns au-dessus, les autres au-dessous du sein. Signalons en passant qu'il n'est pas rare de voir des troncs nés assez bas, au voisinage de l'appendice xyphoïde, par exemple, décrire une courbe très accentuée et aller passer au-dessus du sein pour gagner le creux de l'aisselle. Tous ces troncs antérieurs se terminent dans le groupe thoracique des ganglions axillaires.

Mascagni figure sur le trajet de l'un de ces troncs deux petits ganglions placés près du bord inférieur du grand pectoral, au niveau de la ligne mamelonnaire. Ces ganglions, simples nodules interrupteurs, font le plus souvent défaut. Il ne faut pas les confondre avec les ganglions paramamillaires, décrits par Gerota, et sur lesquels nous aurons l'occasion de revenir plus loin (voy. Mascagni, *loc. cit.*, tab. XXIV, 68).

Cette voie axillaire homolatérale représente la voie lymphatique principale de la région antérieure du thorax. Mais il existe des voies accessoires qu'il importe de signaler.

C'est ainsi que les troncs nés au-dessous de la clavicule se portent en haut et en dehors, passent au-dessus de cet os et se terminent dans les ganglions sus-claviculaires. De même, en pratiquant l'injection à quelque distance de la ligne médiane, on peut voir la masse injectée passer dans les ganglions du côté opposé. Or ce passage n'est pas seulement la conséquence de l'absence d'interruption du réseau d'origine au niveau de la ligne médiane, il est dû aussi à ce que certains troncs ont une origine croisée. Il est vrai que cette décussation des collecteurs ne peut pas être regardée comme normale. OElsner ne l'a rencontrée que 2 fois

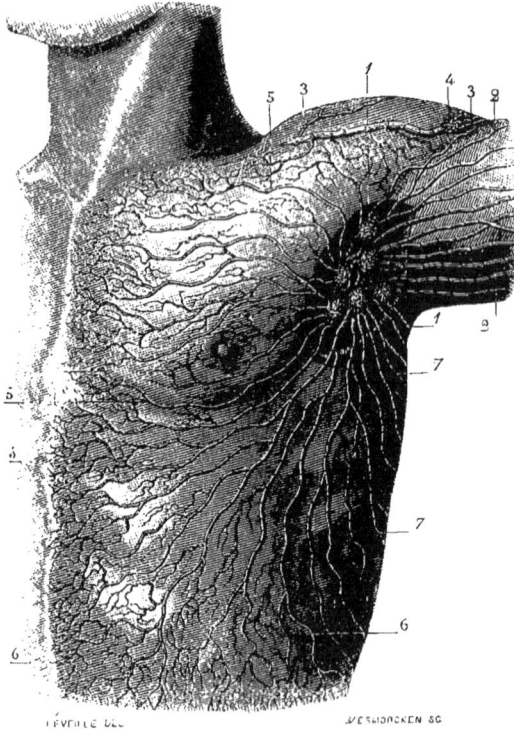

Fig. 612. — Vaisseaux lymphatiques des parties antéro-latérales du thorax (Sappey).

1, 1. Ganglions axillaires. — 2, 2. Troncs lymphatiques superficiels du membre thoracique. — 3, 3. Gros troncs provenant aussi des téguments du membre supérieur, mais qui, au lieu de se jeter dans les ganglions de l'aisselle, cheminent dans l'interstice du deltoïde et du grand pectoral pour aller se terminer dans un ganglion sous-claviculaire. — 4. Ganglion qu'on observe quelquefois sur le trajet de ce tronc. — 5, 5. Vaisseaux lymphatiques de la partie antérieure et supérieure du thorax. — 6, 6, 7, 7. Vaisseaux lymphatiques qui partent des téguments du thorax.

sur 9 sujets. — Enfin, toujours au voisinage de la ligne médiane, on peut, en injectant le réseau cutané, remplir 2 ou 3 collecteurs qui perforent l'extrémité antérieure des espaces intercostaux, en s'accolant aux branches perforantes de la mammaire interne et gagnent les ganglions satellites de cette artère. Il s'agit là d'une disposition, sinon constante, du moins très fréquente, si nous en croyons nos propres constatations.

En résumé le territoire cutané de la région antérieure du thorax possède une voie lymphatique principale, la voie axillaire homolatérale, et trois voies

accessoires, la voie axillaire contralatérale, la voie sus-claviculaire et la voie
mammaire interne.

Lorsque, du fait d'une intervention ou de la thrombose néoplasique des vaisseaux lymphatiques, la voie axillaire principale a été supprimée, les voies accessoires que nous
venons d'indiquer peuvent augmenter d'importance. On peut même voir apparaître alors
des voies tout à fait anormales. C'est ainsi que, dans un cas de ce genre, Gerota a vu la
peau de la région sous-mammaire envoyer ses lymphatiques dans les ganglions inguinaux
superficiels et même dans les ganglions iliaques externes, par des troncs qui, devenus
profonds, allaient s'accoler à l'artère épigastrique.
Ces notions sur la terminaison des lymphatiques issus des téguments de la région antérieure du thorax ont une grande importance pratique. Lorsqu'un épithélioma du sein est
arrivé à un stade un peu avancé de son évolution, il est habituel que l'envahissement ne
soit pas limité à la peau de la région mammaire, mais atteigne aussi les téguments péri-
mammaires. Comme le fait remarquer Œlsner, il y a donc presque autant d'intérêt à con-
naître la disposition de leurs lymphatiques que celle des lymphatiques de la glande
elle-même.

2) TERRITOIRE LATÉRAL. — Le territoire latéral donne naissance à 5 ou 6 troncs
qui montent verticalement, perforent l'aponévrose axillaire et se terminent,
comme les troncs antérieurs, dans le groupe thoracique des ganglions axillaires.

3) TERRITOIRE POSTÉRIEUR. — Le territoire postérieur donne naissance à 10 ou
12 troncs (Sappey). Les troncs inférieurs apparaissent un peu au-dessous du
rebord inférieur du thorax. Les troncs moyens naissent au voisinage de la
ligne médiane sur toute l'étendue de la région dorsale. Les troncs supérieurs
viennent de la région inférieure de la nuque. Tous convergent vers le creux
axillaire, en présentant ainsi dans leur ensemble une disposition radiée assez
régulière (voy. fig. 613). Ils se terminent dans le groupe scapulaire des ganglions axillaires.

Lymphatiques du sein. — Nous diviserons les lymphatiques du sein
en lymphatiques cutanés et en lymphatiques glandulaires.

I. **Lymphatiques cutanés**. — La disposition des lymphatiques cutanés varie
suivant qu'on les envisage à la périphérie de la région mammaire, ou au centre
de celle-ci, c'est-à-dire au niveau de l'aréole et du mamelon.

Les lymphatiques cutanés périphériques ne se distinguent en rien des lymphatiques cutanés des régions adjacentes; ils vont se jeter dans les collecteurs
qui résument la circulation lymphatique des téguments de la partie antérieure
du thorax. Ceux qui naissent au niveau de la partie interne de la glande
peuvent aller aboutir aux ganglions axillaires du côté opposé (Rieffel, Œlsner).

Les lymphatiques cutanés centraux présentent au contraire, au point de vue
de leur origine et de leur terminaison, une disposition tout à fait particulière.
A leur origine, ils constituent un réseau à mailles extrêmement serrées, disposées sur plusieurs plans et faciles à injecter, surtout sur la femme morte au cours
de la lactation. Lorsqu'on arrive à remplir complètement à l'aide du mercure
ce réseau sous-aréolaire et sous-mamillaire, toute la partie centrale de la région
semble être convertie en une plaque argentée et un examen à la loupe est nécessaire pour distinguer les mailles dont cette plaque est formée. De ce réseau,
partent de nombreux troncules qui se jettent immédiatement dans un plexus
lymphatique, formé par des troncs plus volumineux : c'est le plexus sous-aréo-

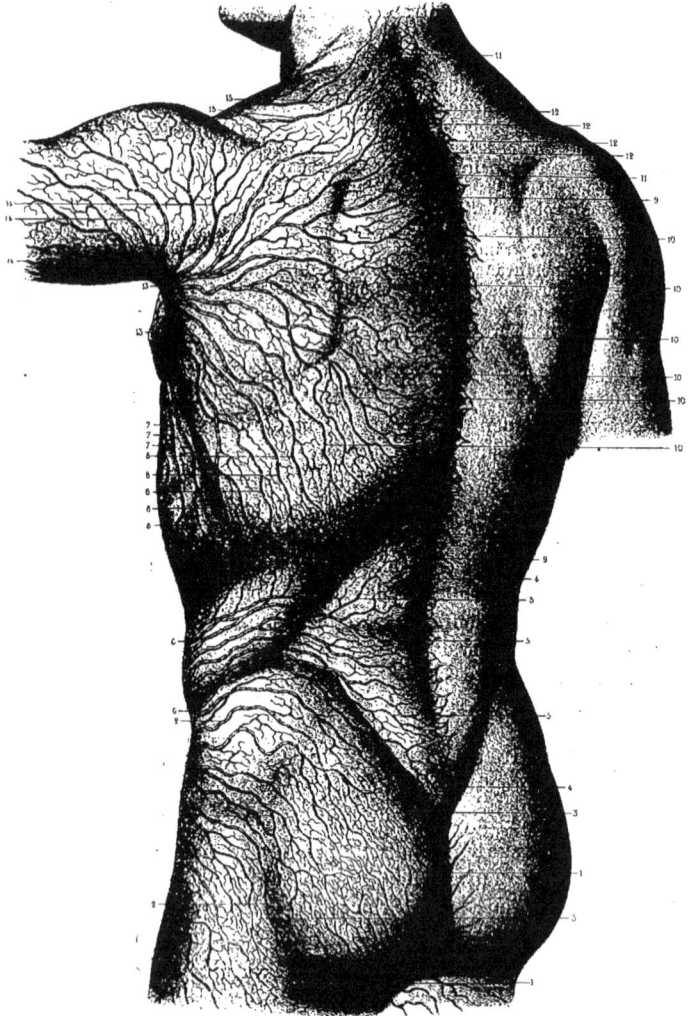

Fig. 613. — Lymphatiques cutanés de la région fessière et de la face postérieure du tronc (Sappey).

1, 1. Vaisseaux lymphatiques de la partie interne de la fesse se dirigeant en bas, en dedans, puis en avant, pour se joindre à ceux de l'anus et du périnée; comme ces derniers, ils vont se terminer dans les ganglions internes du pli de l'aine. — 2, 2. Troncs lymphatiques qui naissent des deux tiers externes et supérieurs de la fesse. Tous ces troncs se dirigent en haut et en dehors, puis contournent la partie supérieure du membre pour aller se terminer dans les ganglions externes du pli de l'aine. — 3, 3. Ramuscules par lesquels se continuent entre eux les vaisseaux ascendants et descendants de la région fessière. Sur cette limite, commune aux deux groupes de vaisseaux, on peut, en piquant la peau avec la pointe du tube, injecter tantôt les uns et tantôt les autres. — 4, 4. Réseau lymphatique médian de la région lombaire. Ce réseau, comme tous ceux du même ordre, ne répond par sa partie profonde à aucun tronc lymphatique. Ceux-ci naissent à droite et à gauche de ses parties latérales. Mascagni a commis une erreur en avançant que les vaisseaux lymphatiques du côté droit des régions lombaire et dorsale peuvent naître du côté gauche et réciproquement. Cette erreur tient à la méthode d'étude très défectueuse qu'on mettait alors en usage. Sur aucune partie du tronc et de la tête, je n'ai vu un seul vaisseau venir du côté opposé à celui auquel il appartient. — 5, 5, 5. Troncs au nombre de six à huit qui partent de ce réseau et qui convergent d'arrière en avant. — 6, 6. Ces mêmes troncs qui contournent le flanc gauche pour se rendre dans les ganglions du pli de l'aine. — 7, 7, 7. Vaisseaux lymphatiques des parois latérales du thorax, se dirigeant de bas en haut vers les ganglions du creux de l'aisselle. — 8, 8, 8, 8, 8. Troncs lymphatiques naissant d'un réseau qui leur est commun avec ceux de la région lombaire. — 9, 9. Réseau lymphatique médian de la région dorsale. — 10, 10, 10, 10, 10. Troncs dont les premières radicules émergent de ce réseau. — 11, 11. Réseau lymphatique médian de la partie postérieure du cou. — 12, 12, 12, 12. Troncs qui proviennent de ce réseau; ils convergent de dedans en dehors, cheminent obliquement sur la partie postérieure et supérieure de l'épaule, puis se joignent à ceux de la région dorsale pour aller se terminer dans les ganglions du creux axillaire. — 13, 13. Ensemble des troncs qui tirent leur origine de la partie postérieure du thorax. Ils contournent le bord postérieur du creux de l'aisselle afin de se rendre dans les ganglions de cette région. — 14, 14, 14. Vaisseaux de la partie postérieure et supérieure du bras, convergeant aussi vers le creux de l'aisselle pour se terminer comme les précédents. — 15, 15. Deux troncs de la partie postérieure du cou qui contournent le bord supérieur du trapèze pour se jeter dans les ganglions sus-claviculaires.

laire de Sappey, dans lequel viennent également se jeter la plupart des troncs issus de la glande mammaire elle-même.

II. **Lymphatiques glandulaires.** — Nous n'aborderons pas ici la question dis-

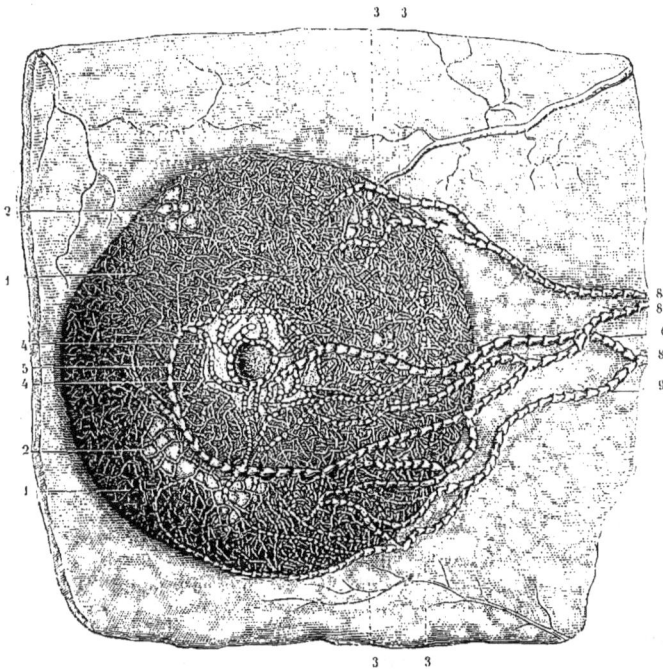

Fig. 614. — Vaisseaux lymphatiques de la face antérieure du sein; plexus sous-aréolaire; troncs qui en partent (Sappey).

1, 1. Réseau lymphatique de la face antérieure de la glande mammaire. — 2, 2. Lobules de la glande, dont le réseau périphérique n'a pas été injecté afin de laisser voir le réseau circumlobulaire qui les encadre. — 3, 3, 3, 3. Troncs qui naissent des parties supérieure et inférieure de la glande. — 4, 4. Plexus lymphatique sous-aréolaire. — 5. Vaisseau lymphatique qui naît de la partie interne de ce plexus. — 6. Vaisseau naissant de la partie externe du même plexus. — 7. Vaisseau provenant de la partie inférieure de la glande; après un long trajet il se réunit au précédent pour former l'un des deux troncs auxquels aboutissent tous les autres. — 8, 8. Les deux principaux troncs lymphatiques qui s'étendent transversalement de la mamelle aux ganglions du creux de l'aisselle.

cutée des origines des lymphatiques glandulaires (voy. sur ce point, t. V, p. 697). Les recherches de Regaud semblent d'ailleurs avoir tranché la question. Au *niveau des lobules glandulaires*, les lymphatiques naissent par de vastes sacs périlobulaires; ces sacs ne pénètrent jamais à l'intérieur des lobules et se bornent à ramper et à s'étaler plus ou moins largement à leur surface. *Au niveau des conduits galactophores*, le réseau d'origine est formé par des capillaires, dont la direction générale est parallèle à celle des conduits excréteurs et qui s'unissent entre eux par des anastomoses transversales.

Des sacs périlobulaires partent deux ordres de collecteurs. Les uns gagnent le plexus sous-aréolaire et de là les ganglions axillaires. Ils constituent la voie lymphatique principale du sein. Les autres émergent au niveau de la périphérie de la glande; ils forment plusieurs voies accessoires qui diffèrent par leur trajet et leur terminaison.

A) VOIE LYMPHATIQUE PRINCIPALE. — Cette voie est la seule que décrive Sappey, dont la description est acceptée par Richet, Tillaux, Merkel, Nagel, Pierre Delbet, Sorgius. Les collecteurs qui la constituent partent des sacs périlobulaires. Ils se dirigent vers le mamelon, en cheminant entre les conduits galactophores et recueillent chemin faisant les capillaires annexés à ces conduits. Ils se terminent dans le plexus sous-aréolaire.

Ce plexus, auquel nous avons déjà vu aboutir les lymphatiques cutanés de l'aréole et du mamelon, est formé par des troncs volumineux et bosselés. L'ensemble de ce plexus représente un disque percé à sa partie centrale d'un orifice qui circonscrit la base du mamelon. La périphérie de ce disque dépasse ordinairement le contour de l'aréole.

De ce plexus partent ordinairement deux gros troncs qui l'abandonnent, l'un à sa partie interne, l'autre à sa partie externe. Le *tronc interne* se porte d'abord en bas, puis en dehors, en contournant le bord inférieur du plexus sous-aréolaire. Il se dirige ainsi vers le creux de l'aisselle, en cheminant dans le tissu cellulaire sous-cutané, le long du bord inférieur du grand pectoral, qu'il croise au niveau de la 3e côte pour gagner la base de l'aisselle. Ce collecteur reçoit constamment comme affluents 1 ou 2 troncs assez volumineux directement émanés de la partie inférieure de la glande mammaire. — Le *tronc externe*, ordinairement moins volumineux que le précédent, se porte directement en dehors vers le creux de l'aisselle. Avant qu'il atteigne celle-ci, il est grossi par un vaisseau émané de la partie supérieure de la glande.

Arrivés au niveau de la base de l'aisselle, ces deux collecteurs perforent l'aponévrose axillaire et se terminent dans 1 ou 2 ganglions, placés sur la paroi interne de l'aisselle sur la 3e digitation du grand dentelé.

Ces ganglions (ganglions régionnaires principaux du sein) sont recouverts ou non par la partie inférieure du grand pectoral suivant que le sujet est plus ou moins musclé (Sorgius). Ils constituent le groupe supéro-interne de la chaîne thoracique des ganglions axillaires (glandulæ lymph. thoracales anteriores, OElsner) (voy. plus loin, Topographie des ganglions axillaires, p. 1258). — Sur le trajet de ces collecteurs on trouve parfois un petit nodule ganglionnaire interrupteur (Schaltdrüse); c'est le ganglion paramammaire de Sorgius.

Il importe de rappeler ici que les ganglions auxquels aboutissent les émissaires du plexus sous-aréolaire envoient leurs efférents dans les ganglions axillaires centraux et par l'intermédiaire de ces derniers dans les ganglions sous-claviculaires. Mais ces efférents peuvent également se jeter directement dans ces ganglions sous-claviculaires ou dans les autres groupes ganglionnaires de l'aisselle (groupe huméral ou groupe scapulaire). Bien plus, Nagel aurait vu un des collecteurs émanés du plexus sous-aréolaire envoyer un rameau à un ganglion huméral, avant de se terminer dans les ganglions thoraciques supéro-internes. De même Grossmann et Rieffel ont vu un collecteur mammaire gagner directement les ganglions sous-claviculaires. Dans les cas de cancers du sein, il faut donc considérer comme suspects la totalité des ganglions axillaires (voy. pour plus de détails, Ganglions axillaires, p. 1258).

B) Voies accessoires. — Les voies accessoires sont au nombre de trois : la voie axillaire accessoire, la voie sous-claviculaire et la voie mammaire interne.

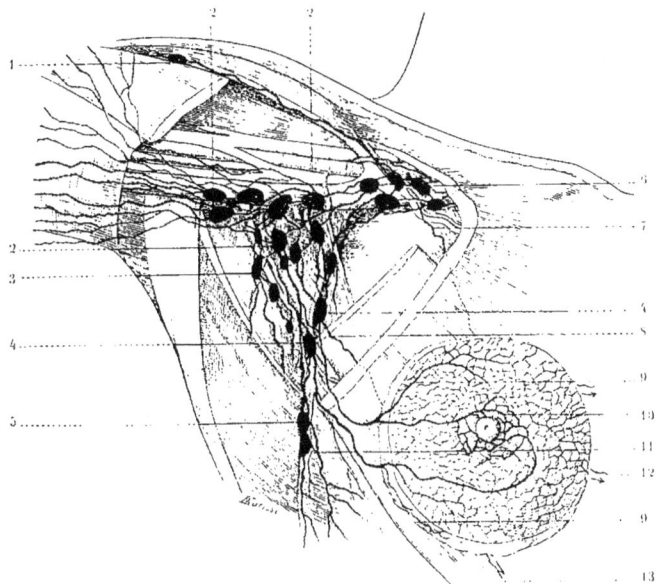

Fig. 615. — Lymphatiques du sein et ganglions axillaires (demi-schématique).

1. Ganglion delto-pectoral. — 2. Ganglions de la chaîne humérale. — 3. Ganglion du groupe central. — 3. Ganglion de la chaîne scapulaire. — 4. Ganglion de la chaîne thoracique (groupe supéro-interne). — 5. Ganglion de la chaîne thoracique (groupe inféro-externe). — 6. Ganglions sous-claviculaires. — 7. Lymphatique mammaire aboutissant aux ganglions sous-claviculaires (inconstant). — 8, 9. Collecteurs mammaires, aboutissant aux ganglions de la chaîne thoracique. — 10. Plexus sous-aréolaire. — 11. Collecteur cutané des parois latérales du thorax. — 12, 13. Collecteurs mammaires allant aboutir aux ganglions mammaires internes.

a) *Voie axillaire accessoire*. — La voie axillaire accessoire a été bien décrite par Gerota. Elle comprend 1 à 3 collecteurs qui se détachent de la partie inférieure de la mamelle et gagnent directement les ganglions axillaires. Ces vaisseaux peuvent présenter sur leurs trajets de petits nodules ganglionnaires qui font assez souvent défaut (Lymphogl. paramamillaires de Gerota). Cette voie axillaire accessoire est inconstante; les troncs qui la constituent se jettent en effet souvent dans la voie lymphatique principale. Elle est d'ailleurs sans grande importance pratique.

On peut rapprocher de cette voie les troncs décrits par Heidenhain. Cet auteur admet l'existence de collecteurs se détachant de la face postérieure de la glande et cheminant dans l'épaisseur de l'aponévrose du grand pectoral pour gagner les ganglions axillaires. Il importe de noter que la description d'Heidenhain ne repose que sur l'examen de pièces pathologiques.

[*POIRIER ET CUNÉO.*]

b) *Voie sous-claviculaire*. — Grossmann a injecté 3 fois sur 30 sujets un tronc qui se détachait de la face postérieure de la mamelle, perforait le grand pectoral et cheminait entre ce muscle et le petit pectoral pour gagner les ganglions sous-claviculaires. Ce tronc était satellite de l'artère thoracique suprême (br. thoracique de l'acromio-thoracique?) et présentait sur son trajet 2 ou 3 petits nodules ganglionnaires (*ganglions rétro-pectoraux*).

Rotter, en se basant sur l'examen de pièces de cancers du sein, admet l'existence de cette voie décrite par Grossmann. D'après lui les ganglions rétro-pectoraux existeraient dans près de la moitié des cas et seraient placés non seulement sur le trajet du rameau thoracique de l'acromio-thoracique, mais encore le long du rameau que la mammaire externe envoie au grand pectoral. Nous reviendrons sur ces nodules ganglionnaires en étudiant les ganglions axillaires.

c) *Voie mammaire interne*. — La voie mammaire interne est beaucoup plus importante que les précédentes. Formellement niée par Sappey, elle a été depuis longtemps signalée par Mascagni et Cruikshank; Henle la mentionne incidemment. Plus récemment Stiles, Schaffer, Symington, Gerota, Poirier, Rieffel, OElsner en ont définitivement démontré l'existence. Les troncs qui constituent cette voie naissent de l'extrémité interne de la mamelle; ils suivent le trajet des artérioles que la mammaire interne envoie à la glande mammaire. Comme ces derniers, ils perforent le grand pectoral et les muscles intercostaux internes, pour se jeter dans les ganglions de la chaîne mammaire. Rotter a vu, sur le trajet de l'un de ces vaisseaux, un petit nodule ganglionnaire inclus dans l'épaisseur du grand pectoral.

Les lymphatiques du sein, tributaires des ganglions de la chaîne mammaire interne, peuvent arriver à ces ganglions par un trajet notablement différent de celui que nous venons d'indiquer. C'est ainsi qu'OElsner a vu partir du bord inférieur de la mamelle de petits collecteurs qui, après avoir traversé le grand pectoral, pénétraient dans le thorax par le 4e espace intercostal, au niveau des articulations chondro-costales. Ces vaisseaux se résumaient alors en un tronc unique qui allait aboutir dans un ganglion de la chaîne mammaire interne, après avoir présenté sur son trajet un nodule ganglionnaire, placé au niveau de la partie moyenne du 4e cartilage costal. L'un de nous a rencontré deux fois une disposition sensiblement identique à celle décrite par OElsner.

Il importe de remarquer qu'il ne faudrait pas exagérer l'importance de cette voie mammaire interne. Si son existence est indiscutable au point de vue anatomique, les faits n'en démontrent pas moins que dans les cas de cancers du sein au début, l'envahissement des ganglions rétro-sternaux est chose exceptionnelle. L'intégrité habituelle de ces ganglions s'explique vraisemblablement par l'atrophie de cette voie dans les mamelles séniles, sur lesquelles se développe ordinairement le cancer.

Bibliographie. — MASCAGNI, *loc. cit.*, tab. XXIV. — SAPPEY, *loc. cit.*, pl. XIII, fig. 13, et p. 48. — SOBGIUS. Ueber die Lymphgefässe der weiblichen Brustdrüse. *Dissert. Strassburg*, 1880. — HEIDENHAIN. Ueber die Ursachen der localen Krebsrecidive nach Amputatio Mammæ *Langenbeck's Arch.*, XXXIX, 1889. — RIEFFEL. De quelques points relatifs aux récidives et aux généralisations des cancers du sein chez la femme. *Thèse Paris*, 1890. — GROSSMANN. Ueber die Lymphdrüsen und -bahnen der Achselhöhle. Berlin, 1893. — GEROTA. Nach welchen Richtungen kann sich der Brustkrebs weiterverbreiten? *Archiv f. klin. Chir.* LIV, 1897. — ROTTER. Zur Topographie des Mammacarcinomes. *Arch. f, klin. Chir.* LVIII, 2, 1899. — L. OELSNER. Anatomische Untersuchung über die Lymphwege der Brust, etc. *Arch. f. klin. Chir.*, 1901, LXI, 1, p. 134.

Lymphatiques des muscles périthoraciques. — Les lymphatiques des muscles appliqués sur la face externe du thorax aboutissent aux ganglions axillaires. — Seuls les lymphatiques du grand pectoral méritent une mention spéciale, en raison de l'envahissement fréquent de ce muscle au cours du cancer du sein. Ces lymphatiques ont été bien étudiés récemment par OElsner. Ils naissent des septa celluleux qui cloisonnent le muscle et se divisent en plusieurs groupes. Les uns se portent vers les ganglions sous-claviculaires, en suivant la branche thoracique de l'acromio-thoracique. — D'autres accompagnent la branche pectorale de la mammaire externe et aboutissent au groupe thoracique des ganglions axillaires. Tous ces troncs présentent sur leur trajet de petits nodules ganglionnaires (Grossmann, Rotter) que nous avons déjà signalés en étudiant les lymphatiques du sein. — Enfin d'autres troncs vont se jeter dans les ganglions de la chaîne mammaire interne.

Il résulte de cette disposition des lymphatiques du grand pectoral que, même si l'on rejette l'existence des lymphatiques de la glande mammaire allant aboutir aux ganglions rétro-pectoraux et aux ganglions mammaires internes, on doit néanmoins regarder comme possible l'envahissement de ces ganglions, lorsqu'un néoplasme du sein adhère au grand pectoral. En ce qui concerne les ganglions inter-pectoraux, Rotter a noté plusieurs fois leur envahissement.

Lymphatiques des muscles intercostaux. — Il y a lieu de distinguer les lymphatiques des intercostaux internes et ceux des intercostaux externes. Ces deux groupes diffèrent, en effet, non seulement par leur origine, mais encore par leur trajet et leur terminaison (Sappey).

Les lymphatiques nés des *intercostaux internes* donnent naissance à des rameaux obliquement ascendants, qui vont se jeter dans un tronc qui longe le bord inférieur de la côte sus-jacente, en cheminant dans le tissu cellulaire sous-pleural. Il existe un tronc par espace intercostal. Tous ces troncs se portent en avant. Les troncs des six ou huit premiers espaces vont se terminer isolément dans les ganglions de la chaîne mammaire interne ou dans les lymphatiques qui unissent ces ganglions. Les troncs des espaces inférieurs se fusionnent ordinairement en un tronc unique qui gagne la partie inférieure de la chaîne mammaire. Les lymphatiques intercostaux internes reçoivent les lymphatiques de la plèvre pariétale.

Les lymphatiques nés des *intercostaux externes* sont beaucoup plus développés que les précédents (Sappey). Ils donnent naissance à des troncs qui se portent en arrière, en accompagnant le paquet vasculo-nerveux de l'espace. Ces troncs se terminent dans les *ganglions intercostaux postérieurs*. Nous avons vu qu'ils présentaient souvent sur leur trajet de petits nodules ganglionnaires, de nombre et de disposition variables, que nous avons décrits sous le nom de *ganglions intercostaux latéraux*. Les lymphatiques intercostaux externes reçoivent quelques ramuscules accompagnant les rameaux perforants des artères intercostales et venant des muscles appliqués sur la face externe de la cage thoracique. Mais, comme nous l'avons vu, ces muscles envoient la plus grande partie de leurs lymphatiques dans les ganglions axillaires.

Les lymphatiques intercostaux internes et externes s'anastomosent entre eux. Or, étant données les relations que présentent les premiers avec le réseau pleural, les seconds avec les lymphatiques tributaires des ganglions de l'aisselle, on peut concevoir qu'une lésion de la plèvre puisse retentir sur ces derniers.

Voy. SOULIGOUX. Pathogénie des abcès froids du thorax. *Th. Paris*, 1894.

Lymphatiques du diaphragme. — Les lymphatiques du diaphragme naissent par un réseau de capillaires, disposés dans l'interstice des faisceaux

[*POIRIER ET CUNÉO.*]

musculaires du corps charnu ou des fibres tendineuses du centre phrénique.
De ce réseau d'origine partent de nombreux troncules dont les uns, descendants,

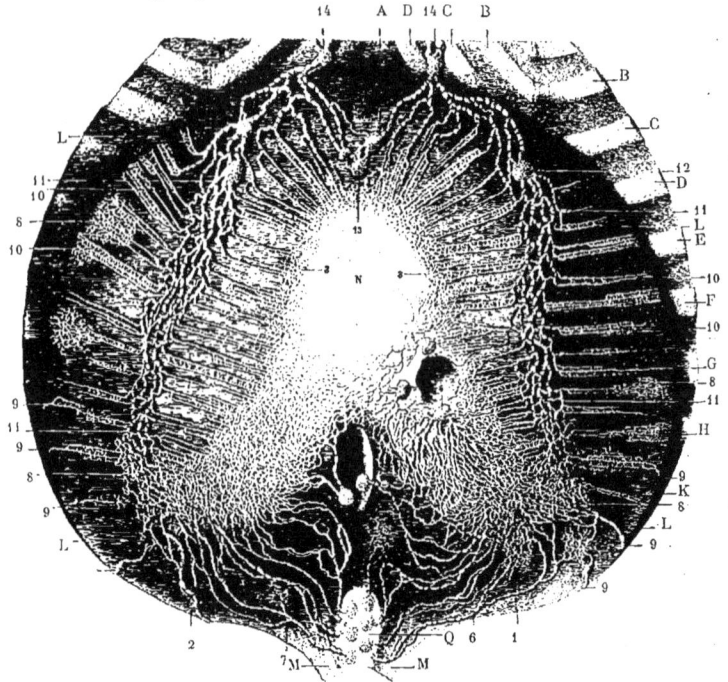

Fig. 609. — Lymphatiques de la face supérieure du diaphragme (Sappey).

A. Appendice xyphoïde. — B, B. Cinquième côte. — C, C. Sixième côte. — D, D. Septième côte. — E. Huitième côte. — F. Neuvième côte. — G. Dixième côte. — H. Onzième côte. — K. Douzième côte. — L, L, L, L. Moitiés droite et gauche de la portion musculaire du diaphragme. — M, M. Piliers de ce muscle. — N. Centre aponévrotique du diaphragme avec ses trois folioles. — O. Orifice qui donne passage à la veine cave inférieure. Autour de cet orifice se voient trois ganglions et quelquefois quatre. — P. Orifice œsophagien. — Q. Orifice aortique; l'aorte a été enlevée; les ganglions qui répondent à sa partie antérieure ont seuls été conservés.

1. Réseau lymphatique de la foliole droite du centre phrénique. — 2. Réseau de la foliole gauche. — 3, 3. Réseau occupant le contour de la foliole antérieure; cette foliole étant recouverte, chez l'homme, par le péricarde qui lui adhère étroitement, son réseau lymphatique ne peut être injecté que sur la face opposée; on ne la met que très difficilement en évidence dans l'espèce humaine, mais on l'injecte sans difficulté aucune chez les mammifères. — 4, 4, 4. Ganglions dans lesquels se rendent quelques-uns des troncules provenant du centre phrénique. — 5, 5. Deux ganglions situés sur le trajet de l'œsophage, immédiatement au-dessus de l'orifice œsophagien; ils reçoivent les vaisseaux émanés de la partie interne des folioles droite et gauche. — 6. Troncs lymphatiques qui naissent de la partie postérieure de la foliole droite et du pilier droit du diaphragme; ces troncs, au nombre de trois ou quatre, vont se terminer dans les ganglions sus-aortiques. — 7, 7. Troncs lymphatiques qui viennent de la partie postérieure de la foliole gauche et du pilier gauche; ils se rendent aux mêmes ganglions que les précédents. — 8, 8, 8. Réseaux lymphatiques à mailles serrées et superposées, qui recouvrent la partie charnue du diaphragme. — 9, 9, 9, 9, 9, 9, 9. Troncs lymphatiques qui prennent naissance par un réseau sur la partie convexe de la portion charnue du muscle, et qui se dirigent ensuite vers les derniers espaces intercostaux pour se rendre dans les ganglions aortiques. — 10, 10, 10, 10. Autres réseaux plus petits et parallèles aux faisceaux musculaires qu'ils entourent; tous convergent, les uns de dehors en dedans, les autres de dedans en dehors, pour se terminer par un troncule qui se jette dans le plexus des troncs collecteurs. — 11, 11, 11, 11. Plexus des troncs collecteurs; il s'étend d'arrière en avant, et se termine dans un gros ganglion situé au niveau du cartilage des sixième ou septième côtes. — 12. Ganglion dans lequel se termine le plexus des troncs collecteurs; ce ganglion est unique à droite et double du côté gauche. — 13. Trois petits ganglions, situés au-devant du péricarde, et comme perdus dans la graisse qui les entoure; ils reçoivent des troncs lymphatiques qui traversent le ligament suspenseur du foie, et ensuite la portion charnue du diaphragme. De ces ganglions partent plusieurs troncs qui se rendent dans les ganglions placés à droite et à gauche de l'appendice xyphoïde, sur le trajet des vaisseaux mammaires internes. — 14, 14. Ganglions dans lesquels se terminent les vaisseaux précédents, et ceux qui font suite au plexus des troncs collecteurs.

se portent vers la face concave du diaphragme et dont les autres, ascendants, gagnent sa face convexe. Les *troncules descendants*, toujours très grêles, vont constituer au-dessous du péritoine un réseau assez pauvre et d'une injection difficile qui donne naissance à des troncs qui remontent vers la face convexe. Les *troncules ascendants*, beaucoup plus importants, arrivent sur la face supérieure au-dessous de la plèvre et se comportent de la façon suivante (voy. fig. 616). Au niveau du centre phrénique, ils forment un réseau à mailles très serrées, présentant son maximum de développement sur les folioles latérales. Au niveau de la portion charnue, les troncules émissaires du réseau d'origine cheminent parallèlement aux faisceaux musculaires et convergent à la façon des barbes d'une plume vers la partie moyenne du corps charnu. A ce niveau, ils se jettent dans le plus important des groupes de collecteurs que nous allons décrire : le groupe antérieur.

Les collecteurs qui résument la circulation lymphatique du diaphragme occupent tous la face convexe de celui-ci. On peut, avec Sappey, les répartir en trois groupes : antérieur, moyen, postérieur.

1) Les *collecteurs antérieurs* apparaissent au niveau de l'extrémité des folioles latérales. Leur nombre varie de 3 à 6. Anastomosés entre eux, ils constituent une sorte de plexus à grosses mailles, le plexus des troncs collecteurs (Sappey). Ces troncs se portent en avant, en coupant les fibres charnues à leur partie moyenne. Chemin faisant, ils recueillent les troncules interfasciculaires qui viennent s'implanter perpendiculairement sur eux. Ils arrivent ainsi jusqu'au niveau de la partie antérieure du diaphragme et se terminent dans un ou deux ganglions placés en regard de l'extrémité externe du cartilage de la 7ᵉ côte. Nous avons décrit ces ganglions sous le nom de ganglions latéraux du groupe diaphragmatique antérieur. Rappelons à ce propos que les ganglions médians du même groupe ne reçoivent point d'affluents diaphragmatiques.

2) Les *collecteurs postérieurs* naissent du réseau qui recouvre les folioles latérales. Au nombre de 4 à 6 de chaque côté, ils se portent en bas, en arrière et en dedans et se terminent dans les ganglions qui entourent l'aorte au moment où ce vaisseau passe du thorax dans l'abdomen.

3) Les *collecteurs moyens*, nés de la partie moyenne du centre phrénique, présentent une triple terminaison. Les uns se jettent dans les ganglions périœsophagiens; d'autres, dans les ganglions qui entourent la veine cave inférieure; d'autres enfin, dans des ganglions placés à gauche du péricarde. Ce groupe ganglionnaire inconstant n'a pas été représenté sur la figure 616.

Les lymphatiques du diaphragme s'anastomosent avec ceux du péritoine et ceux de la plèvre. On sait les discussions qu'a soulevées la question des communications entre les lymphatiques du diaphragme et la cavité péritonéale. Nous n'insisterons pas ici sur ce point qui a été longuement traité ailleurs (voy. Généralités, p. 1130, et Péritoine, t. IV, p. 1062).

§ II. — VAISSEAUX LYMPHATIQUES VISCÉRAUX

Lymphatiques du cœur. — Le cœur est la seule portion de l'appareil circulatoire qui contienne des vaisseaux lymphatiques. Comme nous l'avons vu en étudiant la structure du cœur (voy. p. 603, de ce tome), les lymphatiques du cœur appartiennent exclusivement au myocarde. Encore sont-ils placés à la périphérie du muscle cardiaque et font-ils défaut dans son épaisseur. Ils constituent ainsi deux réseaux, l'un profond sous-endocardique, l'autre superficiel sous-péricardique. Le réseau profond n'a pu être injecté chez l'homme; ses collecteurs vont se jeter dans ceux du réseau superficiel. Celui-ci couvre de ses mailles toute la surface extérieure du cœur; mais il est beaucoup plus développé sur les ventricules que sur les oreillettes. Au niveau de ces dernières, Sappey n'a pu mettre le réseau superficiel en évidence que chez le bœuf et le cheval.

Les collecteurs du réseau sous-péricardique présentent une disposition générale qui se rapproche de celle des artères coronaires. Aussi les distinguerons-nous en collecteurs gauches ou antérieurs et collecteur droit ou postérieur.

1) Les *collecteurs gauches* ou *antérieurs*, d'abord au nombre de deux, plus rarement au nombre de trois, apparaissent sur la face antérieure du cœur au voisinage de sa pointe. Ils montent parallèlement au sillon inter-ventriculaire antérieur et, arrivés au niveau du sillon auriculo-ventriculaire, se fusionnent en un tronc unique qui s'engage entre l'auricule gauche et l'artère pulmonaire. Ce tronc monte ensuite sur la face postérieure de ce gros vaisseau, puis perfore le feuillet fibreux du péricarde pour se terminer dans un des ganglions du groupe intertrachéo-bronchique.

Dans leur trajet interventriculaire, ces collecteurs coronaires gauches ou antérieurs reçoivent de nombreux rameaux, venus de la face antérieure des deux ventricules. Au niveau du sillon interventriculaire, ils reçoivent un affluent volumineux. C'est le collecteur auriculo-ventriculaire gauche. Celui-ci, beaucoup plus important que l'artère correspondante, naît sur la face diaphragmatique du cœur, au voisinage de la pointe, monte dans le sillon interventriculaire inférieur, contourne ensuite la moitié gauche du sillon auriculo-ventriculaire et se jette dans les collecteurs antérieurs. Il dessert le réseau sous-péricardique de la face inférieure et de la face gauche du ventricule gauche et le réseau correspondant de l'oreillette gauche.

2) Le *collecteur droit* ou *postérieur* apparaît sur la face diaphragmatique au voisinage de la pointe; il longe ensuite le sillon interventriculaire inférieur, puis la partie droite du sillon auriculo-ventriculaire et arrive ainsi sur la face antérieure du cœur. Il monte ensuite entre l'artère pulmonaire et l'aorte et va se terminer comme le tronc commun des collecteurs gauches dans un des ganglions intertrachéo-bronchiques. Il reçoit les lymphatiques de l'oreillette droite, de la face postérieure et du bord droit du ventricule droit. Nous avons vu que la partie antérieure du réseau sous-péricardique du ventricule droit était tributaire des collecteurs gauches ou antérieurs.

Lymphatiques du poumon. — L'*origine* des lymphatiques du poumon sera étudiée plus loin en même temps que la structure de cet organe (voy. t. IV, p. 529). Rappelons seulement ici que ces vaisseaux naissent : 1° de réseaux périlobulaires, disposés chez certains animaux comme le bœuf en forme de sacs plus ou moins cloisonnés; 2° de réseaux annexés à l'arbre bronchique; ces réseaux au nombre de deux, l'un sous-muqueux, l'autre péribronchique, dans les grosses bronches, se réduisent à un seul dans les petites. Ce réseau se prolongerait jusqu'au niveau des conduits alvéolaires, d'après Miller.

De ces réseaux d'origine partent deux ordres de collecteurs que l'on distingue, depuis Cruikshank et Mascagni, en superficiels et en profonds, en se basant sur le trajet qu'ils suivent pour gagner le hile du poumon.

1) LES COLLECTEURS SUPERFICIELS naissent des lobules sous-pleuraux. Ils présentent à leur origine la forme d'un plexus dont chaque maille de forme polygonale répond à la base d'un lobule sous-pleural. Leur trajet ultérieur varie pour chaque lobe. Il a été parfaitement décrit par Sappey dont nous ne pouvons que résumer la description.

Au niveau du lobe supérieur, ils naissent sur la face costale du lobe et se partagent en trois groupes, dont l'un contourne le bord postérieur du poumon, l'autre le bord antérieur et dont le troisième pénètre dans la scissure interlobaire pour cheminer sur la face inférieure du lobe. Ils arrivent ainsi au niveau du hile et se terminent dans les ganglions placés à ce niveau.

Sur le lobe inférieur, les troncs superficiels se divisent également en trois groupes. Les troncs supérieurs pénètrent dans la scissure interlobaire; les troncs postérieurs et les troncs antérieurs contournent le bord correspondant du poumon et arrivent sur la face interne sur laquelle ils montent obliquement vers le hile.

Les troncs nés du lobe moyen du poumon droit sont beaucoup moins importants que ceux des lobes supérieur et inférieur. Les uns vont s'unir aux troncs du lobe supérieur, les autres aux collecteurs du lobe inférieur qui cheminent dans les scissures.

2) LES COLLECTEURS PROFONDS cheminent les uns à côté des ramifications bronchiques, les autres le long des branches de l'artère pulmonaire ou des veines pulmonaires (Miller). Tous se portent vers le hile et se terminent à ce niveau dans les ganglions trachéo-bronchiques, pour la description desquels nous renvoyons au paragraphe précédent.

On admet généralement que les collecteurs superficiels communiquent largement avec les collecteurs profonds et qu'en piquant les premiers on injecte facilement les seconds. D'après Miller, les anastomoses entre ces deux ordres de collecteurs seraient au contraire très rares; lorsque, après injection des vaisseaux superficiels, on remplit les vaisseaux profonds, le passage dans ces derniers est la conséquence de la fusion de ces deux ordres de vaisseaux au moment de leur terminaison dans les ganglions du hile.

Lymphatiques de la plèvre. — Comme on le verra plus loin, l'existence des lymphatiques pleuraux est bien établie aujourd'hui. Les lymphatiques du feuillet viscéral se jettent dans les collecteurs superficiels du poumon. Les lymphatiques du feuillet pariétal se jettent dans les troncs intercostaux pour la plèvre costale, dans les troncs diaphragmatiques pour la plèvre viscérale diaphragmatique, dans les ganglions du médiastin postérieur pour la plèvre médiastine. Lorsqu'il existe des adhérences entre les deux feuillets, les lymphatiques de la plèvre viscérale peuvent, par l'intermédiaire des lymphatiques néoformés que contiennent ces adhérences, entrer en communication avec les lymphatiques de la paroi thoracique.

[*POIRIER ET CUNÉO.*]

Technique. — L'injection des lymphatiques superficiels est assez facile, quelle que soit la méthode employée, mercure ou Gerota. Elle est facilitée par l'insufflation modérée des poumons et par l'injection préalable des vaisseaux sanguins.

Miller recommande la technique suivante pour injecter les lymphatiques profonds. Un chien est nourri pendant plusieurs jours avec une ration contenant une grande quantité de graisse. On le tue à l'aide du chloroforme. On extrait en masse le cœur et les poumons et on insuffle modérément ceux-ci. On cherche alors un des troncs sous-pleuraux au voisinage du hile et, avec quelque habitude, on arrive à découvrir un de ces vaisseaux sans trop de difficulté. On le ponctionne directement avec une fine canule et on pousse dans son intérieur une solution aqueuse saturée de bleu de Prusse soluble; la masse va jusqu'aux ganglions, puis reflue dans les lymphatiques profonds. Malgré la présence des valvules on peut arriver à obtenir une injection presque complète de ces vaisseaux pourvu que l'on emploie une pression basse et que l'injection soit poussée très lentement. On se servira pour cela d'un appareil à pression continue. La pression employée devra varier entre 10 et 15 mm. de mercure.

Historique. — Les lymphatiques du poumon ont été l'objet d'un grand nombre de travaux. Ils ont été signalés pour la première fois par Rudbeck (1654). Willis en donna quelque temps après une description détaillée; il les décrivit chez le chien; il les mettait en évidence en liant le canal thoracique à son embouchure (1675). Mais il faut arriver à Cruikshank et à Mascagni pour trouver une description suffisamment exacte de ces vaisseaux chez l'homme (1780). Depuis Sappey a repris l'étude des lymphatiques pulmonaires et a définitivement établi leur disposition macroscopique. — Dans ces dernières années l'étude de ces vaisseaux a été reprise au point de vue microscopique. Grancher, Renaut et Pierret, Wywodzoff, Sikorsky, Klein, v. Wittich, Hoffmann ont étudié histologiquement les lymphatiques du poumon et de la plèvre. Nous nous bornerons à donner ici les indications concernant l'anatomie macroscopique, renvoyant pour les travaux histologiques à l'index bibliographique de l'article Poumon (t. IV, p. 546) et à un travail récent de Miller dans lequel sont résumés les plus importants de ces travaux.

Mascagni, *loc. cit.*, p. 53 et tab. XX. — Sappey, *loc. cit.*, p. 113 et pl. XLII, fig. 1, 2, 3, 4. — Miller. Das Lungenläppchen, seine Blut-u. Lymphgefässe. *Arch. f. Anat. u. Phys.*, Anat. Abth., 1900, p. 197.

Lymphatiques de la portion thoracique de la trachée.

— Les lymphatiques de la portion thoracique de la trachée naissent d'un réseau sous-muqueux, plus riche que le réseau correspondant de la portion cervicale de cet organe. De ce réseau partent des troncs multiples qui perforent la paroi de la trachée à la jonction de sa portion cartilagineuse et de sa portion membraneuse et se terminent dans les ganglions prétrachéo-bronchiques droits et gauches et intertrachéo-bronchiques.

Lymphatiques de la portion thoracique de l'œsophage.

— Les lymphatiques de la portion intra-thoracique de l'œsophage naissent de deux réseaux, l'un sous-muqueux, l'autre intra-musculaire. De ce réseau émanent de nombreux collecteurs qui vont se jeter dans les ganglions péri-œsophagiens que nous avons décrits plus haut (voy. p. 1243).

Lymphatiques du thymus.

— L'origine des lymphatiques du thymus sera étudiée en même temps que la structure de cet organe (voy. t. IV, p. 565). Rappelons seulement ici que ces lymphatiques naissent à l'intérieur des lobules thymiques sous formes de sinus péri- et interfolliculaires. Ils aboutissent à des collecteurs qui cheminent dans les septa interfolliculaires. Les aboutissants ganglionnaires des troncs qui résument la circulation lymphatique du thymus sont encore mal connus. On admet généralement que ces vaisseaux se jettent dans les ganglions sus-aortiques, prétrachéo-bronchiques et dans les ganglions de la chaîne mammaire interne.

CHAPITRE IV

LYMPHATIQUES DU MEMBRE SUPÉRIEUR

Comme les lymphatiques du membre inférieur, les vaisseaux absorbants du membre thoracique peuvent être répartis en deux groupes. Les uns (*lymphatiques superficiels*) cheminent dans le tissu cellulaire sous-cutané. Les autres (*lymphatiques profonds*) ont un trajet sous-aponévrotique et sont satellites du paquet vasculo-nerveux. Tous convergent, en dernière analyse, vers les ganglions du creux axillaire, après avoir présenté sur leur trajet des ganglions, très variables dans leur nombre et leur disposition.

Nous indiquerons d'abord la disposition des ganglions annexés aux vaisseaux lymphatiques du membre supérieur. Nous aborderons ensuite l'étude de ces vaisseaux.

§ 1. — GANGLIONS LYMPHATIQUES DU MEMBRE SUPÉRIEUR

Les ganglions annexés à l'appareil lymphatique du membre supérieur se groupent pour la plupart à la racine du membre, dans la cavité axillaire. Ces ganglions axillaires représentent le rendez-vous commun de la totalité des lymphatiques superficiels et profonds du membre thoracique, de même que les ganglions inguinaux, leurs homologues du membre inférieur, résument toute la circulation lymphatique de ce dernier.

Mais, à côté de ces ganglions axillaires, on rencontre, disséminés sur toute l'étendue du membre thoracique, des ganglions isolés ou agminés en petits groupes et dont la signification est absolument différente. Il faut les regarder comme de simples nodules ganglionnaires interrupteurs, placés sur le trajet des différents collecteurs. Il importe cependant de remarquer que certains de ces ganglions tendent à acquérir, de par leur fréquence, leur volume et la constance relative de leur siège, la valeur de ganglions régionnaires. Nous retrouvons ici, comme dans les autres points de l'économie, cette tendance des centres ganglionnaires à s'étendre vers la périphérie. Mais il semble qu'au niveau du membre thoracique cette évolution soit moins avancée qu'au niveau du membre abdominal.

Ces nodules ganglionnaires interrupteurs ou, si l'on préfère, ces ganglions aberrants sont placés les uns dans le tissu cellulaire sous-cutané (*ganglions superficiels*), les autres sous l'aponévrose (*ganglions profonds*).

1) GANGLIONS SUPERFICIELS. — Les ganglions superficiels ont deux sièges de prédilection, la région sus-épitrochléenne et le sillon delto-pectoral.

A) Le *ganglion sus-épitrochléen* est ordinairement unique. Mais on peut rencontrer 2 et même 3 ganglions à ce niveau. Le ganglion sus-épitrochléen est ordinairement placé à 3 ou 4 centimètres au-dessus de l'épitrochlée. Il est immédiatement appliqué sur l'aponévrose, recouvert par conséquent par toute l'épaisseur du pannicule adipeux sous-cutané. Aussi, lorsque ce ganglion n'est pas hypertrophié, il est difficile de le découvrir par la palpation.

Le ganglion sus-épitrochléen reçoit comme *vaisseaux afférents* une partie des collecteurs superficiels qui longent le bord cubital de l'avant-bras et qui desservent les trois derniers doigts de la partie interne de la main. Mais il importe de remarquer qu'en raison des multiples anastomoses qui unissent les différents collecteurs antibrachiaux, ce ganglion peut être atteint dans les cas de lésions siégeant à la partie externe de l'avant-bras et de la main.

Les *vaisseaux efférents* de ce ganglion s'accolent d'abord à la veine basilique, au-dessous de laquelle ils cheminent. A la partie moyenne du bras, ils traversent l'aponévrose, en même temps que la veine, et s'unissent aux lymphatiques profonds, satellites des vaisseaux huméraux.

B) Dans le *sillon delto-pectoral*, on peut rencontrer 1, 2 et quelquefois 3 ganglions. Ces ganglions, signalés par Aubry, sont toujours de très petit volume. Ce sont de simples nodules interrupteurs placés sur le trajet du collecteur interdelto-pectoral, que nous décrirons plus loin. D'après Grossmann ces ganglions existeraient dans 14 pour 100 des cas.

2) GANGLIONS PROFONDS. — On peut rencontrer quelques petits ganglions sur le trajet des lymphatiques profonds. On en a signalé le long des artères radiale, cubitale et interosseuse. Mais les seuls qui paraissent présenter une certaine fréquence sont ceux que l'on rencontre sur le trajet de l'artère humérale. Il existe là 2 à 3 petits ganglions, ordinairement situés au niveau de la partie moyenne du bras.

Ces ganglions profonds ont été depuis longtemps figurés par Mascagni (*loc. cit.*, tab. XXV, fig. 2 et 3). Ils ont été décrits ou figurés depuis par Meckel, Michel, Dubois (*Soc. anat.*, 1850), Bourgery (*loc. cit.*, pl. 64, fig. 1), Leaf (*loc. cit.*, p. 45 et fig. 10).

Ganglions axillaires. — Les ganglions axillaires constituent un centre ganglionnaire très important. Ils reçoivent, en effet, non seulement la totalité des vaisseaux absorbants du membre supérieur, mais encore les lymphatiques issus de l'enveloppe cutanée de toute la partie supérieure du tronc, ainsi que ceux des muscles sous-jacents.

Le *nombre* des ganglions axillaires varie de 12 à 36. D'après Grossmann, le nombre des ganglions axillaires serait ordinairement plus considérable du côté droit que du côté gauche(?).

La *topographie* des ganglions axillaires a provoqué de nombreuses discussions et suscité un grand nombre de travaux parmi lesquels nous citerons ceux de Kirmisson, Poirier, Leaf, OElsner, etc. Nous avons repris récemment l'étude de ces ganglions sur une vingtaine de pièces, après avoir injecté leurs principaux afférents par la méthode de Gerota.

La disposition générale des ganglions axillaires peut se résumer de la façon suivante : la plupart de ces ganglions sont sous-aponévrotiques ; ces ganglions sont disposés en plusieurs chaînes, appliquées sur les différentes parois de la cavité axillaire et convergeant vers le sommet de cette cavité.

La description des rapports qu'affectent les ganglions axillaires avec les feuillets aponévrotiques de la région varie suivant l'idée que l'on se fait de la disposition de ces aponévroses.

Niant l'existence d'une aponévrose[1], fermant inférieurement la cavité axillaire, l'un de nous a admis que certains ganglions axillaires étaient sous-cutanés. Des recherches ultérieures ont modifié partiellement cette manière de

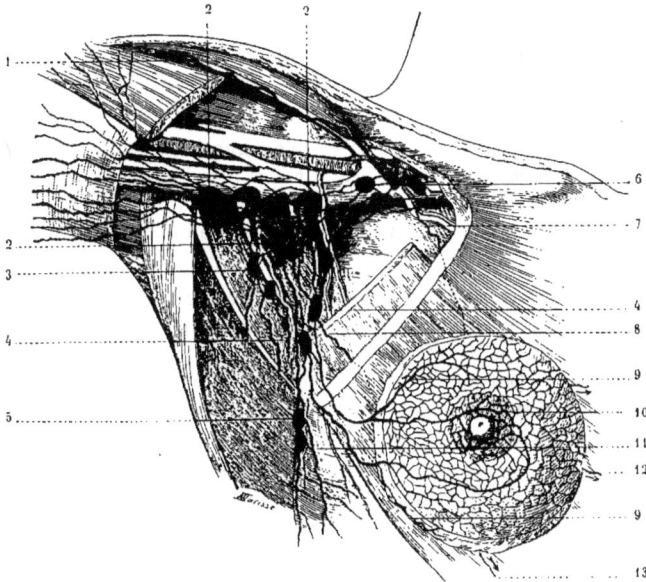

Fig. 617. — Lymphatiques du sein et ganglions axillaires (demi-schématique).

1. Ganglion delto-pectoral. — 2. Ganglions de la chaine humérale. — 3. Ganglion du groupe central. — 3. Ganglion de la chaine scapulaire. — 4. Ganglion de la chaine thoracique (groupe supéro-interne). — 5. Ganglion de la chaine thoracique (groupe inféro-externe). — 6. Ganglions sous-claviculaires. — 7. Lymphatique mammaire aboutissant aux ganglions sous-claviculaires (inconstant). — 8, 9. Collecteurs mammaires, aboutissant aux ganglions de la chaine thoracique. — 10. Plexus sous-aréolaire. — 11. Collecteur cutané des parois latérales du thorax. — 12, 13. Collecteurs mammaires allant aboutir aux ganglions mammaires internes.

voir. Comme Langer, nous admettons l'existence au niveau de l'aisselle d'un fascia, présentant, il est vrai, en son centre un large orifice que limitent l'Arm- et l'Achselbogen (voy. t. I, p. 164 et fig. 126, 127 et 128). Dans ces conditions, il est incontestable que les ganglions axillaires sont recouverts par ce fascia. Que si quelques-uns d'entre eux pointent au niveau de l'orifice central, on ne saurait néanmoins les regarder comme sous-cutanés. Il serait cependant excessif de nier l'existence possible de ganglions sous-cutanés.

Les ganglions axillaires sont plongés dans le tissu cellulo-adipeux qui remplit le creux axillaire. On peut les répartir de la façon suivante. A la base de

---

1. J'ai nié l'aponévrose de la base de l'aisselle, telle qu'on la décrivait alors, parce que l'aisselle, pyramide creuse, *n'a point de base*. Là comme partout les aponévroses suivent les plans musculaires et quand un paquet vasculo-nerveux se rencontre, elles se dédoublent pour l'envelopper dans une gaine : à cet égard, l'aisselle ne diffère point du pli de l'aine.

[POIRIER ET CUNÉO.]

l'aisselle, ils forment trois chaînes distinctes. L'une de ces chaînes (*chaîne humérale*) est appliquée sur la paroi externe de l'aisselle, et suit le paquet vasculo-nerveux principal. Une deuxième chaîne (*chaîne thoracique*) accompagne l'artère mammaire externe dans son trajet sur la paroi interne. Une troisième (*chaîne scapulaire*), satellite de l'artère scapulaire inférieure, est appliquée sur la paroi postérieure du creux axillaire. Entre ces trois chaînes, on trouve un groupe ganglionnaire, que nous désignerons avec Grossmann et OElsner sous le nom de *groupe central*. La chaîne scapulaire se jette dans la chaîne humérale et celle-ci se fusionne avec la chaîne thoracique pour former le *groupe sous-claviculaire*, qui occupe le sommet de la pyramide axillaire (voy. fig. 617 et 618).

1) La *chaîne humérale* comprend 4 à 5 ganglions qui sont appliqués contre la face interne du paquet vasculo-nerveux. Ces ganglions sont plus particulièrement en rapport avec la veine axillaire. Certains d'entre eux s'insinuent parfois en arrière de la veine, et se placent entre ce vaisseau et le muscle sous-scapulaire.

2) La *chaîne thoracique* est ordinairement formée par deux amas distincts. On peut les désigner, en se basant sur leur situation réciproque, sous les noms d'amas supéro-interne et inféro-externe. — L'*amas supéro-interne* comprend 2 à 3 ganglions, placés au niveau du 2e et du 3e espace intercostal, en avant du tronc de l'artère mammaire externe. Ces ganglions, recouverts par le bord inférieur du muscle grand pectoral, quand ce muscle est volumineux, sont sous-jacents à ce bord chez les sujets peu musclés. Cet amas ganglionnaire répond au *gland. thoracicæ superficiales* de Grossmann, au *gland. lymphat. thoracales anteriores* de OElsner. On le désigne encore parfois sous le nom de groupe de Sorgius. — L'*amas inféro-externe* comprend 2 à 3 ganglions placés en arrière des vaisseaux mammaires externes ou sur le trajet de ces vaisseaux au niveau du 3e et du 4e espace intercostal (*gland. thoracicæ prof.*, Grossmann ; *gland. lymphat. thoracales inferiores*, OElsner).

3) La *chaîne scapulaire* comprend 6 à 7 ganglions qui s'échelonnent le long de l'artère scapulaire postérieure, au niveau du sillon qui sépare le grand rond du sous-scapulaire. On peut rattacher à cette chaîne 2 ou 3 petits ganglions que l'on trouve presque constamment à la face dorsale de l'omoplate, près de l'angle inférieur de celle-ci dans le sillon qui sépare le grand rond du petit rond (OElsner).

4) Le *groupe central* (*gland. intermediæ*, Grossmann, OElsner) comprend 3 à 5 ganglions, intermédiaires aux chaînes précédentes auxquelles les unissent de nombreuses anastomoses. Ces ganglions, plongés dans le tissu cellulo-adipeux au voisinage de la base de l'aisselle, pointent parfois au niveau du foramen de Langer.

5) Le *groupe sous-claviculaire* comprend 6 à 12 ganglions placés au-dessus du bord supérieur du petit pectoral. La plupart de ces ganglions sont situés en dedans de la veine axillaire, entre cette dernière et la première digitation du grand dentelé. On trouve presque toujours un de ces ganglions en avant de la veine, au niveau de l'embouchure de la céphalique. Il est plus rare de

rencontrer des ganglions en dehors des vaisseaux, en avant des cordons du plexus brachial.

Le groupe sous-claviculaire se continue inférieurement sans ligne de démarcation bien nette avec les autres groupes du creux axillaire, et nous ne saurions assez insister sur le caractère forcément très schématique de cette division des ganglions axillaires en plusieurs groupes distincts. — Le groupe que nous venons de décrire sous le nom de ganglions sous-claviculaires comprendrait, d'après Grossmann, deux amas secondaires : les ganglions infra-claviculaires, et les ganglions sous-pectoraux. Il ne nous a point paru que cette distinction de Grossmann, dont la description est d'ailleurs des plus obscures, puisse se justifier par la disposition des ganglions en question.

Vaisseaux afférents. — Chacun des groupes ganglionnaires de l'aisselle reçoit des afférents distincts.

Aux *ganglions huméraux* viennent aboutir la presque totalité des lymphatiques superficiels et profonds du membre supérieur. Nous avons vu, en effet, que seul le plus externe des collecteurs du bras montait dans le sillon delto-pectoral pour gagner directement un ganglion sous-claviculaire ou plus rarement un ganglion sus-claviculaire. Encore importe-t-il de remarquer que, d'après Grossmann, ce vaisseau n'existerait que dans 38 pour 100 des cas.

Les *ganglions thoraciques* reçoivent les lymphatiques cutanés de la partie antérieure et des parties latérales du thorax, les lymphatiques des muscles sous-jacents, et les lymphatiques du sein. Au groupe supéro-interne aboutissent plus particulièrement les lymphatiques cutanés antérieurs et les lymphatiques mammaires; au groupe inféro-externe, les vaisseaux absorbants de la paroi latérale du thorax.

Les *ganglions de la chaîne scapulaire* reçoivent les lymphatiques des téguments de la partie inférieure de la nuque, de toute la région dorsale et de la face postérieure de la région de l'épaule. Ils recueillent également les absorbants des muscles sous-jacents (voy. fig. 613).

Les *ganglions centraux* ne reçoivent pour ainsi dire pas d'afférents venus directement des territoires lymphatiques, tributaires des ganglions axillaires. Nous verrons, par contre, dans un instant, qu'ils sont l'aboutissant de la plus grande partie des efférents des groupes précédents.

Il en est de même des *ganglions sous-claviculaires*. Ils ne reçoivent guère comme afférents directs que le tronc satellite de la veine céphalique et que quelques collecteurs de petit volume qui accompagnent le rameau thoracique de l'acromio-thoracique et qui proviennent du grand pectoral et peut-être de la glande mammaire (Grossmann, Rotter) (voy. p. 1248). En revanche, ils reçoivent la presque totalité des vaisseaux efférents des autres ganglions axillaires.

Cette description des vaisseaux afférents des différents groupes ganglionnaires de l'aisselle est forcément schématique. Il n'est pas rare de voir un vaisseau, né de l'un quelconque de ces différents territoires lymphatiques, aller aboutir à un groupe ganglionnaire autre que celui qui représente l'aboutissant habituel des collecteurs du territoire en question. C'est ainsi que Nagel a vu l'un des troncs émanés du plexus sous-aréolaire envoyer un rameau à un ganglion huméral avant de se terminer dans les ganglions thoraciques supéro-internes. De même Grossmann et Rieffel ont vu un collecteur mammaire gagner directement un ganglion sous-claviculaire. On peut voir également un collecteur huméral ou scapulaire se terminer dans un ganglion de la chaîne thoracique. Il serait facile de multiplier les exemples.

[*POIRIER ET CUNÉO.*]

Il n'en est pas moins vrai que la systématisation que nous avons donnée des afférents des ganglions axillaires répond à la grande majorité des cas. Avec cette réserve qu'elle peut comporter un certain nombre d'exceptions, il y a donc, pensons-nous, avantage à la conserver.

VAISSEAUX EFFÉRENTS. — Les vaisseaux efférents des ganglions axillaires se comportent d'une façon assez complexe que l'on peut schématiser de la façon suivante (voy. fig. 618).

Les efférents du *groupe huméral* ont une triple terminaison; les uns se jettent dans le groupe central; d'autres gagnent les ganglions sous-claviculaires; d'autres enfin montent dans la région sus-claviculaire et se terminent dans l'un des ganglions situés à ce niveau. Ce dernier mode de terminaison serait, d'après OElsner, le plus important et le plus constant.

Anormalement on peut voir un des vaisseaux efférents d'un ganglion du groupe huméral perforer d'arrière en avant la paroi antérieure de l'aisselle au niveau du creux sus-claviculaire, enjamber la clavicule et se terminer dans un ganglion sus-claviculaire (Grossmann).

Les efférents de la *chaîne thoracique* aboutissent aux ganglions du groupe central. Presque toujours cependant certains efférents, issus de l'amas supéro-interne, gagnent directement les ganglions sous-claviculaires en passant soit en arrière, soit en avant du petit pectoral. Dans ce dernier cas on peut trouver sur le trajet de ces vaisseaux de petits nodules ganglionnaires (Grossmann).

Les efférents des ganglions de la *chaîne scapulaire* se jettent dans les ganglions huméraux et dans les ganglions centraux.

Ces *ganglions centraux* envoient leurs efférents dans les ganglions sous-claviculaires auxquels aboutissent donc, en dernière analyse, la presque totalité des efférents des quatre groupes ganglionnaires du creux axillaire.

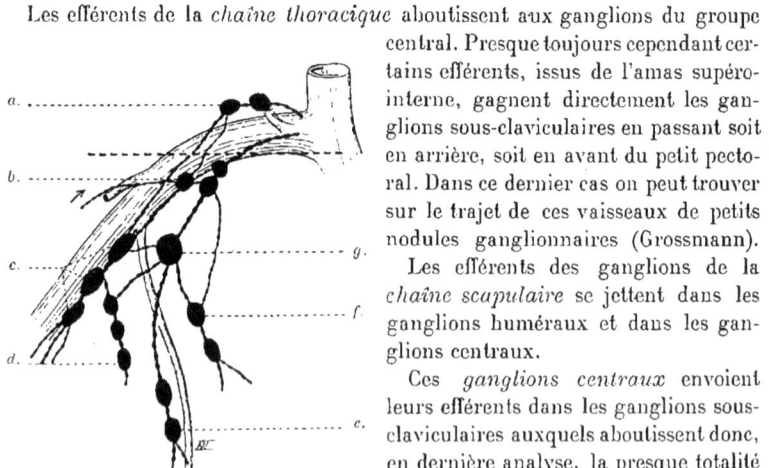

FIG. 618. — Schéma des ganglions axillaires.

a, ganglions sus-claviculaires. — *b*, ganglions sous-claviculaires. — *c*, chaîne humérale. — *d*, chaîne scapulaire. — *e*, amas inféro-externe de la chaîne thoracique. — *f*, amas supéro-interne de la chaîne thoracique. — *g*, groupe central. — La ligne pointillée indique la situation de la clavicule.

Les *ganglions sous-claviculaires* donnent naissance à de nombreux efférents qui s'anastomosent en plexus (*plexus infraclaviculaire*). Ils se résument bientôt en un tronc unique, le *tronc sous-clavier*, qui chemine en avant de la veine sous-clavière, entre cette dernière et le muscle sous-clavier, et se termine au niveau du sommet de l'angle que forment en s'unissant la veine sous-clavière et la jugulaire externe.

La disposition de ce tronc sous-clavier qui résume la circulation lymphatique du membre supérieur est sujette à varier. Le plus souvent ce tronc se jette isolément, comme nous venons de le dire, dans le confluent veineux. A gauche, il peut se jeter dans le canal thoracique; Grossmann a rencontré cette disposition 2 fois sur 25 sujets. Mais, dans ces deux cas, le tronc sous-clavier était dédoublé et l'un des deux troncs secondaires se jetait seul dans le canal thoracique. — Il est encore plus rare de voir le tronc sous-clavier s'unir au tronc jugulaire avant de se jeter dans le confluent ; Grossmann n'a rencontré cette disposition qu'une fois sur 25 sujets et ici encore il y avait dédoublement du tronc sous-clavier et le plus important des troncs secondaires débouchait directement dans le confluent veineux. L'existence d'un tronc commun aux lymphatiques du membre supérieur droit et du côté correspondant du cou constitue donc une disposition exceptionnelle et la grande veine lymphatique fait le plus souvent défaut. Nous reviendrons d'ailleurs sur ce point lorsque nous étudierons les collecteurs terminaux du système lymphatique (voy. p. 1304).

Nous avons vu que le tronc sous-clavier débouchait ordinairement au sommet de l'angle que forment en s'unissant la veine sous-clavière et la veine jugulaire externe. D'après Grossmann, on rencontrerait cette disposition dans 40 pour 100 des cas. Assez fréquemment (dans 36 pour 100 des cas), ce tronc se termine sur la paroi antérieure de la veine sous-clavière. Dans 10 pour 100 des cas, il se jette au niveau du bord supérieur de ce vaisseau, à un centimètre environ de l'angle veineux. Dans 6 pour 100 des cas, le tronc sous-clavier débouche dans la paroi postérieure de la veine sous-clavière.

Presque toujours un ou plusieurs des efférents des ganglions sous-claviculaires vont se jeter dans l'un des ganglions du creux sus-claviculaire. On peut même voir un de ces vaisseaux gagner ces ganglions en passant en avant de la clavicule (Grossmann).

Sur les ganglions axillaires, voy. : Kirmisson, Note sur la topographie des ganglions axillaires. *Soc. anat.*, 1882, p. 433. — Poirier, Notes anatom. sur l'aponévrose, le ligament suspenseur et les ganglions lymphatiques de l'aisselle. *Progrès médical*, 1888, p. 68. — Grossmann, Ueber die axillaren Lymphdrüsen. *Th. Berlin*, 1896. — Leaf, *loc. cit.*, p. 39, fig. 8 et 9. — Œlsner, Anat. Unters. über der Lymphw. der Brust mit Bericht., etc. *Arch. f. klin. Chir.*, 1901, p. 135.

§ 2. — VAISSEAUX LYMPHATIQUES DU MEMBRE SUPÉRIEUR

Comme nous l'avons vu, les vaisseaux lymphatiques du membre supérieur peuvent être répartis en deux groupes : les *lymphatiques superficiels*, qui naissent des téguments et dont les collecteurs cheminent dans le tissu cellulaire sous-cutané ; les *lymphatiques profonds*, qui, issus des organes sous-aponévrotiques, aboutissent à des troncs satellites des vaisseaux sanguins profonds.

Lymphatiques superficiels. — Les lymphatiques superficiels émanent de tous les points de l'enveloppe cutanée du membre. Mais c'est au niveau des doigts et de la paume de la main que le réseau d'origine présente sa plus grande richesse. Aussi est-ce en ces points et plus particulièrement sur la face palmaire des doigts qu'il faut pratiquer les piqûres pour injecter les lymphatiques du membre supérieur.

Les collecteurs du réseau superficiel apparaissent au niveau de la racine des doigts et à la base de la paume de la main. Ils montent ensuite sur l'avant-bras et le bras et recueillent, chemin faisant, la lymphe des autres parties de l'enveloppe cutanée. Ils se terminent dans les ganglions

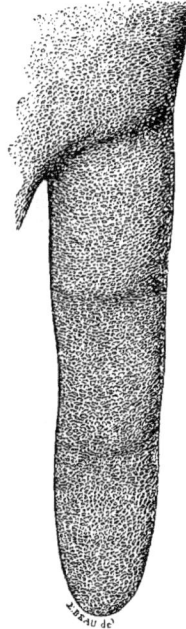

Fig. 619. — Réseau lymphatique de la face palmaire des doigts (d'après Sappey).

Cette figure montre les capillaires qui forment la partie la plus superficielle du réseau lymphatique des doigts.

axillaires. Nous étudierons successivement : leurs origines digitales et palmaires, leur trajet et leur terminaison.

ORIGINES. — A) *Au niveau des doigts*, le réseau d'origine présente son maximum de développement sur la face palmaire de ceux-ci (voy. fig. 620). A ce niveau ses mailles sont tellement serrées qu'un examen attentif à la loupe permet seul de les distinguer. Le réseau dorsal est beaucoup moins riche que le précédent (voy. fig. 621). De ces deux réseaux, naissent un nombre considérable de collecteurs qui convergent vers les faces latérales des doigts et se fusionnent en 2 ou 3 troncs pour chacune de ces faces. Ces troncs suivent d'abord l'artère collatérale correspondante. Mais, arrivés au niveau de la base du doigt, ils s'inclinent en arrière et se portent vers l'espace interdigital. Ils gagnent ensuite la face postérieure de la main et se dirigent vers le poignet, au niveau duquel nous les retrouverons dans un instant.

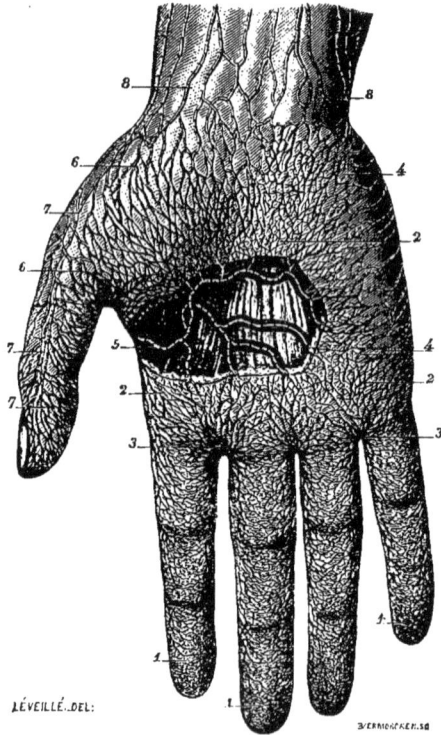

FIG. 620. — Lymphatiques de la face palmaire de la main (d'après Sappey).

1, 1, 1. Ramuscules lymphatiques de la face palmaire des doigts. — 2, 2, 2. Ramuscules lymphatiques de la paume de la main. — 3, 3. Troncules lymphatiques émanant de la partie inférieure de la région palmaire et convergeant vers les espaces interdigitaux pour se rendre sur la face dorsale du métacarpe. — 4, 4. Troncules contournant l'éminence hypothénar pour aller se terminer dans les troncs qui rampent sur la face dorsale du cinquième métacarpien. — 5. Tronc qui provient par six à huit troncules de la partie centrale de la paume de la main. — 6, 6. Troncules qui partent des téguments de l'éminence thénar. — 7, 7, 7. Troncs dans lesquels ils se jettent. — 8, 8. Troncules et troncs qui naissent de la partie antérieure du poignet.

Dans leur trajet sur la face dorsale de la main, ils échangent de nombreuses anastomoses. Ils s'entre-croisent fréquemment et il n'est pas rare de voir un collecteur, né par exemple au niveau du 4e espace interdigital, aller s'unir aux troncs qui cheminent au niveau de la partie externe de la face dorsale de la main.

B) *Au niveau de la paume de la main*, le réseau d'origine présente également une richesse extrême. De ce réseau partent de nombreux troncules que l'on peut distinguer en externes, internes, inférieurs, supérieurs et centraux (voy. fig. 620).

Les *troncules externes*, au nombre de 4 à 6, se portent obliquement en haut et en dehors, croisant en écharpe l'éminence thénar, et se terminent dans les lymphatiques, issus des téguments du pouce.

Les *troncules internes*, plus nombreux que les précédents (8 ou 10), se portent presque transversalement en dedans, croisent le bord cubital de la main et gagnent la face dorsale pour se jeter dans les collecteurs, nés au niveau des téguments du petit doigt.

Les *troncules inférieurs*, dont le nombre varie de 12 à 15, se dirigent vers les espaces interdigitaux, puis gagnent la face dorsale de la main pour se terminer dans les collecteurs digitaux.

Les *troncules supérieurs* gagnent la face antérieure du poignet et se fusionnent en 3 ou 4 troncs qui montent sur la face antérieure de l'avant-bras.

Les *troncules centraux* se portent vers la profondeur. Ils traversent la couche graisseuse sous-cutanée et l'aponévrose palmaire superficielle, puis se réunissent généralement en un tronc unique. Celui-ci, bien décrit par Sappey, se comporte de la façon suivante. Il se dirige directement en dehors, en cheminant au-dessous de l'aponévrose, en avant des tendons fléchisseurs. Il arrive ainsi sur l'adducteur du pouce, croise le bord inférieur de ce muscle puis le bord externe du 1er interosseux dorsal et monte sur la face postérieure de ce dernier. Il s'unit là à des collecteurs venus

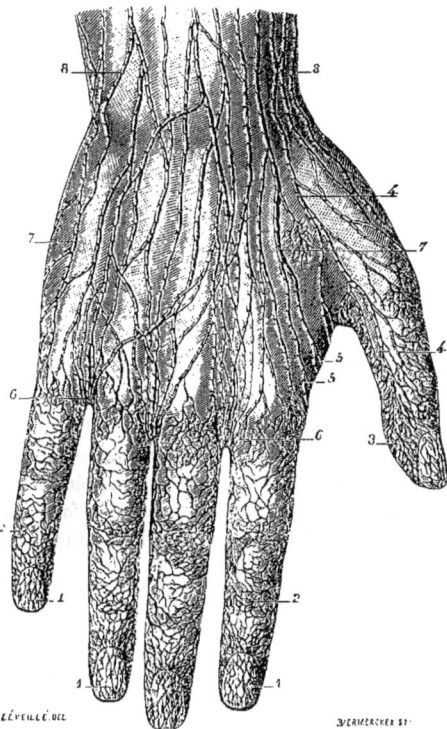

Fig. 621. — Vaisseaux lymphatiques de la face dorsale de la main (d'après Sappey).

1, 1, 1. Ramuscules lymphatiques du derme sous-unguéal. — 2, 2. Ramuscules lymphatiques naissant de la face dorsale des doigts. — 3. Troncules qui partent de la face latérale interne du pouce. — 4, 4. Tronc formé par la réunion de ces troncules. — 5, 5. Troncules qui émanent de la partie centrale de la paume de la main, et qui se réunissent ici un peu tardivement pour former un tronc très volumineux. — 6, 6. Troncs lymphatiques provenant des doigts, et de la partie inférieure de la région palmaire. — 7, 7. Ensemble des troncs qui rampent sur la face dorsale de la main. — 8, 8. Ces mêmes troncs passent de la main sur l'avant-bras.

de l'index et gagne en compagnie de ces derniers la face dorsale du poignet.

TRAJET. — Tous ces collecteurs, nés des téguments des doigts et de la main, se portent vers la racine du membre en cheminant dans le tissu cellulaire sous-cutané. Ils sont en général plus superficiels que les veines dont ils recouvrent les troncs. Leur nombre se réduit progressivement. Au niveau de l'avant-bras, il en existe une trentaine : on n'en compte plus que 15 à 18 à la partie moyenne du bras (Sappey).

[POIRIER ET CUNÉO.]

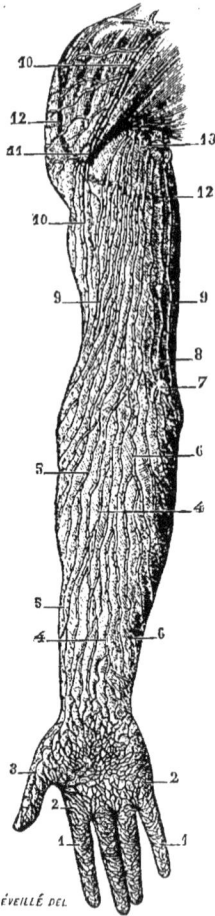

FIG. 622. — Lymphatiques superficiels du membre thoracique, face antérieure(d'après Sappey).

1,1. Réseau lymphatique des doigts. — 2, 2. Réseau lymphatique de la paume de la main. — 3. Tronc lymphatique collatéral externe du pouce. — 4, 4. Vaisseaux qui naissent du réseau de la face palmaire. — 5, 5. Troncs qui viennent de la partie postéro-externe de la main et de l'avant-bras. — 6, 6. Troncs provenant de leur partie postéro-interne. — 7. Ganglion sus-épitrochléen, dans lequel se jettent quelques-uns de ces troncs. — 8. Second ganglion qu'on rencontre quelquefois au-dessus du précédent. — 9, 9. Ensemble des troncs qui occupent la face antérieure du bras. — 10, 10. Gros tronc qui occupe l'interstice séparant le deltoïde du grand pectoral. — 11. Ganglion situé sur le trajet de ce tronc. — 12, 12. Coupe demi-circulaire des téguments.—13. Ganglions axillaires.

Au niveau du poignet, ils sont répartis en deux groupes dont l'un chemine sur la face dorsale, l'autre sur la face palmaire de ce segment du membre.

Au niveau de l'avant-bras, ils tendent à se répartir en trois groupes, un *groupe externe* qui monte le long du bord radial de l'avant-bras ; un *groupe interne* qui suit le bord cubital ; un *groupe moyen*, satellite de la veine médiane qui chemine entre les deux précédents.

Un peu au-dessous du pli du coude les deux groupes latéraux gagnent de plus en plus la face antérieure du membre et se fusionnent avec le groupe médian, il n'existe alors plus sur la face dorsale que des collecteurs peu volumineux qui obliquent les uns en dehors, les autres en dedans pour gagner la face antérieure du bras (voy. fig. 623). Au niveau de la région olécranienne ces collecteurs présentent de remarquables flexuosités.

Au niveau du bras, les différents collecteurs, désormais réunis en un seul faisceau, tendent à se placer à la face externe du bras. Ils cheminent là parallèlement les uns aux autres.

TERMINAISON. — La plupart de ces collecteurs poursuivent leur trajet jusqu'au voisinage de la base de l'aisselle. A ce niveau, ils perforent l'aponévrose et se terminent dans la chaîne humérale des ganglions axillaires. — Les collecteurs extrêmes ont une terminaison sensiblement différente. C'est ainsi que les deux ou trois troncs les *plus internes* se jettent dans le ganglion sus-épitrochléen. Nous avons vu que les efférents de ce ganglion perforaient l'aponévrose à la partie moyenne du bras pour se jeter dans les vaisseaux profonds. Lorsque ce ganglion fait défaut, on voit les collecteurs internes traverser néanmoins l'aponévrose en ce même point pour gagner les absorbants profonds. — Le tronc le *plus externe* se distingue également par un trajet spécial. Il se détache des autres collecteurs au voisinage de l'insertion humérale du deltoïde, puis monte dans le sillon deltopectoral. Il peut traverser à ce niveau un ou plusieurs ganglions que nous avons signalés plus haut (voy. p. 1258). Ce tronc se jette ordinairement dans un ganglion sous-claviculaire, placé au niveau de l'embouchure de la céphalique dans la veine axillaire. On peut le voir également passer au-dessus de la clavicule et se jeter dans un ganglion sus-claviculaire. Cette disposition, assez rare, a été figurée par Mascagni (*loc. cit.*, tab. XIX). Ce tronc delto-pectoral est parfois double et même triple.

Lymphatiques profonds. — Les lymphatiques profonds suivent l'artère humérale et ses branches principales. Il existe ordinairement deux troncs lymphatiques pour une artère. Avec Sappey, nous diviserons ces lymphatiques profonds en radiaux, cubitaux, interosseux postérieurs, interosseux antérieurs et brachiaux.

Les *troncs radiaux* naissent des parties sous-aponévrotiques de la paume de la main. « L'un accompagne l'arcade palmaire profonde, contourne la tête du premier métacarpien pour se porter sur le côté externe du carpe et arrive à l'avant-bras, où il se place sur le côté externe de l'artère radiale ; l'autre, dont l'origine est moins profonde, suit, d'après le dessin que nous en a laissé Mascagni, le trajet de l'artère radio-palmaire et gagne aussi l'avant-bras, où il se place sur le côté interne de la radiale. Tous deux montent ensuite jusqu'au pli du coude en s'anastomosant. Dans leur trajet antibrachial, ils traversent un ou deux ganglions de très petit volume, dont l'existence n'est pas constante. » (Sappey.)

Les *troncs cubitaux* sont également au nombre de deux. Ils ont une origine distincte. L'un apparaît en effet à côté de la cubito-palmaire, l'autre est satellite de l'arcade palmaire profonde. Ils se réunissent au niveau du poignet et reçoivent, un peu au-dessus de celui-ci, un gros affluent satellite de la branche dorsale de la cubitale. Ils montent alors parallèlement aux vaisseaux cubitaux jusqu'au niveau du pli du coude. Ils présentent parfois sur leur trajet un ou plusieurs petits ganglions.

Les troncs *interosseux postérieurs*, nés des muscles de la couche profonde de l'avant-bras, perforent la membrane interosseuse pour s'unir, au niveau du pli du coude, aux vaisseaux précédents.

Les *troncs interosseux antérieurs* suivent les vaisseaux de ce nom et, après avoir présenté sur leur trajet 1 ou 2 petits

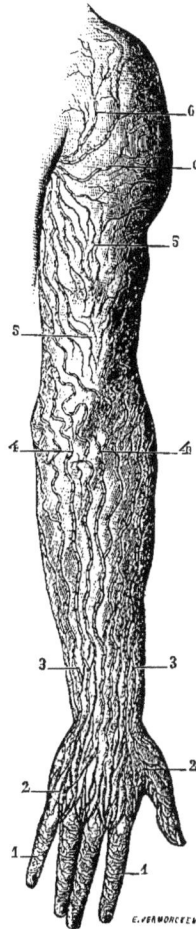

Fig.623.— Lymphatiques superficiels du membre thoracique (face postérieure) (Sappey).

1, 1. Réseau lymphatique de la face dorsale des doigts. — 2, 2. Ensemble des troncs qui recouvrent le dos de la main. — 3, 3. Troncs qui rampent sur la face postérieure de l'avant-bras. — 4, 4. Ces mêmes troncs, qui, au niveau du coude, deviennent extrêmement flexueux et se partagent en deux groupes, dont l'un se porte en dedans et l'autre en dehors. — 5, 5. Vaisseaux qui naissent de la face postérieure du bras. — 6, 6. Vaisseaux provenant des téguments de l'épaule.

ganglions, aboutissent également au carrefour lymphatique du pli du coude.

Les *troncs huméraux* résument tous ces collecteurs antibrachiaux. Leur nombre varie de 2 à 3. Ils montent à côté des vaisseaux huméraux et se terminent dans le groupe huméral des ganglions axillaires. Comme nous l'avons vu, ils présentent sur leur trajet de petits ganglions qui paraissent à peu près constants. Au niveau de la partie moyenne du bras, ils recueillent les vaisseaux efférents du ganglion sus-épitrochléen. Ils reçoivent également des troncules, issus des muscles du bras (Mascagni, *loc. cit.*, pl. XXV).

> *Technique*. — L'injection des lymphatiques du membre supérieur se pratique selon une technique analogue à celle que nous avons indiquée pour les lymphatiques du membre abdominal (Voyez p. 1171). Les points d'élection pour pratiquer les premières piqûres sont la face palmaire et les faces latérales des doigts.

CHAPITRE V

LYMPHATIQUES DE LA TÊTE ET DU COU

Nous étudierons successivement : 1° les groupes ganglionnaires de la tête et du cou ; 2° l'appareil lymphatique des différents organes dont les vaisseaux sont tributaires de ces ganglions.

§ I. — GROUPES GANGLIONNAIRES DE LA TÊTE ET DU COU

L'appareil ganglionnaire de la tête et du cou présente un développement considérable. C'est d'ailleurs dans la région cervicale qu'apparaissent les premiers ganglions au cours du développement phylogénique.

La disposition générale de ces ganglions peut être schématisée de la façon suivante : ces ganglions constituent d'abord une sorte de cercle, véritable collier ganglionnaire, placé à la jonction de la tête et du cou. De ce cercle part de chaque côté une chaîne verticale qui s'étale sous le sterno-mastoïdien et accompagne le paquet vasculo-nerveux jusqu'à la jonction du cou et du thorax. Cette chaîne principale est flanquée de plusieurs chaînes secondaires de moindre importance.

1. — CERCLE GANGLIONNAIRE PÉRI-CERVICAL

Le cercle ganglionnaire est décomposable en un certain nombre de groupes que l'on désigne par le nom de la région qu'ils occupent. En allant d'arrière en avant, nous aurons à distinguer :

1° Le groupe *sous-occipital* et les ganglions aberrants de la nuque qui en dépendent ;

2° Le groupe *mastoïdien* ;

3° Les groupes *parotidiens* et *sous-parotidiens* ;

4° Le groupe *sous-maxillaire*, dont les *ganglions faciaux* constituent une dépendance ;

5° Les ganglions *sous-mentaux* ;

6° Enfin les ganglions *rétro-pharyngiens*, qu'on peut rattacher aux groupes précédents.

1. Ganglions sous-occipitaux. — Le nombre des ganglions occipitaux varie de 1 à 3. Le chiffre de deux nous a paru la règle. Ces ganglions, du volume d'un pois, aplatis et circulaires, reposent ordinairement sur le grand complexus au voisinage de l'insertion occipitale de ce muscle, immédiatement en dehors du bord externe du trapèze. Plus rarement ils sont placés sur ce muscle ; ils se mettent alors en rapport intime avec les filets terminaux du grand nerf sous-occipital. Les ganglions sous-occipitaux sont toujours sous-aponévrotiques.

L'un de nous a trouvé sur plusieurs sujets, injectés au Gerota, un ganglion placé sur la face postérieure du trapèze, au niveau de l'apophyse épineuse de la quatrième vertèbre cervicale. On peut regarder ce ganglion comme un élément aberrant du groupe sous-occipital.

Les ganglions sous-occipitaux reçoivent leurs *lymphatiques afférents* de la partie occipitale du cuir chevelu. — Leurs *vaisseaux efférents* se portent en bas

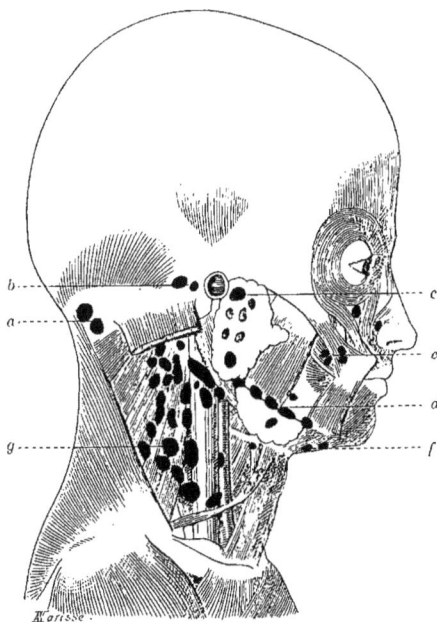

FIG. 624. — Disposition générale des groupes ganglionnaires de la tête et du cou.

a, ganglions occipitaux. — b, ganglions mastoïdiens. — c, ganglions parotidiens. — d, ganglions sous-maxillaires. — e, ganglions faciaux. — f, ganglions sous-mentaux. — g, chaîne cervicale profonde.

et en avant, en cheminant les uns au-dessus, les autres au-dessous du splénius. Ils vont se terminer dans les ganglions les plus élevés du groupe sous-sterno-mastoïdien. Nous verrons plus loin que ces derniers reçoivent aussi des vaisseaux émanés directement de la région occipitale.

2. Ganglions mastoïdiens (G. *rétro-auriculaires*). — Les ganglions mastoïdiens sont ordinairement au nombre de deux. Toujours bien visibles chez l'enfant, ils sont souvent difficiles à découvrir chez l'adulte. Ils sont ordinairement placés l'un derrière l'autre et réunis par deux ou trois troncs lymphatiques. Ils sont sous-jacents au bord inférieur du muscle auriculaire postérieur et reposent sur l'insertion mastoïdienne du sterno-mastoïdien. Une mince lame fibreuse, dépendance de la gaine de ce muscle, les fixe sur ce dernier.

Les ganglions mastoïdiens reçoivent leurs *afférents* de la portion temporale du cuir chevelu, de la face interne du pavillon de l'oreille, le lobule excepté, et de la face postérieure du conduit auditif externe.

Leurs troncs *efférents* vont se jeter dans les ganglions supérieurs du groupe sous-sterno-mastoïdien, après avoir traversé les insertions supérieures de ce muscle. Certains auteurs rattachent, bien à tort, ces ganglions profonds aux ganglions mastoïdiens qu'ils considèrent alors comme étant au nombre de 4 ou de 6.

3. *Ganglions parotidiens*. — Le groupe parotidien comprend plusieurs amas : les ganglions sous-cutanés, les ganglions contenus dans la loge parotidienne, les ganglions sous-parotidiens.

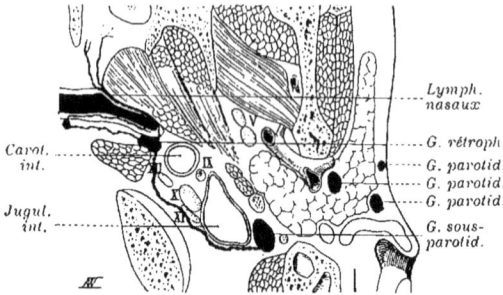

Fig. 625. — Schéma des ganglions parotidiens et sous-parotidiens.

A). L'existence de ganglions *sous-cutanés* est admise par différents auteurs et notamment par Richet (*Anatomie médico-chirurgicale*, 4e édit., p. 193) et par Merkel *Topogr. anat.*, t. I, p. 454). Sappey nie formellement leur existence. Sans aller aussi loin, on peut cependant affirmer qu'ils font le plus souvent défaut.

B). Les ganglions contenus dans la loge parotidienne sont placés, soit en dehors de la glande, immédiatement au-dessous de l'aponévrose (g. superficiels), soit dans l'épaisseur même de la parotide (g. profonds).

Les ganglions superficiels sont ordinairement situés immédiatement en avant du tragus. Parfois au nombre de 2 ou 3, ils se réduisent assez souvent à un ganglion unique, le ganglion *pré-auriculaire* des auteurs (voy. fig. 624.)

Les ganglions profonds sont disséminés dans toute l'étendue de la glande, mais se groupent cependant de préférence le long de la jugulaire externe et de la carotide externe. D'après Poulsen (cité par Stahr), un de ces ganglions occuperait constamment la partie inférieure de la loge et serait appliqué près de l'angle de la mâchoire contre la bandelette sterno-maxillaire.

Les ganglions parotidiens reçoivent leurs *lymphatiques afférents* de la face externe du pavillon de l'oreille, du conduit auditif externe, de la caisse du tympan, de la peau des régions temporale et frontale, des paupières et de la racine du nez (Küttner). Peut-être reçoivent-ils également des vaisseaux émanés de la muqueuse des fosses nasales et de la partie postérieure du rebord alvéolaire de la mâchoire supérieure. — Leurs *vaisseaux efférents* vont se jeter dans les ganglions groupés autour de la jugulaire externe à sa sortie de la glande et dans les ganglions sous-sterno-mastoïdiens.

Le nombre des ganglions contenus dans la loge parotidienne est très difficile à apprécier, même d'une façon très approximative. Bien que leur coloration plus brune permette de les distinguer des lobules parotidiens, ils sont difficiles à reconnaître lorsque leurs vaisseaux afférents n'ont pas été injectés. En revanche sur les pièces traitées par le Gerota, on peut déjà se convaincre de leur nombre considérable (10 à 16). Les examens histologiques nous les montrent encore plus nombreux, car ils mettent en évidence des ganglions minuscules, invisibles par la simple dissection. Le microscope permet également de constater l'existence d'amas lymphoïdes de formes et de dimensions variables entourant les acini et analogues aux formations signalées par Rawitz dans la glande sous-maxillaire.

Lorsqu'on étudie histologiquement les ganglions parotidiens, surtout chez le nouveau-né, on est frappé de constater dans nombre d'entre eux la présence d'acini glandulaires. Ces acini, parfois confinés dans la portion médullaire du ganglion, peuvent arriver jusque dans sa zone corticale et même refouler le tissu glandulaire qui est réduit à une mince coque entourant le bourgeon glandulaire. Il s'agit bien ici d'une pénétration active des acini à l'intérieur des ganglions. En étudiant des coupes de fœtus de 3 à 6 mois, Neisse a pu suivre toutes les étapes de cette pénétration. Il ne faut donc pas confondre cet envahissement des ganglions par les éléments de la glande avec l'infiltration lymphoïde péri-acineuse signalée plus haut.

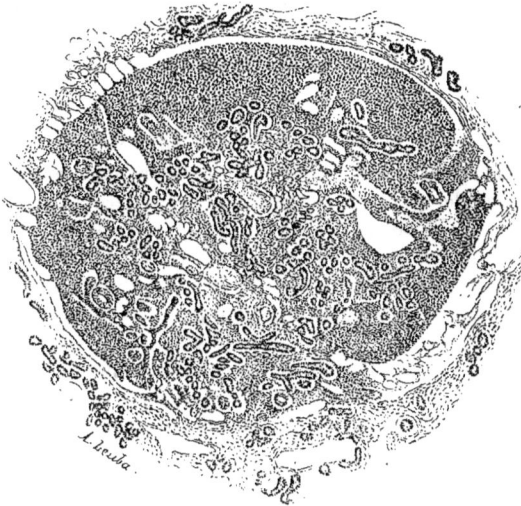

Fig. 626. — Coupe d'un ganglion parotidien (fœtus de 21 centimètres) (Neisse).

On voit sur cette figure le ganglion envahi par de nombreux acini glandulaires qui ont pénétré dans le ganglion au niveau du hile et tendent à gagner sa substance corticale.

Ajoutons que cette pénétration des acini dans les ganglions s'explique aisément par l'absence d'encapsulement et de la glande et des ganglions aux stades initiaux de leur développement.

Au point de vue pathologique, certains cas de tuberculose glandulaire, en apparence primitive, ne pourraient-ils s'expliquer par ces connexions intimes de certains acini avec les ganglions dont l'envahissement bacillaire est chose si fréquente?

Voy. R. Neisse. Ueber den Einschluss von Parotisläppchen in Lymphknoten. An. Hefte v. Merkel u. Bonnet. Erste Abth., 1898, X, p. 287.

C). *Ganglions sous-parotidiens.* — Les ganglions sous-parotidiens sont placés entre la parotide et le pharynx, dans l'espace latéro-pharyngien ou sous-glandulaire postérieur. Ils sont au contact de la carotide et de la jugulaire internes. Ce sont ces ganglions qui sont le point de départ des abcès latéro-pharyngiens. — Ils reçoivent leurs vaisseaux *afférents* des fosses nasales, du pharynx nasal et de la trompe d'Eustache. — Leurs *efférents* vont se jeter dans les ganglions de la grande chaîne cervicale profonde.

La plupart des auteurs ne mentionnent point l'existence de ganglions dans l'espace sous-glandulaire antérieur. Quain signale cependant quelques petits ganglions sur le trajet de la maxillaire interne. Leaf n'a jamais rencontré les ganglions décrits par Quain, mais a vu par contre un petit ganglion placé sur la face externe du ptérygoïdien externe immédiatement en arrière de l'apophyse orbitaire du malaire.

4. Ganglions sous-maxillaires (*G. sus-hyoïdiens latéraux*). — Le nombre des ganglions sous-maxillaires varie de 3 à 6. Ils forment un chapelet s'étendant le long du bord inférieur du maxillaire, depuis l'insertion du ventre antérieur du digastrique jusqu'à l'angle de la mâchoire. Ils sont donc placés à la jonction de la face cutanée et de la face osseuse de la glande sous-maxillaire, sur laquelle ils reposent. Leur volume varie de celui d'un pois à celui d'un haricot. Le plus gros et le plus constant d'entre eux occupe en général le milieu de la chaîne (*ganglion moyen de Stahr*) et répond au point où celle-ci est croisée par l'artère faciale. Il est fréquent de voir un de ces ganglions s'isoler du chapelet et se placer sur le trajet de la veine faciale vers le milieu de la face cutanée de la glande. Il est en revanche plus rare de rencontrer les ganglions, signalés par Leaf et Küttner, sous la face interne de la glande. — Tous les ganglions sous-maxillaires sont sous-aponévrotiques.

Le nombre des ganglions sous-maxillaires est très diversement apprécié par les auteurs. D'une façon générale, les chiffres que donnent les classiques sont beaucoup plus élevés que celui que nous avons admis. W. Krause, Henle, Rauber, Merkel, parlent de 3 à 10 ganglions; Sappey en compte 12 à 15. Avec Gussenbauer, Leaf, Stahr, nous pensons que ces évaluations sont très exagérées et que si l'on s'en tient à la numération des ganglions constatables par la simple dissection et après injection de leurs afférents, on voit que leur nombre dépasse rarement 5 ou 6.

Contrairement à ce que nous avons signalé pour la parotide, il ne paraît point exister de ganglions inclus dans la glande sous-maxillaire. Remarquons cependant que, chez le cercopithèque, Rawitz a vu dans la sous-maxillaire des amas lymphoïdes entourant les acini. Mais ces formations sont essentiellement contingentes dans leur volume, leur disposition et même leur existence et on ne saurait les regarder comme de véritables ganglions.

Les ganglions sous-maxillaires reçoivent *comme afférents* les lymphatiques du nez, de la joue, de la lèvre supérieure, de la partie externe de la lèvre inférieure, de la presque totalité des gencives et du tiers antérieur des bords latéraux de la langue (voy. p. 1291).

Leurs *vaisseaux efférents* descendent sur la face cutanée de la glande sous-maxillaire, croisent l'os hyoïde et vont se jeter dans les ganglions de la chaîne cervicale profonde, et plus particulièrement dans les ganglions placés au niveau de la bifurcation de la carotide primitive. Un ou deux de ces troncs peuvent cependant aller aboutir à un ganglion, situé beaucoup plus bas, au niveau du point où le muscle omoplato-hyoïdien croise la jugulaire interne.

Bibliographie. — H. Stahr. Zahl und Lage der submaxillaren Lymphdrüsen, *Arch. f. Anat. u. Phys.* Anat. Abth., 1898, p. 144. — Rawitz, Ueber Lymphknotenbildungen in Speicheldrüsen, *An. Anz.*; Bd. 14, n°° 17-18, p. 463.

Ganglions faciaux. — Les vaisseaux afférents des ganglions sous-maxillaires traversent fréquemment (20 fois sur 32, d'après Princeteau) de petits ganglions, ordinairement décrits sous le nom de ganglions géniens, mais auxquels nous semble mieux convenir la désignation plus compréhensive de ganglions faciaux.

Ces ganglions forment trois groupes échelonnés l'un au-dessus de l'autre sur le trajet des vaisseaux faciaux.

1) Le groupe *inférieur* ou *sus-maxillaire* repose sur la face externe du maxillaire inférieur entre le bord antérieur du masséter et le bord postérieur du triangulaire des lèvres, au-dessous du peaussier. Ce groupe comprend 1 à 3 ganglions en rapport intime avec l'artère et la veine faciale. Il a été rencontré par Princeteau 14 fois sur 32 (*b*, fig. 627). Il est parfois directement relié au groupe sous-maxillaire par un ganglion placé au niveau même du bord inférieur de la mâchoire; c'est le *ganglion infra-maxillaire* (*a*, fig. 627).

2) Le groupe *moyen* ou *buccinateur* est assez profondément situé sur la face externe du muscle buccinateur. Son existence est moins fréquente que celle du groupe précédent (10 fois sur 32, Princeteau). Il comprend lui-même trois amas distincts pouvant exister concurremment ou isolément :

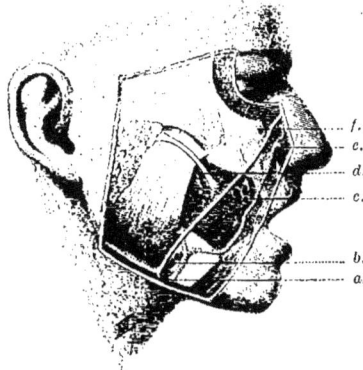

FIG. 627. — Ganglions faciaux (d'après Buchbinder).

a, ganglion infra-maxillaire. — *b*, ganglion sus-maxillaire. — *c*, ganglion buccinateur (amas moyen). — *d*, ganglion buccinateur (amas postérieur). — *e*, ganglion du sillon naso-génien. — *f*, ganglion sous-orbitaire.

a) Un amas postérieur ou rétro-vasculaire formé par 1 ou 2 ganglions situés en arrière de l'artère faciale, au niveau du point où le canal de Sténon perfore le buccinateur. Il ne faut pas confondre ce groupe avec les glandules salivaires qui peuvent exister dans cette région (*d*, fig. 627).

b) Un amas moyen intervasculaire comprenant le plus souvent deux ganglions, placés entre l'artère et la veine. Cet amas est recouvert par les fibres postérieures du grand zygomatique (*c*, fig. 627).

c) Enfin on peut rencontrer exceptionnellement un ganglion antérieur, prévasculaire, placé sur la face externe de l'orbiculaire des lèvres, dans le tissu cellulaire sous-cutané, à 8 ou 10 millimètres de la commissure labiale. C'est le *ganglion commissural* de Princeteau.

Tous ces ganglions buccinateurs sont placés au-dessus de l'aponévrose buccinatrice. Debierre signale cependant l'existence possible de ganglions sous-aponévrotiques. Poncet aurait même rencontré un ganglion sous-muqueux.

3) Le groupe *supérieur*, beaucoup moins important que les deux précédents, comprend plusieurs ganglions : un ganglion du sillon naso-génien, signalé par Tillaux et retrouvé par Princeteau (*e*, fig. 627), un ganglion sous-orbitaire (*f*, fig. 627) et un ganglion malaire dont l'existence n'a guère été constatée que cliniquement (Albertin, Vigier).

[*POIRIER ET CUNÉO.*]

La plupart des classiques (Richet, Paulet, Beaunis et Bouchard, Sappey..., etc.) ne mentionnent pas les ganglions faciaux. Dès 1787, Mascagni avait cependant signalé et décrit les ganglions faciaux et même distingué les groupes sus-maxillaires et buccinateurs. Boyer, Cloquet, Bourgery et Jacob, Cruveilhier leur accordent une brève mention. Plus récemment (1887) les constatations cliniques de Poncet ont de nouveau attiré l'attention sur ce point et plusieurs auteurs (Jaboulay, Vigier, Princeteau, Buchbinder, etc.) ont repris leur étude.

Bibliographie. — Mascagni, *loc. cit.*, p. 61, pl. XXVI, fig. 1. — Vigier. Des adénites de la joue. *Gaz. hebd.*, 1892, et *Th. de Lyon*, 1892. — Albertin. Adénites géniennes. *Arch. prov. de Chir.*, 1895. — Princeteau. Les ganglions lymphatiques de la joue, *Gaz. hebd. des sc. méd. de Bordeaux*, 1899. — Capette-Laplène. Les ganglions de la joue, *Th. Bordeaux*, 1899. — Buchbinder. Ueber die Lage u. die Erkr. der Wangenlymphdrüsen, *Beitr. z. klin. Chir.*, 1899. — Thévenot. Des adénites géniennes, *Gaz. des Hôpitaux*, 21 avril 1900.

5. **Ganglions sous-mentaux** (*Syn.* : Ganglions sus-hyoïdiens médians). — On désigne sous le nom de ganglions sous-mentaux les ganglions compris dans le triangle que limitent les ventres antérieurs des deux digastriques et l'os hyoïde. Le nombre de ces ganglions varie de 1 à 4. Leur disposition est des plus variables. Le plus souvent au nombre de 2, ils s'orientent soit dans le sens transversal et sont alors plus ou moins rapprochés de la ligne médiane, soit dans le sens sagittal. Dans ce dernier cas, l'un se rapproche du maxillaire, l'autre de l'os hyoïde. Un ganglion placé sur le ventre antérieur du digastrique établit parfois une transition entre ce groupe et les ganglions sous-maxillaires.

Les ganglions sous-mentaux reçoivent leurs *vaisseaux afférents* des téguments du menton, de la partie moyenne de la peau de la lèvre inférieure, de la muqueuse de la portion correspondante du bord alvéolaire du maxillaire inférieur, du plancher de la bouche et enfin de la pointe de la langue (sur cette dernière origine d'ailleurs discutée, voy. p. 1290).

Leurs *vaisseaux efférents* suivent une double direction. Trois ou quatre troncs se portent en dehors vers les ganglions sous-maxillaires. Un ou deux autres se dirigent en bas, croisent l'os hyoïde et vont se jeter dans un ganglion placé sur la face antérieure de la jugulaire interne, au-dessus du point où celle-ci est croisée par l'omoplato-hyoïdien. Un de ces vaisseaux décrit parfois une anse remarquable, en avant des muscles sous-hyoïdiens.

6. **Ganglions rétro-pharyngiens.** — Les ganglions rétro-pharyngiens sont placés en arrière du pharynx, à la jonction de la face postérieure et des faces latérales de celui-ci, à la hauteur des masses latérales de l'atlas.

Ces ganglions sont ordinairement au nombre de 2. D'après Most, cependant, la présence d'un seul ganglion constituerait la règle. Lorsque ces ganglions sont au nombre de 2, ils se superposent dans le sens vertical.

Ces ganglions sont en rapport : *en avant*, avec la paroi postérieure du pharynx ; *en arrière*, avec le muscle grand droit antérieur qui les sépare des masses latérales de l'atlas ; *en dehors*, avec les lames sagittales du pharynx et par l'intermédiaire de celles-ci avec l'artère carotide interne ; *en dedans*, près de 2 centimètres les séparent de la ligne médiane (voy. fig. 625 et 628).

Ces ganglions sont, comme on le voit, franchement latéraux. Si, dans les abcès rétro-pharyngiens, la collection tend à devenir médiane, cela tient vraisemblablement à ce que la poche suppurée, bridée en dehors par les lames sagittales, se développe davantage en dedans où rien n'arrête son expansion.
On peut cependant trouver un ou plusieurs petits ganglions près de la ligne médiane ou

au niveau même de cette dernière. Most signale même, comme existant assez fréquemment, un ganglion qui serait placé en avant de l'apophyse odontoïde. Mais il s'agit là de formations

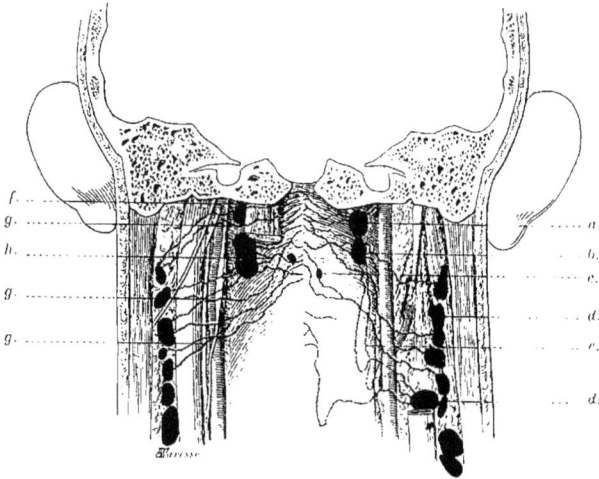

Fig. 628. — Ganglions rétro-pharyngiens.

a, b, ganglions rétro-pharyngiens. — *c*, nodule ganglionnaire interrupteur, placé sur le trajet des vaisseaux afférents de ces ganglions. — *d*, ganglion de la chaîne cervicale profonde. — *e*, vaisseau efférent des ganglions rétro-pharyngiens, passant en avant de la carotide interne. — *f*, afférent des ganglions rétro-pharyngiens, passant en arrière du droit antérieur. — *g*, lymphatique du pharynx, gagnant directement un ganglion de la chaîne cervicale profonde. — *h*, afférent des ganglions rétro-pharyngiens.

inconstantes. Ces ganglions minuscules sont d'ailleurs de simples nodules ganglionnaires interrupteurs placés sur le trajet des afférents des ganglions rétro-pharyngiens proprement dits.

Les ganglions rétro-pharyngiens reçoivent comme *afférents* : la presque totalité des collecteurs issus de la muqueuse des fosses nasales et des cavités annexes de celles-ci, les lymphatiques du pharynx nasal, ceux de la trompe d'Eustache et peut-être une partie des lymphatiques de la caisse du tympan. Comme on le voit, leur territoire lymphatique est des plus étendus, et on s'explique facilement l'infection fréquente de ces ganglions.

Les *vaisseaux efférents* des ganglions rétro-pharyngiens se jettent dans les ganglions supérieurs de la chaîne jugulaire interne. Pour gagner ces ganglions ils passent pour la plupart en arrière du paquet vasculo-nerveux et plus particulièrement du ganglion cervical supérieur dont ils croisent la face postérieure. Quelques-uns cependant passent en avant de la carotide interne et de la jugulaire externe pour atteindre leur nouveau relais ganglionnaire (voy. *e*, fig. 628).

En raison de leur importance pratique les ganglions rétro-pharyngiens ont suscité de nombreux travaux. Nous citerons parmi les plus importants : Mascagni, *loc. cit.*, p. 63. — Tourtual. Neue Untersuchungen über der Base des menschlich. Schlund. und Kehlkopfes. Leipzig, 1846. — Gillette. *Th. Paris*, 1867. — Bokai. Ueber Retropharyngealabcess. *Jahrb. f. Kinderkrank.*, I, 1887. — Moreau. Contribution à l'étude des abcès rétro-pharyngiens. *Th. Paris*, 1890. — Most. Zur Topographie und Aetiologie der retro-pharyngealen Drusennchesse. *Arch. f. klin. Chir.*, LXI, 3.

[POIRIER ET CUNÉO.]

II. — CHAINES CERVICALES DESCENDANTES

Nous avons vu que du collier ganglionnaire formé par les différents groupes que nous venons d'étudier se détachait de chaque côté une chaîne de ganglions qui descendait avec les gros vaisseaux jusqu'à la racine du cou. C'est la chaîne cervicale profonde. Cette chaîne principale est flanquée de plusieurs chaînes secondaires, beaucoup moins importantes : la chaîne jugulaire externe, les deux chaînes cervicales antérieures superficielle et profonde, la chaîne récurrentielle.

Chaîne cervicale profonde. — La chaîne cervicale profonde (*chaîne carotidienne, sous-sterno-mastoïdienne, ganglions profonds du cou*) constitue un des départements ganglionnaires les plus importants de l'économie. Elle comprend de 15 à 30 ganglions. Ce nombre est d'ailleurs sujet à des variations considérables. Ici, comme toujours, le nombre semble être en raison inverse du volume (voy. p. 1137). Ce nombre s'accroît en apparence dans certains cas pathologiques, qui ne font cependant

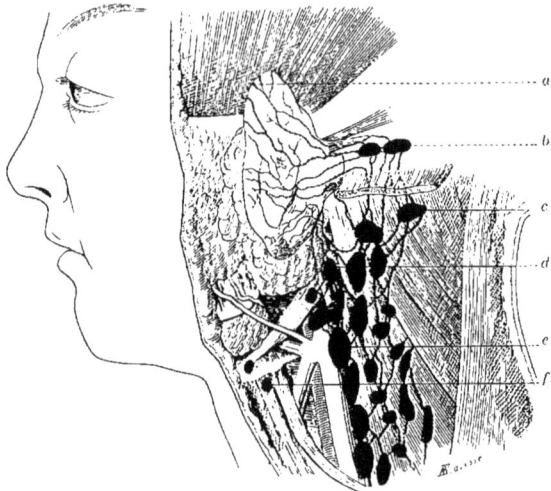

Fig. 629. — Chaîne cervicale profonde.

a, collecteurs du pavillon de l'oreille. — *b*, ganglions mastoïdiens. — *c*, ganglion sterno-mastoïdien (groupe externe). — *d*, ganglion de la chaîne jugulaire externe. — *e*, ganglion sterno-mastoïdien (groupe interne, chaîne jugulaire interne). — *f*, ganglion aberrant sous-hyoïdien, placé sur le trajet des vaisseaux efférents des ganglions sous-mentaux.

que rendre visibles des ganglions imperceptibles lorsqu'ils étaient normaux.

La chaîne cervicale profonde constitue, en réalité, un large amas qui s'étale sous le sterno-mastoïdien et apparaît en arrière de lui dans le creux sus-claviculaire ; aussi, bien que cette nappe ganglionnaire soit en réalité continue, on peut la considérer comme formée de deux groupes : le groupe sous-sterno-mastoïdien et le groupe sus-claviculaire (voy. fig. 624).

1. *Ganglions sous-sterno-mastoïdiens*. — Ce groupe s'étend dans le sens vertical de la pointe de l'apophyse mastoïde et du ventre postérieur du digastrique, au confluent de la jugulaire interne et de la sous-clavière. Mais les ganglions sont plus nombreux et plus volumineux au niveau de la partie supérieure de la région. Souvent même ce groupe ne descend pas au-dessous du point où l'omo-hyoïdien croise le paquet vasculo-nerveux. Tous ces ganglions sont recouverts par le sterno-cléido-mastoïdien et adhèrent au feuillet profond de la gaine de ce muscle.

Bien qu'ils constituent en apparence une nappe ganglionnaire continue, on peut les répartir en deux groupes, l'un externe et l'autre interne, qui diffèrent par leur disposition générale et par l'origine de leurs vaisseaux afférents.

1) Les ganglions *externes* sont placés en arrière et en dehors de la jugulaire interne. Ordinairement de petit volume, de forme arrondie, disséminés sans ordre apparent, ils reposent sur les insertions du splénius, de l'angulaire et des scalènes. Ils sont plongés dans le tissu cellulo-adipeux qui entoure les branches du plexus cervical profond. Au niveau du bord postérieur du sterno-mastoïdien, ces ganglions se continuent sans ligne de démarcation aucune avec les ganglions qui occupent le triangle sus-claviculaire. A ce groupe externe aboutissent plus particulièrement les lymphatiques cutanés du segment postérieur de la tête et de la partie supérieure de la nuque.

2) Les ganglions *internes* (*chaîne jugulaire interne*) reposent sur la jugulaire interne ou sont immédiatement adjacents au bord externe de celle-ci (voy. fig. 629 et 637). Ordinairement plus volumineux que les précédents, ils sont allongés dans le sens vertical et se disposent en une chaîne parallèle à la jugulaire. Certains de ces ganglions ont une situation assez fixe. C'est ainsi que l'on trouve constamment un ou deux gros ganglions, placés immédiatement au-dessous du ventre postérieur du digastrique, au-dessus de l'embouchure du tronc thyro-linguo-facial. Nous verrons que ces ganglions représentent l'aboutissant principal des lymphatiques de la langue (voy. p. 1294 et fig. 637). De même, il existe presque toujours un ganglion assez volumineux au-dessus du point où l'omoplato-hyoïdien croise la jugulaire interne. Enfin, on trouve souvent des ganglions en arrière de la jugulaire interne, entre cette dernière et les muscles prévertébraux. Aux ganglions du groupe interne aboutissent, avec ou sans interruption ganglionnaire préalable, les lymphatiques cutanés de la face et de la portion facio-cervicale des voies digestives et respiratoires.

Est-il besoin d'ajouter que ces deux groupes sont unis par de très nombreuses anastomoses et que leur distinction, commode pour l'étude, a un caractère schématique sur lequel il importe d'attirer l'attention.

On peut rattacher aux ganglions sterno-mastoïdiens de petits ganglions aberrants placés sur les parties latérales du larynx, en avant et en dedans des gros vaisseaux. Ces ganglions inconstants sont ordinairement situés au-dessous de la grande corne de l'os hyoïde. On en trouve ordinairement un ou deux relativement superficiels, placés sur l'omo-hyoïdien un peu au-dessous de l'insertion de ce muscle sur l'os hyoïde (voy. fig. 629, *f*). Au même niveau, mais plus profondément, au-dessous du thyro-hyoïdien on rencontre également deux ou trois ganglions minuscules reposant sur la membrane thyro-hyoïdienne ou sur la partie supérieure des ailes du cartilage thyroïde. Ces ganglions, passés sous silence par Sappey, ont été bien représentés par Bourgery et Jacob (*loc. cit.*, pl. 86 et 91) : ce ne sont point des ganglions régionnaires, mais de simples nodules ganglionnaires interrupteurs placés sur le trajet des afférents viscéraux des ganglions sterno-mastoïdiens proprement dits. Nous aurons d'ailleurs l'occasion de revenir plus loin sur ces nodules ganglionnaires en étudiant les lymphatiques de la langue du pharynx et du larynx (voy. p. 1297 et fig. 642).

Vaisseaux afférents. — A) Le *groupe externe* des ganglions sous-sterno-mastoïdiens reçoit :

1) Les vaisseaux efférents des ganglions mastoïdiens, des ganglions sous-occipitaux et quelques vaisseaux émanés des ganglions placés autour de la jugulaire externe, au niveau du point où celle-ci sort de la parotide.

2) Un gros collecteur émané directement de la portion occipitale du cuir chevelu (voy. p. 1282).

3) Quelques troncs (troncs inférieurs) venus du pavillon de l'oreille (voy. p. 1285).

4) Des lymphatiques cutanés et musculaires de la partie supérieure de la nuque.

B) Le *groupe interne* reçoit d'abord les vaisseaux efférents des ganglions rétro-pharyngiens, parotidiens et sous-parotidiens, sous-maxillaires, sous-mentaux des chaînes cervicales antérieures superficielle et profonde et de la chaîne récurrentielle. Ce groupe interne représente donc un deuxième relais ganglionnaire pour les nombreux lymphatiques tributaires des ganglions précédents.

De plus ce groupe reçoit comme afférents directs :

1) La plus grande partie des lymphatiques de la langue (voy. p. 1294).

2) Certains lymphatiques du pharynx nasal et la totalité des lymphatiques de la portion moyenne et de la portion inférieure du pharynx (voy. p. 1296).

3) Les lymphatiques de la voûte palatine et du voile du palais.

4) Les lymphatiques de la portion cervicale de l'œsophage.

5) Les lymphatiques des fosses nasales.

6) La plus grande partie des lymphatiques du larynx et les lymphatiques de la portion cervicale de la trachée.

7) Les lymphatiques du corps thyroïde.

En étudiant la disposition de l'appareil lymphatique de ces différents organes, nous préciserons la situation exacte des ganglions de la chaîne sterno-mastoïdienne auxquels vont aboutir leurs vaisseaux absorbants.

Vaisseaux efférents. — Les rameaux efférents de la chaîne jugulaire interne se résument en dernière analyse en un ou deux gros vaisseaux. Ceux-ci s'unissent aux vaisseaux efférents des ganglions sus-claviculaires pour constituer le tronc jugulaire. A droite, ce tronc se jette dans le confluent de la veine jugulaire interne et de la sous-clavière, au niveau du sommet de l'angle ouvert en dehors que forment en s'unissant ces deux vaisseaux. A gauche, il aboutit dans le crochet terminal du canal thoracique. Mais il peut aussi se jeter directement dans le confluent veineux. (Sur les variétés des troncs lymphatiques terminaux de la base du cou, voy. p. 1304 et fig. 644.)

2. **Ganglions sus-claviculaires.** — Les ganglions sus-claviculaires occupent la région de ce nom. Leurs rapports varient suivant qu'on les envisage au niveau de la partie supérieure du triangle ou au voisinage de la base de celui-ci.

Au niveau de la partie supérieure de la région, ces ganglions extrêmement nombreux forment une nappe recouverte par l'aponévrose cervicale superficielle et reposant sur le splénius, l'angulaire de l'omoplate et les scalènes. Ils sont plongés dans cette masse de tissu adipeux décrite par Merkel sous le nom de *Fettpolster* et sont en rapport intime à ce niveau avec les branches du plexus cervical, avec le rameau trapézien de la branche externe du spinal et l'artère cervicale ascendante.

A la base du triangle, ce groupe s'élève en quelque sorte sur l'omoplato-hyoïdien et l'aponévrose moyenne. La plupart des ganglions se placent en avant de cette aponévrose. Ils entrent là en rapport avec la partie terminale sous-aponévrotique de la jugulaire externe et avec les rameaux sus-claviculaires, au moment où ceux-ci vont perforer l'aponévrose superficielle au-dessus de la clavicule pour devenir sous-cutanés. D'autres, demeurés plus profonds, sont situés derrière l'omoplato-hyoïdien et l'aponévrose moyenne, en avant de la troisième portion de la sous-clavière et des nerfs du plexus brachial.

Les ganglions sus-claviculaires renferment comme *vaisseaux afférents* :

1) Des lymphatiques émanés de la partie postérieure du cuir chevelu, de la peau et des muscles de la nuque.

2) Des lymphatiques venus des téguments de la région pectorale et même de la région mammaire (voy. p. 1244).

3) Des lymphatiques cutanés du membre thoracique, satellites de la veine céphalique, qui, au lieu de gagner les ganglions sous-claviculaires, leur aboutissant normal, passent au-dessus de la clavicule pour se jeter dans les ganglions sus-claviculaires (voy. p. 1267).

4) Une partie des afférents des ganglions axillaires et plus particulièrement de ceux de ces ganglions qui constituent la chaîne humérale (voy. p. 1262).

Par contre, ces ganglions ne reçoivent point de vaisseaux émanés des ganglions médiastinaux. Les cas d'adénites sus-claviculaires, consécutives à des néoplasmes médiastinaux ou abdominaux, ne peuvent s'expliquer que par une thrombose rétrograde des vaisseaux afférents de ces ganglions sus-claviculaires.

Comme nous l'avons vu, les *vaisseaux efférents* des ganglions sus-claviculaires s'unissent aux vaisseaux efférents des ganglions sterno-mastoïdiens pour constituer un tronc commun, le tronc jugulaire. A droite, ce tronc se jette dans le confluent de la jugulaire interne et de la sous-clavière. A gauche, il débouche ordinairement dans le crochet terminal du canal thoracique.

Chaînes accessoires. — 1) La chaîne *jugulaire externe* est formée par 4 ou 5 ganglions placés sur le trajet de la veine jugulaire externe. Normalement cette chaîne ne comprend que 2 ou 3 ganglions situés au niveau du point où la jugulaire externe sort de la parotide. Ces ganglions reposent sur la face externe du sterno-mastoïdien au-dessous et un peu en arrière du pôle inférieur de la glande. Plus rarement, on trouve 1 ou 2 ganglions à la partie moyenne de la veine.

Ces ganglions reçoivent leurs vaisseaux *afférents* du pavillon de l'oreille et de la région parotidienne. — Leurs vaisseaux *efférents* contournent le bord antérieur du sterno-mastoïdien pour se jeter dans les ganglions supérieurs de la chaîne cervicale profonde (voy. fig. 629). Un de ces efférents peut suivre la veine jugulaire externe et aller se jeter dans un ganglion sus-claviculaire.

2) La chaîne *cervicale antérieure superficielle* comprend 2 à 3 petits ganglions inconstants, placés sur le trajet de la veine jugulaire antérieure.

3) Sous le nom de chaîne *cervicale antérieure profonde*, on peut dési-

gner l'ensemble des ganglions que l'on trouve au-dessous des muscles sous-hyoïdiens, immédiatement en avant du conduit laryngo-trachéal.

Ces ganglions peuvent être répartis en trois amas distincts : l'amas prélaryngé, l'amas préthyroïdien, l'amas prétrachéal.

a) L'*amas prélaryngé* comprend de 1 à 3 ganglions. C'est Engel (*Compendium der topographischen Anatomie*, Wien, 1859, p. 182) qui a signalé le premier la présence d'un ganglion en avant du larynx. Depuis, l'un de nous a repris l'étude de cet amas ganglionnaire et a cherché à établir sa fréquence et sa disposition habituelle. Ce groupe ganglionnaire est en effet inconstant. On ne trouve des ganglions prélaryngés que dans 49 pour 100 des cas (Poirier). Le plus souvent il n'existe qu'un seul ganglion qui est situé au milieu de l'espace en forme de V limité par les deux crico-thyroïdiens. Parfois ce ganglion se dissimule sous le bord de l'un de ces muscles. Dans certains cas, il existe un deuxième ganglion sous-jacent au précédent et occupant le sommet du V limité par les deux muscles. On peut encore trouver, quoique plus rarement, un autre ganglion en avant du cricoïde, au-dessus de l'isthme du corps thyroïde (Most, Roubaud).

Ces ganglions prélaryngés reçoivent, comme vaisseaux *afférents*, une partie des lymphatiques constituant le pédicule lymphatique moyen du larynx (voy. p. 1301). — Leurs vaisseaux *efférents* se rendent soit aux ganglions prétrachéaux, soit aux ganglions inférieurs de la chaîne sterno-mastoïdienne. Il est plus rare de voir ces vaisseaux prendre une direction ascendante et aller s'unir aux vaisseaux qui constituent le pédicule lymphatique supérieur du larynx.

b) L'*amas préthyroïdien* a été figuré par Bourgery (*loc. cit.*, pl. 97 et 91). Nous considérons son existence comme exceptionnelle.

c) L'*amas prétrachéal* existe beaucoup plus fréquemment. Il comprend un ou plusieurs ganglions. Ceux-ci sont d'ailleurs le plus souvent minuscules et ne sont visibles que sur les pièces injectées par des masses colorées.

Les ganglions prétrachéaux reçoivent comme *vaisseaux afférents* des lymphatiques venus du corps thyroïde et une partie des efférents des ganglions prélaryngés. — Leurs *vaisseaux efférents* se portent en bas et en dehors et se jettent dans les ganglions inférieurs de la chaîne sterno-mastoïdienne.

Ces trois amas ganglionnaires sont aussi inconstants dans leur existence que variables dans leur disposition. Aussi regarderions-nous volontiers leurs ganglions constituants non comme de véritables ganglions régionnaires du larynx ou du corps thyroïde, mais comme de simples nodules ganglionnaires interrupteurs, placés sur le trajet des lymphatiques émanés de ces deux organes.

4) La chaîne **récurrentielle** comprend 3 à 6 ganglions minuscules, placés sur les parties latérales de l'œsophage et de la trachée, le long des nerfs récurrents. Ces ganglions, toujours très petits, risquent de passer inaperçus si on n'injecte point leurs vaisseaux afférents. Inférieurement cette chaîne se continue sans ligne de démarcation bien nette avec les groupes prétrachéo-bronchiques.

Les ganglions de la chaîne récurrentielle reçoivent comme *afférents* les lymphatiques du pédicule inférieur du larynx (voy. p. 1301), et des vaisseaux émanés de la portion cervicale de la trachée et de l'œsophage et des lymphatiques du corps thyroïde. Contrairement à ce que l'on pourrait croire au premier abord, les vaisseaux *efférents* de cette chaîne ne vont pas aboutir aux ganglions médiastinaux; ils s'inclinent en dehors, passent soit en avant, soit en arrière du paquet vasculo-nerveux du cou et se terminent dans les ganglions inférieurs de la chaîne sterno-mastoïdienne ou dans les ganglions sus-claviculaires.

Gouguenheim et Leval-Piquechef, qui ont donné une description détaillée de cette chaîne ganglionnaire, la décrivent comme formée par trois amas, supérieur, moyen et inférieur. Nous avons vu le plus souvent ces ganglions se disposer en une chaîne continue et cette division en trois amas ne nous paraît point justifiée. — En revanche, ces auteurs ont avec raison attiré l'attention sur l'importance que présente cette chaîne ganglionnaire pour expliquer certains cas de paralysie récurrentielle par compression.

Voy. Gouguenheim et Leval-Piquechef. *Annales des maladies de l'oreille et du larynx*, 1884, p. 15.

§ II. — VAISSEAUX LYMPHATIQUES DE LA TÊTE ET DU COU

Nous envisagerons successivement : 1) les lymphatiques de la région cranienne; 2) les lymphatiques de la face ; 3) les lymphatiques des segments facial et cervical des voies digestives ; 4) les lymphatiques de la portion correspondante des voies respiratoires

I. — VAISSEAUX LYMPHATIQUES DE LA RÉGION CRANIENNE

L'étude des vaisseaux lymphatiques de la région du crâne se réduit à celle des lymphatiques des téguments correspondants. Les vaisseaux des parties molles sous-cutanées suivent en effet un trajet identique à celui des lymphatiques de la peau. Quant aux organes intra-craniens (encéphale et ses enveloppes), on s'accorde aujourd'hui à les regarder comme dépourvus de lymphatiques.

Fohmann, Mascagni, Fr. Arnold ont cependant décrit et figuré des lymphatiques méningés. Ils ont été évidemment victimes d'une illusion. Si les centres nerveux contiennent des espaces assimilables jusqu'à un certain point à des voies lymphatiques, ils ne possèdent pas de « vaisseaux lymphatiques » au sens rigoureux du mot. Encore faut-il ajouter que ces espaces sont généralement regardés comme absolument indépendants du système lymphatique.

Sur la question des lymphatiques des centres nerveux, voy. t. III, p. 95 et 122.

Les lymphatiques des téguments de la région cranienne naissent par un réseau à mailles très serrées. Ce réseau présente son maximum de densité près de la ligne médiane et au voisinage du vertex. Lorsqu'on s'approche de la périphérie du cuir chevelu, ces mailles deviennent plus larges et le réseau s'appauvrit, sans cependant cesser d'être continu.

Les troncs émanés de ce réseau peuvent être divisés en antérieurs ou frontaux; latéraux ou pariétaux, postérieurs ou occipitaux.

1) Les *frontaux* sont au nombre de 10 à 12. Ils se portent obliquement en bas et en arrière et se rapprochent d'autant plus de l'horizontale qu'ils sont plus inférieurs. Les plus rapprochés de l'arcade orbitaire tirent leur origine de la peau du sourcil et de la racine du nez (Küttner). Tous se terminent dans les ganglions parotidiens.

2) Les *pariétaux* ou *temporaux* se divisent en deux groupes : l'un antérieur, l'autre postérieur. Les troncs antérieurs, dont le nombre varie de 3 à 5, se rendent dans les ganglions parotidiens. Les troncs postérieurs, ordinairement plus nombreux, aboutissent aux ganglions mastoïdiens.

3) Les *occipitaux* se distinguent également en deux groupes. Les troncs externes, au nombre de 5 ou 6, convergent « pour former un tronc unique fort remarquable et constant. Ce tronc se dirige presque verticalement en bas, puis s'applique au bord postérieur du sterno-mastoïdien, s'engage ensuite sous ce muscle et se termine dans l'un des ganglions externes du groupe sterno-mastoïdien. Quelquefois il descend dans le creux sus-claviculaire. D'autres fois il ne dépasse pas la partie moyenne du cou. » (Sappey.) — Les troncs internes se jettent dans les ganglions occipitaux. Ils peuvent également se rendre aux

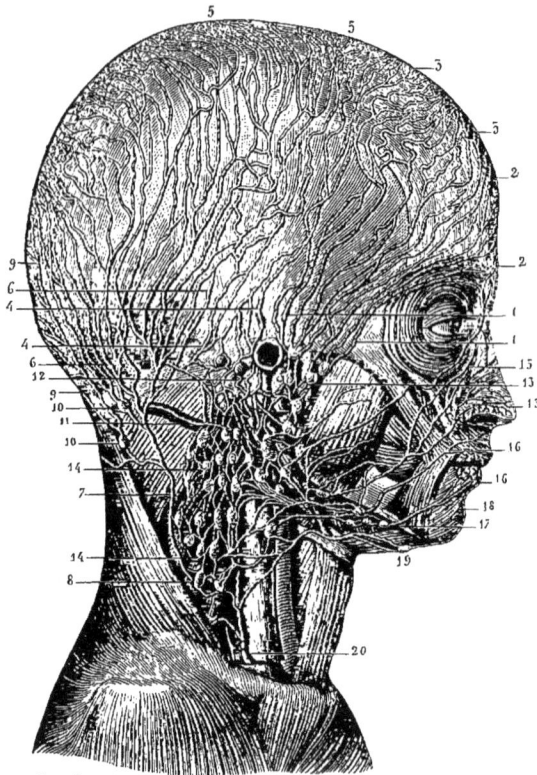

Marchand, sculp. *Beau.ad.nat.del.*

Fig. 630. — Lymphatiques de la tête et du cou; grande veine lymphatique (d'après Sappey).

1, 1. Vaisseaux lymphatiques qui se rendent dans les ganglions parotidiens. — 2, 2. Lymphatiques frontaux inférieurs. — 3, 3. Lymphatiques frontaux supérieurs. — 4, 4. Vaisseaux lymphatiques pariétaux; ils descendent verticalement, en s'anastomosant avec les vaisseaux voisins, et se terminent dans les ganglions mastoïdiens. — 5, 5. Origine de ces vaisseaux. — 6, 6. Vaisseaux sous-occipitaux antérieurs convergeant pour former un tronc unique qui, après un long trajet, vient se jeter dans l'un des ganglions cervicaux les plus inférieurs. — 7. Tronc résultant de la convergence de ces vaisseaux. — 8. Ganglion dans lequel ce tronc se termine. — 9, 9. Vaisseaux sous-occipitaux postérieurs aboutissant à deux ganglions situés sur le bord antérieur du trapèze. — 10, 10. Ces deux ganglions. — 11. Gros tronc horizontal partant du plus élevé de ces ganglions, et cheminant sous le splénius pour se rendre dans les ganglions sous-mastoïdiens. — 12. Vaisseaux qui naissent des ganglions mastoïdiens supérieurs et qui traversent le sterno-mastoïdien pour se rendre dans les ganglions situés au-dessous de ce muscle. — 13. Ganglions parotidiens. — 14, 14. Ganglions cervicaux et vaisseaux afférents de ces ganglions. — 15, 15. Vaisseaux lymphatiques qui naissent des téguments du nez. — 16, 16. Vaisseaux lymphatiques des lèvres. — 17. Ganglions sous-maxillaires. — 18. Vaisseaux lymphatiques provenant de la partie médiane de la lèvre inférieure. — 19. Ganglion sus-hyoïdien dans lequel ce vaisseau vient se jeter. — 20. Grande veine lymphatique.

ganglions aberrants de la nuque dont nous avons signalé l'existence p. 1269.

II. — VAISSEAUX LYMPHATIQUES DE LA FACE

Devant envisager à part les lymphatiques des muqueuses des différentes cavités de la face, nous n'étudierons ici que les lymphatiques cutanés.

Très ténus et difficiles à injecter, ces vaisseaux se rendent aux ganglions parotidiens, sous-maxillaires et sous-mentaux. Bien que leur réseau d'origine soit absolument continu sur toute l'étendue de la face, les lymphatiques de certaines régions méritent d'être étudiés isolément, en raison de leur importance pratique.

Lymphatiques des paupières et de la conjonctive. — Ces vaisseaux naissent d'un réseau qui occupe toute la surface cutanée des paupières et toute l'étendue de la conjonctive. Au niveau du bord libre des paupières ce réseau devient extrêmement serré. Les troncs terminaux forment deux groupes distincts.

Les uns, au nombre de 2 ou de 3 se portent en dedans et se jettent dans un tronc médian ou para-médian né au niveau de l'espace intersourcilier et qui va aboutir aux ganglions sous-maxillaires. — Les autres, beaucoup plus importants et desservant environ les trois quarts externes des deux paupières, se portent obliquement en bas et en arrière pour se jeter dans les ganglions parotidiens.

Lymphatiques du nez. — Bien étudiés récemment par Küttner, les vaisseaux lymphatiques des téguments du nez naissent d'un réseau à mailles assez larges au niveau de la racine de l'organe, très dense au contraire au niveau des ailes du nez et du lobule. Les injections franchissent facilement la ligne médiane, et une piqûre latérale peut injecter les collecteurs du côté opposé. Ce réseau cutané se continue avec les lymphatiques du vestibule des fosses nasales et par leur intermédiaire avec les lymphatiques de la muqueuse. Küttner, qui insiste sur cette communication, a pu, en piquant au niveau des téguments, arriver à remplir les lymphatiques muqueux et suivre leurs collecteurs jusque sur la face dorsale du voile du palais. Mais il ne précise pas la disposition des anastomoses.

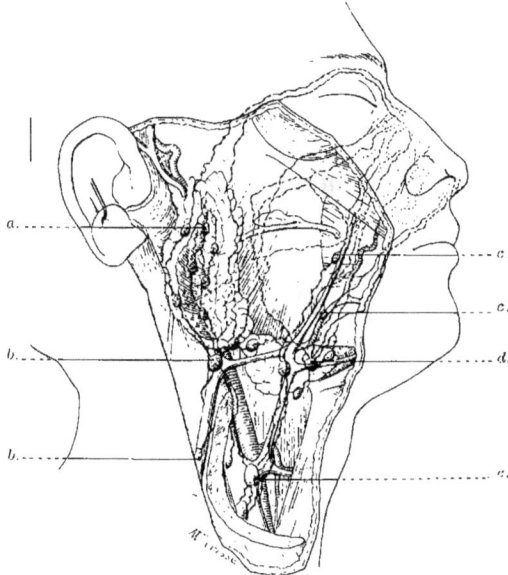

Fig. 631. — Lymphatiques du nez (d'après Küttner).

a, ganglion parotidien. — *b*, *b*, ganglions de la chaîne jugulaire externe. — *c*, *c*, ganglion facial. — *d*, ganglion sous-maxillaire. — *e*, ganglion de la chaîne jugulaire interne.

On peut diviser schématiquement les troncs issus du réseau cutané en trois groupes (Küttner) (voy. fig. 631) :

a) Les lymphatiques du premier groupe naissent de la racine du nez, passent au-dessus de la paupière supérieure en cheminant le long du bord supérieur de l'orbite, puis se recourbent pour aller se terminer dans les ganglions parotidiens supérieurs.

b) Les lymphatiques du deuxième groupe sont ordinairement au nombre de 3. Ils naissent de la racine et des faces latérales du nez; ils se dirigent d'abord directement en arrière au niveau du bord adhérent de la paupière inférieure, puis se portent plus ou moins verticalement en bas, en cheminant en avant de la parotide; ils pénètrent dans cette dernière près de son extrémité inférieure et se terminent dans les ganglions parotidiens placés à ce niveau.

c) Le troisième groupe est le plus important. Il comprend 6 à 10 troncs qui naissent de toute l'étendue du réseau cutané. Ils cheminent le long des vaisseaux faciaux et viennent se terminer dans les ganglions sous-maxillaires. Certains d'entre eux peuvent s'interrompre dans un des ganglions faciaux (voy. p. 1273).

Bibliographie. — KÜTTNER. Uber die Lymphgefässe der äusseren Nase und die zugehörigen Wangenlymphdrüsen in ihre Beziehung zur der Verbreitung des Nasenkrebs. *Beiträge z. klin. Chir.*, 1899, XXV, p. 33.

Lymphatiques des lèvres.

— Les vaisseaux lymphatiques des lèvres naissent de deux réseaux, l'un cutané, l'autre muqueux, en continuité l'un avec l'autre au niveau du bord libre. De ces deux réseaux partent les troncs collecteurs qui reçoivent, chemin faisant, les vaisseaux lymphatiques, beaucoup moins développés, de la tunique musculaire.

Au niveau de la lèvre supérieure, il existe de chaque côté 2 collecteurs sous-muqueux et 2 ou 3 collecteurs sous-cutanés. Tous se rendent aux ganglions sous-maxillaires et plus spécialement au ganglion moyen, placé au niveau du point où l'artère faciale croise le bord inférieur du maxillaire. Un de ces collecteurs peut s'ouvrir dans un des troncs émanés de la lèvre inférieure, ou aller se jeter dans un des ganglions placés autour de la jugulaire externe à sa sortie de la parotide (Dorendorf) (voy. fig. 633).

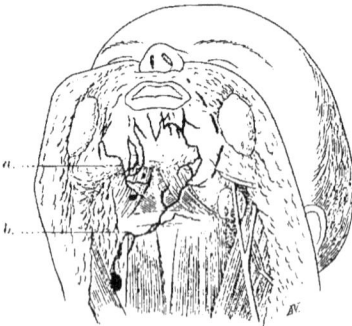

FIG. 632. — Lymphatiques de la lèvre inférieure (d'après Dorendorf).

a, tronc allant aboutir aux ganglions sous-maxillaires. — *b*, tronc allant aux ganglions de la chaine jugulaire interne (anormal).

Au niveau de la lèvre inférieure, les vaisseaux sous-cutanés sont au nombre de 2 à 4 de chaque côté. Les troncs issus de la partie moyenne de la lèvre vont aboutir aux ganglions sous-mentaux. Ceux nés au voisinage de la commissure gagnent le plus antérieur des ganglions sous-maxillaires. Les vaisseaux sous-muqueux, au nombre de 2 ou de 3 pour chaque moitié de la lèvre, se portent en bas et en dehors, vont s'accoler à l'artère faciale et se jettent dans les ganglions sous-maxillaires. Comme l'a depuis longtemps remarqué Sappey, il est exceptionnel de voir un de ces vaisseaux aboutir aux ganglions sous-mentaux. Dorendorf a vu des lymphatiques, nés du sillon gingivo-labial, s'enfoncer dans le canal dentaire.

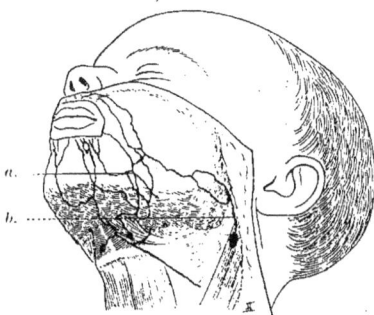

Fig. 633. — Lymphatiques des lèvres (d'après Dorendorf).

a, tronc allant aboutir aux ganglions sous-maxillaires. — b, collecteur de la lèvre supérieure allant à un ganglion de la chaîne jugulaire externe.

En résumé, les ganglions sous-maxillaires et sous-mentaux représentent le premier relai ganglionnaire des lymphatiques des lèvres : ce n'est que dans des cas exceptionnels qu'on peut voir un de ces vaisseaux brûler cette première étape et gagner directement les ganglions cervicaux profonds. Dorendorf a signalé un exemple de cette disposition (voy. fig. 634).

Les collecteurs de la lèvre supérieure ne présentent pas d'entre-croisement et ne s'anastomosent pas entre eux. Il en est de même des collecteurs sous-muqueux de la lèvre inférieure. Par contre, les troncs sous-cutanés droits et gauches de cette lèvre s'entre-croisent fréquemment sur la ligne médiane ou présentent des anastomoses qui sont l'équivalent pratique d'un entre-croisement (voy. fig. 632). Dans les cas de cancers de la lèvre inférieure, il faudra donc regarder comme suspects les ganglions sous-mentaux et les ganglions sous-maxillaires des deux côtés.

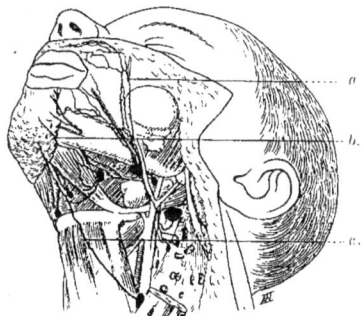

Fig. 634. — Lymphatiques des lèvres (d'après Dorendorf).

a, collecteurs de la lèvre supérieure allant aux ganglions sous-maxillaires. — b, collecteurs de la lèvre inférieure allant aux mêmes ganglions. — c, vaisseau gagnant directement un ganglion de la chaîne jugulaire interne.

Bibliograhie. — Dorendorf. Ueber die Lymphgefässe und Lymphdrüsen der Lippe mit. Beziehung... etc. *Internat. Monatschr. f. Anat. u. Physiol.*, 1900, XVII, p. 201. — Stieda. Zur Lymphdrüsen-Exstirpation beim Unterlippenkrebs, *Arch. f. klin. Chirurgie*, 1901, p. 613.

Lymphatiques du pavillon de l'oreille et du conduit auditif externe. — Les lymphatiques du pavillon de l'oreille et du conduit auditif externe tirent leur origine d'un réseau cutané dont l'injection, au moins chez l'enfant, nous a toujours paru des plus aisées. Les troncs collecteurs émanés de ce réseau peuvent être répartis en trois groupes : postérieur, antérieur et inférieur.

1) Le groupe *postérieur* a comme territoire d'origine une partie de la face externe du pavillon (hélix, anthélix et gouttière qui les sépare), la totalité de

sa face interne et la paroi postérieure du conduit auditif externe. Au nombre de 6 à 12, ils vont se jeter pour la plupart dans les ganglions mastoïdiens. Quelques-uns cependant évitent ce premier relais ganglionnaire et se joignent aux vaisseaux efférents des ganglions rétro-auriculaires pour gagner avec eux les ganglions placés sous le sterno-mastoïdien. Dans ce trajet, ils perforent les insertions supérieures de ce muscle ou contournent son bord antérieur.

2) Le groupe *inférieur* comprend un nombre très variable de troncs émanés du lobule, des parties adjacentes du pavillon et de la paroi inférieure du conduit auditif externe. Certains de ces troncs vont se jeter dans les ganglions placés sur le trajet de la jugulaire externe, à sa sortie de la parotide. D'autres gagnent les ganglions sous-sterno-mastoïdiens.

3) Le groupe *antérieur* est formé par 4 à 6 troncs qui résument la circulation lymphatique de la conque et de la paroi antérieure

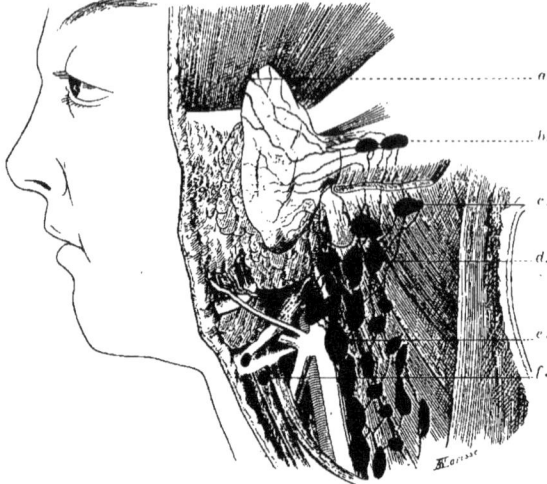

FIG. 635. — Lymphatiques du pavillon de l'oreille (face interne).

a, collecteurs du pavillon de l'oreille. — *b*, ganglions mastoïdiens. — *c*, ganglion externo-mastoïdien (groupe externe). — *d*, ganglion de la chaine jugulaire externe. — *e*, ganglion sterno-mastoïdien (groupe interne, chaine jugulaire interne). — *f*, ganglion aberrant sous-hyoïdien, placé sur le trajet des vaisseaux efférents des ganglions sous-mentaux.

du conduit. Ces vaisseaux vont se jeter dans les ganglions parotidiens et plus particulièrement dans le ganglion constant, placé immédiatement en avant du tragus.

Bibliographie. -- V. STAHR (H.) Ueber den Lymphapparat des äusseren Ohrs. *An. Ans.*, 1899, p. 381.

III. — LYMPHATIQUES DE LA PORTION FACIO-CERVICALE DES VOIES DIGESTIVES

Lymphatiques des gencives. — La muqueuse gingivale est recouverte par un réseau à mailles extrêmement serrées; son injection est néanmoins difficile. Les troncs collecteurs de ce réseau naissent sur la face interne des gencives, puis se portent en dehors en passant entre les dents; leur nombre varie de quatorze à dix-sept (Sappey). Parvenus sur le côté externe des arcades alvéolaires, ils se jettent dans un gros tronc semi-circulaire qui longe ces arcades d'avant en arrière en augmentant progressivement de volume. Arrivé au niveau des dernières grosses molaires, ce tronc s'enfonce dans l'épaisseur de la joue et va aboutir au plus postérieur des ganglions sous-maxillaires (Sappey).

Le réseau lymphatique des gencives se continue en dehors avec celui de la face muqueuse des lèvres et des joues, en dedans avec le réseau de la muqueuse du plancher de la bouche pour la mâchoire inférieure, avec celui de la voûte palatine pour la mâchoire supérieure.

Lymphatiques des dents. — On n'a pas encore démontré la présence de vaisseaux lymphatiques dans la pulpe dentaire. Sappey a essayé vainement de les injecter. Quelques auteurs mettent cependant l'existence de ces vaisseaux hors de doute (Arköwy, Odenthal, Wangermann, etc.). Mais leur opinion s'appuie sur des conceptions *a priori* ou sur des déductions pathologiques et non sur des constatations directes. Bödecker (1896) aurait cependant aperçu dans la pulpe dentaire des vaisseaux ayant les caractères histologiques des capillaires lymphatiques. Plus récemment Partsch et Körner ont repris la question. Körner a essayé d'injecter les lymphatiques de la pulpe après mise à nu de celle-ci; il a employé la méthode de Gerota. Il a échoué dans toutes ses tentatives; la masse passait exclusivement dans les vaisseaux sanguins. En revanche, en déposant simplement des particules colorées sur la pulpe dentaire de jeunes chiens, il a retrouvé, au bout de quelque temps, ces particules dans les ganglions sous-maxillaires. Mais si cette constatation montre que les espaces interfasciculaires de la pulpe sont en relations directes avec le système lymphatique, elle est insuffisante pour permettre d'affirmer l'existence de vaisseaux lymphatiques dans cette pulpe.

Au demeurant, ces recherches sont incomplètes. Körner eût dû examiner non seulement les ganglions sous-maxillaires, mais encore les ganglions parotidiens. Les lymphatiques des dents, si tant est qu'ils existent, doivent en effet logiquement se rendre à ces ganglions parotidiens, en suivant les vaisseaux dentaires.

Les relations des lésions dentaires et de certaines adénopathies, aiguës ou chroniques, des ganglions sous-maxillaires ne sont cependant pas douteuses. Mais l'existence de vaisseaux lymphatiques dans la pulpe n'est point nécessaire à leur explication. Les lésions du périoste alvéolo-dentaire et de la portion adjacente de la gencive, suite fréquente sinon fatale de la carie dentaire, suffisent à expliquer l'inflammation des ganglions sous-maxillaires.

Bibliographie. — Bœdecker. *Die Anatomie und Pathologie der Zähne* (Wien u. Leipzig. Wilhem Braumüller, 1896). — Koerner. Ueber die Beziehungen der Erkrankungen der Zähne zu den chronischen Schwellungen der regionären Drüse, Berlin, 1897. — Ollendorff. Ueber den Zusammenhang der Schwellungen der regionären Lymphdrusen... etc. *Deutsche Monatschrift für Zahnheilkunde,* juin 1898. — Partsch. *Odontologische Blätter,* 1899.

Lymphatiques de la langue. — En raison de leur importance pratique, les lymphatiques de la langue nous arrêteront plus longtemps.

I. Réseaux d'origine. — Les lymphatiques de la langue viennent les uns de la muqueuse (lymphatiques superficiels), les autres des muscles (lymphatiques profonds).

1) **Lymphatiques superficiels.** — Le réseau muqueux s'étale sans interruption sur toute l'étendue de la muqueuse linguale; aux confins de celle-ci, il se continue sans ligne de démarcation bien nette avec le réseau homologue des muqueuses adjacentes. Sappey a donné de ce réseau muqueux une description demeurée classique.

« Lorsque, après avoir injecté les vaisseaux lymphatiques de la langue sur toute la surface libre de sa membrane muqueuse, on examine le réseau qui la recouvre, on remarque qu'il diffère assez notablement selon qu'on le considère, sur le tiers antérieur, le tiers moyen ou le tiers postérieur de sa face dorsale, ou sur ses bords et sa face inférieure. — Sur le *tiers antérieur de la face dorsale*, le réseau se distingue par l'aspect uniforme qu'il présente, par la grande ténuité des radicules qui contribuent à le former, et l'extrême petitesse de ses mailles. — Sur le *tiers moyen*, il est plus développé et d'un aspect bien différent. Les papilles du 3e ordre étant disposées sur cette partie de la face dorsale en séries linéaires et parallèles à la double série des papilles caliciformes..., on voit, de chaque côté du sillon médian, le réseau se décomposer en saillies parallèles comme les nervures d'une feuille et ayant pour centre commun ce sillon qui les relie à la manière de la tige sur laquelle sont implantées les barbes d'une plume.... Plus on se rapproche des papilles caliciformes

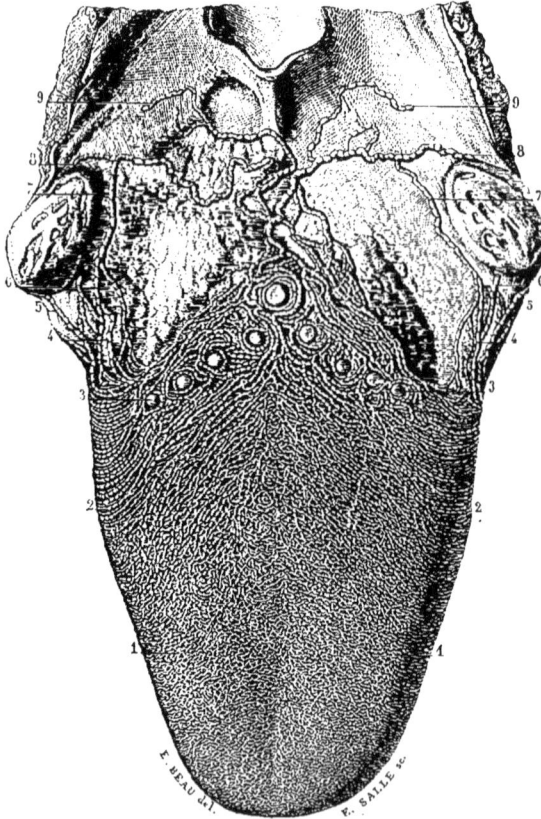

FIG. 636. — Vaisseaux lymphatiques de la face dorsale de la langue. (Fig. de Sappey.)

1, 1. Réseau lymphatique du tiers antérieur de la langue constitué par des radiculaires d'une extrême ténuité. — 2, 2. Réseau lymphatique de la partie moyenne, formé par des radicules plus grosses, surtout sur les bords de la langue, lesquelles convergent d'arrière en avant et de dehors en dedans, comme les sillons papillaires. — 3, 3. Réseau qui répond aux papilles caliciformes : il est composé de troncules beaucoup plus gros qui serpentent autour de ces papilles et qui les encadrent. — 4, 4. Troncs lymphatiques qui naissent des parties latérales de ce réseau. — 5, 5. L'un de ces troncs qui se porte en dehors des amygdales pour se rendre dans les ganglions moyens du cou. — 6, 6. Vaisseaux lymphatiques antérieurs du voile du palais s'anastomosant avec les troncs latéraux de la face dorsale et formant avec ceux-ci un petit plexus. — 7, 7. Autre tronc latéral qui passe en dedans de l'amygdale correspondante. — 8, 8. Troncs qui partent de cette partie médiane du plexus. — 9, 9. Autres troncs, moins volumineux, dépendant des précédents, et disparaissant comme ceux-ci au moment où ils s'engagent dans l'épaisseur des parois du pharynx.

et plus aussi le réseau acquiert d'importance. Au devant des papilles caliciformes, les troncules sous-papillaires offrent déjà un calibre considérable; on les dis-

-lingue sans peine à l'œil nu. En passant entre ces papilles, ils se dévient pour les contourner, les uns cheminant sur leur côté interne, les autres sur leur côté externe, en continuant à s'anastomoser sur tout leur trajet. Arrivés en arrière des papilles caliciformes, ils reçoivent encore une foule de rameaux et ramus-cules émanés des papilles coniques qu'on observe sur leur partie postérieure, dans l'étendue d'un demi-centimètre, puis convergent alors pour donner nais-sance à 6 ou 8 troncs volumineux.... — Sur le *tiers postérieur*, verticalement dirigé, il n'existe que des papilles du quatrième ordre ou hémisphériques d'une extrême petitesse. Les radicules lymphatiques qui en partent sont très nom-breuses ; elles se jettent presque aussitôt dans les troncs sous-jacents.

« Sur les *bords de la langue*, la muqueuse a pour attributs particuliers des plis perpendiculaires à leur direction, surmontés de tubercules ou simples papilles et séparés par des sillons bien manifestes. Tous ces plis sont le point de départ d'innombrables ramuscules lymphatiques, formant sous la base des papilles un réseau des plus riches, réseau qui se continue en haut avec celui de la face dorsale et en bas avec celui de la face inférieure. — Ce dernier diffère peu de celui de la face dorsale, il est surtout caractérisé par la direction trans-versale de ses mailles. » (Sappey.)

Tous les lymphatiques muqueux du *corps*[1] de la langue communiquent les uns avec les autres, et, sur certains sujets, on peut par une seule piqûre les injecter en totalité. Par contre, les lymphatiques de la *base* de la langue pré-sentent une certaine indépendance et demandent, pour être injectés, une ou plu-sieurs piqûres spéciales (Küttner). Cette autonomie est-elle le fait de l'origine embryologique différente du corps et de la base ? — Ajoutons que l'injection franchit toujours sans difficulté la ligne médiane et qu'une piqûre unilatérale peut injecter les collecteurs des deux côtés.

2) **Lymphatiques profonds**. — Il est presque impossible de mettre en évi-dence les lymphatiques musculaires avec l'injection au mercure. On peut par contre les injecter sans trop de peine avec le Gerota. Grâce à ce procédé, nous avons pu nous assurer, après Küttner, que leurs troncs collecteurs s'unissaient après un court trajet avec les efférents du réseau muqueux.

II. TRONCS COLLECTEURS. — De ces réseaux d'origine émanent un nombre considérable de collecteurs. On peut les répartir en 4 groupes :

1) un groupe antérieur ou apical ;
2) un groupe latéral ou marginal ;
2) un groupe postérieur ou basal ;
4) un groupe médian ou central.

1) **Troncs apicaux**. — Nous réserverons le nom de troncs apicaux aux col-lecteurs naissant de l'extrême pointe de la langue. Ils sont ordinairement au nombre de deux de chaque côté (*a* et *b*, fig. 637). Presque toujours très grêles, ils se portent en bas et en avant en cheminant dans le frein, ou sur les côtés de ce dernier. Ils arrivent ainsi jusqu'au contact de la face postérieure du maxil-laire. Ils se séparent en ce point. L'un (*b*), après s'être en quelque sorte réfléchi sur l'os, se porte en bas et en arrière, passe entre le génio-glosse et le mylo-

---

1. Voy. t. IV, p. 97.

hyoïdien puis croise la grande corne de l'os hyoïde en arrière de la poulie du digastrique. Il descend alors dans la région sous-hyoïdienne en longeant le bord externe de l'omoplato-hyoïdien et vient se jeter dans un ganglion qui repose sur la jugulaire immédiatement au-dessus du point où ce vaisseau est croisé

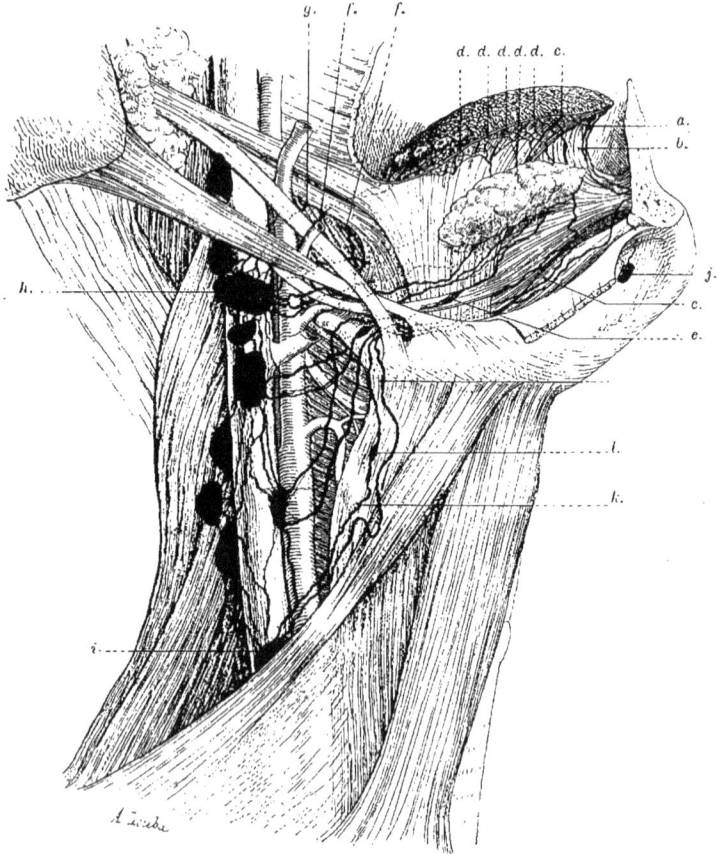

Fig. 637. — Lymphatiques de la langue, vue antérieure (Poirier).

a, b, troncs apicaux. — c, collecteurs marginaux. — d, collecteurs marginaux, cheminant en même temps que le nerf grand hypoglosse sur la face externe de l'hypoglosse. — e, nodule interrupteur placé sur le trajet de ces vaisseaux. — f, g, troncs basaux. — h, ganglion principal. — i, ganglion sus-omo-hyoïdien. — j, ganglion sous-mentonnier. — k, tronc central allant aboutir au ganglion sus-omo-hyoïdien. — l, nodule interrupteur. — m, tronc marginal, allant aboutir au ganglion sus-omo-hyoïdien.

par l'omoplato-hyoïdien. — L'autre tronc (a) perfore le mylo-hyoïdien et vient se terminer dans les ganglions sus-hyoïdiens médians. Il aboutit ordinairement au ganglion le plus rapproché de la symphyse.

Cette terminaison des lymphatiques de la pointe dans les ganglions sous-mentaux n'est pas signalée dans nos classiques. Mascagni n'en fait aucune mention. Sappey la figure (loc.

cit., pl. XXI, fig. 2), mais ne la décrit pas son texte. Dans sa monographie sur les lymphatiques de la langue, Küttner déclare n'avoir jamais vu de lymphatiques linguaux venant se
terminer dans les ganglions sous-mentaux. La réalité de cette terminaison n'est cependant
pas douteuse. Sur 20 langues appartenant pour la plupart à des nouveau-nés ou à des
sujets très jeunes, l'injection au mercure a mis 5 fois en évidence cette terminaison (Poirier, t. V, note de la page 127). Nous l'avons rencontrée depuis à plusieurs reprises sur des
sujets injectés au Gerota. Mais il faut reconnaître que l'injection de ces vaisseaux est assez
difficile et qu'on ne la réussit guère que chez les tout jeunes enfants.

2) **Troncs marginaux.** — Sous le nom de troncs marginaux, nous décrirons
tous les collecteurs qui, nés du réseau de la face dorsale du corps de la langue,
croisent les bords latéraux de cet organe, depuis la pointe jusqu'au V lingual.
Leur nombre varie de 8 à 12.

Ces collecteurs marginaux descendent d'abord presque verticalement au-dessous de la muqueuse, puis se divisent en deux groupes : un groupe *externe* qui
descend *en dehors* de la glande sublinguale; un groupe *interne* qui chemine
en dedans de cette glande.

a). Les *collecteurs externes* au nombre de 3 ou de 4 perforent le mylo-hyoïdien, contournent le bord inférieur de la mâchoire et viennent se terminer
dans le plus antérieur des ganglions sous-maxillaires.

b) Les *collecteurs internes*, ordinairement plus nombreux (5 ou 6) se portent
obliquement en bas et en arrière, en restant en contact avec le corps musculaire de la langue. Bien que le trajet de ces troncs soit sujet à varier quelque
peu, on peut cependant schématiser leur disposition habituelle de la façon
suivante. Les uns (*d*, fig. 637) cheminent sur la face externe de l'hyoglosse en
suivant un trajet plus ou moins parallèle à celui du nerf grand hypoglosse.
D'autres (*c*, fig. 637), au contraire, s'engagent sous ce muscle et sont alors
satellites de l'artère linguale et de ses branches. Tous aboutissent aux ganglions
de la chaîne jugulaire interne. D'une façon générale, ils se rendent à un ganglion d'autant plus bas situé que leur origine linguale est plus antérieure. La
plupart d'entre eux se terminent dans un gros ganglion placé au-dessous du
ventre postérieur du digastrique et auquel nous verrons également aboutir dans
un instant une partie des collecteurs émanés de la base de la langue.

Sur le trajet de ces troncs marginaux, on rencontre souvent de petits nodules
ganglionnaires, signalés pour la première fois par Küttner et appartenant à
cette catégorie spéciale de ganglions que nous avons désignés sous le nom de
ganglions para-viscéraux (Voy. Généralités, p. 1138). Comme on le voit sur la
fig. 636, ces nodules ganglionnaires peuvent être placés soit sous la glande
sub-linguale, soit sous la glande sous-maxillaire au niveau du triangle antérieur ou du triangle postérieur de l'artère linguale. On peut les désigner sous
le nom de ganglions linguaux latéraux.

3. **Troncs basaux.** — Nous avons vu (p. 1289) que le riche réseau qui entoure
les papilles caliciformes donnait naissance à 7 ou 8 gros collecteurs. Ce sont
les troncs postérieurs ou basaux. Toujours très volumineux, ils représentent la
voie lymphatique principale de la langue. Tous ces troncs serpentent d'abord
au-dessous de la muqueuse de la base de la langue, mais peuvent suivre à ce
niveau deux trajets différents; nous les distinguerons en *médians* et *latéraux*.

a) Les *troncs médians* sont au nombre de 3 ou 4. Toujours flexueux, ils
cheminent d'abord directement d'avant en arrière sur la ligne médiane jus-

[POIRIER ET CUNÉO.]

qu'au niveau de l'insertion linguale du repli glosso-épiglottique médian. A ce niveau ils se divisent en deux groupes d'égale importance qui se portent, l'un à droite, l'autre à gauche, pour se joindre aux troncs latéraux. Ces troncs médians sont souvent entre-croisés, de plus il n'est pas rare de voir l'un d'entre eux se bifurquer au niveau du repli glosso-épiglotique et donner naissance à deux troncs secondaires qui divergent à angle droit. Ce pédicule médian postérieur est donc en réalité un pédicule impair au niveau duquel se mélange la lymphe des deux moitiés de la langue. On conçoit l'importance de ce fait au point de vue pathologique.

b) Les *troncs latéraux,* au nombre de 2 de chaque côté, sont moins volumineux que les précédents. Nés des extrémités latérales du réseau qui entoure les papilles caliciformes, ils se portent directement d'avant en arrière et se réunissent au précédent au niveau du pôle inférieur de l'amygdale.

Chemin faisant, les troncs postérieurs reçoivent des lymphatiques très grêles émanés de la muqueuse de la base de la langue.

Ils disparaissent tous dans la profondeur au niveau de la région sous-amygdalienne mais traversent la paroi pharyngée en des points différents, comme il est facile de s'en assurer lorsque, sur une pièce injectée, on les cherche à leur émergence sur la paroi latérale du pharynx.

On voit alors que les uns, après avoir traversé le constricteur supérieur près de son insertion linguale, apparaissent au-dessous du stylo-glosse et s'accolent à la dorsale de la langue d'abord, puis à la linguale elle-même (*f*, fig. 637). D'autres troncs, plus postérieurs, émergent en arrière des précédents au niveau du bord supérieur du constricteur moyen (*g*, fig. 637). Tous se jettent dans un gros ganglion placé sur la jugulaire interne immédiatement au-dessous du ventre postérieur du digastrique. C'est également dans ce ganglion que nous avons vu se terminer certains troncs marginaux (*d*, fig. 637). C'est donc un des aboutissants ganglionnaires les plus importants des lymphatiques de la langue : Küttner le désigne sous le nom expressif de *Hauptganglion* (*h*, fig. 637). — Certains troncs basaux émergent plus bas encore ; ils perforent la membrane thyro-hyoïdienne et apparaissent au-dessous de l'os hyoïde pour se terminer dans un ganglion sous-jacent aux ganglions précédents. Küttner a vu un de ces troncs aller aboutir à un ganglion situé beaucoup plus bas, un peu au-dessus de l'omo-hyoïdien (*i*, fig. 637).

4. **Troncs centraux** (Voy. fig. 638). — Les troncs centraux naissent de la partie moyenne du réseau dorsal du corps de la langue; au lieu de se porter vers les parties latérales, ils descendent sur la ligne médiane entre les deux génio-glosses (*c*, fig. 638). Ils constituent ainsi un pédicule impair et médian qui se dissocie en deux pédicules secondaires au niveau du bord inférieur de ces muscles. En ce point, en effet, ils se dirigent les uns à droite, les autres à gauche. Ils s'engagent entre le génio-glosse et le génio-hyoïdien, suivent la profonde du mylo-hyoïdien, puis apparaissent dans la loge sous-maxillaire. Ils passent ensuite soit en avant, soit en arrière de la poulie du digastrique, enjambent l'os hyoïde et se terminent dans les ganglions de la chaîne jugulaire interne. Certains aboutissent au ganglion principal ; d'autres au ganglion sus-jacent à l'omo-hyoïdien (*k*, fig. 637 et *g*, fig. 638), d'autres enfin à des

ganglions intermédiaires aux deux précédents. On aperçoit souvent sur le trajet

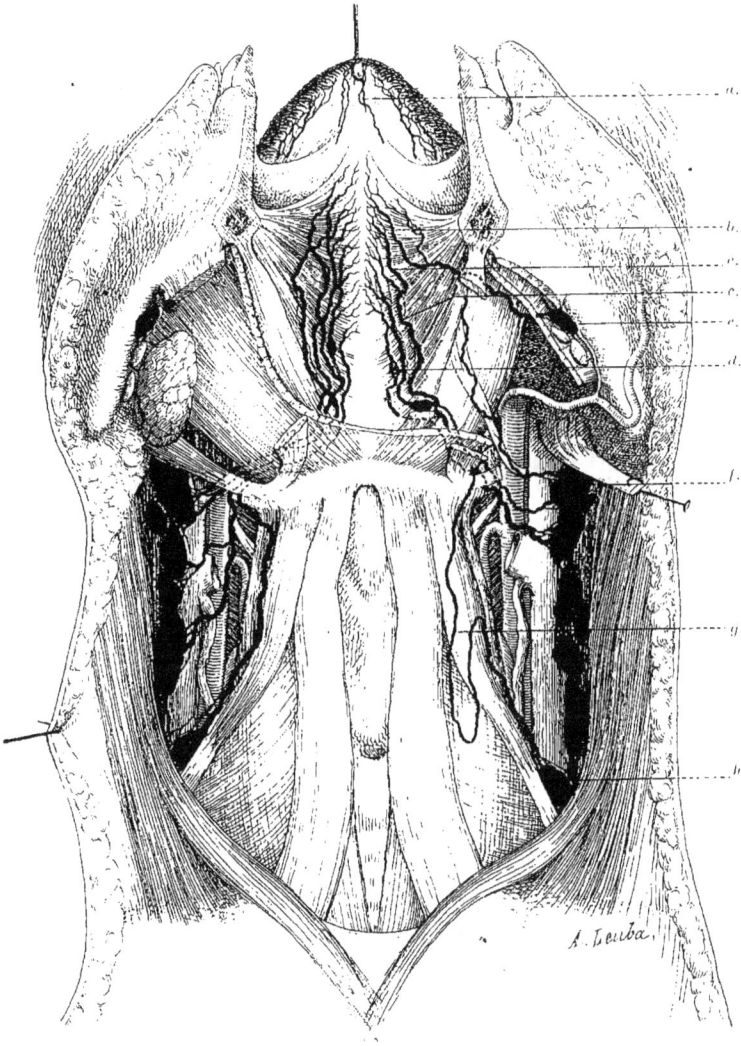

Fig. 638. — Lymphatiques de la langue, vue antérieure (Poirier).

Le maxillaire inférieur a été scié au niveau de la ligne médiane et les deux moitiés ont été rejetées latéralement. On voit les troncs centraux cheminer entre les deux génio-glosses écartés.
a, tronc apical. — b, tronc inconstant, aboutissant au ganglion sous-maxillaire. — c, c. troncs centraux. — d, nodule ganglionnaire intra-lingual. — e, ganglion sous-maxillaire. — f, ganglion principal. — g, tronc central, décrivant une anse dans la région sus-hyoïdienne avant d'aboutir au ganglion sus-omo-hyoïdien. — h, ganglion sus-omo-hyoïdien.

de ces vaisseaux de petits nodules ganglionnaires, placés soit entre les deux génio-glosses, soit entre les génio-glosses et les génio-hyoïdiens. On peut les désigner sous le nom de *ganglions intra-linguaux* (*d*, fig. 638). Il ne faut pas confondre ces nodules ganglionnaires avec les dilatations fusiformes que peuvent présenter ces troncs centraux.

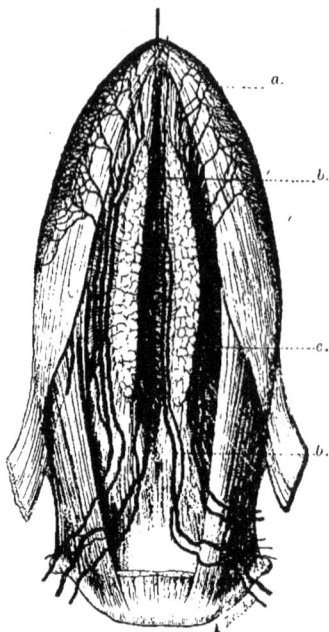

Fig. 639. — Lymphatiques de la langue, face inférieure (Poirier).

La langue a été détachée du maxillaire ; les deux génio-glosses, séparés l'un de l'autre, laissent voir les troncs centraux, présentant sur leur trajet des dilatations fusiformes.
a, réseau marginal. — *b*, tronc central. — *c*, tronc marginal.

En résumé, les lymphatiques de la langue se terminent dans les ganglions sus-hyoïdiens médians, les ganglions sous-maxillaires et les ganglions de la chaîne jugulaire interne. Mais l'importance réciproque de ces différents groupes ganglionnaires en tant qu'aboutissants des lymphatiques de la langue est loin d'être la même. Les ganglions sus-hyoïdiens médians ne reçoivent que les lymphatiques de l'extrême pointe de la langue. Quant aux ganglions sous-maxillaires, seul le plus antérieur d'entre eux a des lymphatiques linguaux comme affluents directs, et les trois ou quatre troncs qui aboutissent à ce ganglion ont un territoire restreint aux bords latéraux et à la partie marginale de la face dorsale de la langue. Par contre, tous les ganglions de la chaîne jugulaire interne compris entre le ventre postérieur du digastrique et le point où les vaisseaux sont croisés par l'omohyoïdien, peuvent recevoir des lymphatiques venus de la langue. Mais, là encore, il y a une gradation à établir, et nous avons vu que le plus élevé de ces ganglions, placé sur la jugulaire, immédiatement au-dessous du ventre postérieur du digastrique, devait être regardé comme le rendez-vous principal des lymphatiques linguaux.

Voy. sur les lymphatiques de la langue : Kuttner. Ueber die Lymphg. u. Lymphdr. der Zunge mit Beziehung auf die Verbreitung des Zungencarcinoms. *Beitz. z. klin. Chir.*, 1898, XXI, 3, p. 732. — Poirier. Le système lymphatique et le cancer de la langue. *Gaz. hebdom.*, 11 mai 1902.

Lymphatiques de la voûte palatine. — Les lymphatiques de la voûte palatine naissent par un réseau à mailles très fines, placé dans la partie la plus superficielle du derme muqueux. De ce réseau partent de nombreux rameaux qui cheminent dans un plan plus profond. Tous ces rameaux se portent obliquement en arrière et en dedans vers la ligne médiane. Au voisinage de celle-ci, ils se résument en plusieurs troncules qui se portent directement en arrière jusqu'au niveau des dernières grosses molaires. En ce point, ils se portent en dehors, passent en avant des piliers antérieurs du voile, puis perforent le constricteur supérieur du pharynx. Ils se terminent dans les ganglions de la chaîne sous-sterno-mastoïdienne, placés sur le jugulaire interne, immédiatement au-dessous du point où ce vaisseau est croisé par le ventre postérieur du digastrique.

Le réseau lymphatique de la voûte palatine se continue en avant et sur les côtés avec le réseau gingival, en arrière avec le réseau de la face inférieure du voile du palais.

Lymphatiques du voile du palais. — La muqueuse du voile du palais est extrêmement riche en vaisseaux lymphatiques. Les deux faces du voile du palais, son bord libre et ses piliers sont couverts par un réseau à mailles extrêmement serrées qui se continue sans ligne de démarcation très nette avec les réseaux homologues des parties voisines. C'est au niveau de la luette que ce réseau lymphatique présente sa plus grande richesse. En ce point, « les conduits de la lymphe se multiplient en telle abondance que, dans les injections heureuses, la luette se transforme en un petit peloton de vaisseaux lymphatiques. Elle double ou triple alors de volume ; on croirait assister en présence de cette turgidité à une soudaine érection. » (Sappey.)

Les collecteurs lymphatiques du voile du palais peuvent être divisés en trois groupes, selon qu'ils émanent de la face supérieure, de la face inférieure ou des piliers du voile.

1) Les collecteurs de la *face supérieure* du voile du palais se portent en arrière et en dehors au-dessous de l'orifice pharyngien de la trompe d'Eustache. A ce niveau, ils s'unissent aux collecteurs de la muqueuse des fosses nasales et, comme ces derniers, se divisent en deux groupes : *a*) les uns (*troncs ascendants*) se portent en arrière et en haut en cheminant sous la muqueuse qui tapisse les parois latérales du pharynx. Arrivés à la jonction de ces parois latérales et de la paroi postérieure, ils perforent le constricteur supérieur et se jettent dans les ganglions rétro-pharyngiens ; — *b*) les autres (*troncs descendants*) se portent en bas et en dehors et cheminent sous la muqueuse des piliers postérieurs. Un peu au-dessus des grandes cornes de l'os hyoïde, ils traversent les constricteurs et se terminent dans les ganglions placés sur la jugulaire interne, au-dessous du ventre postérieur du digastrique.

2) Les collecteurs de la *face inférieure* apparaissent sur les parties latérales de cette face. Ils se portent en bas et en avant, en cheminant sous la muqueuse des piliers antérieurs. Ils s'unissent aux collecteurs de la voûte palatine, puis, comme ces derniers, contournent le pilier antérieur, et perforent le constricteur supérieur pour se terminer dans les ganglions de la chaîne jugulaire interne sous-jacents au ventre postérieur du digastrique.

3) Les collecteurs du *pilier antérieur* s'unissent aux précédents et partagent leur trajet et leur terminaison. — Les *collecteurs du pilier postérieur* suivent le même trajet que les collecteurs descendants de la face supérieure du voile et se terminent dans les mêmes ganglions que ces vaisseaux. Cependant certains de ces vaisseaux nés de la partie inférieure du pilier perforent la paroi du pharynx, au-dessous de l'os hyoïde, et se terminent dans des ganglions placés sur la jugulaire interne, au niveau de la bifurcation de la carotide primitive.

Lymphatiques du pharynx. — L'appareil lymphatique du pharynx présente un développement considérable en rapport avec la richesse de la muqueuse pharyngée en tissu lymphoïde (voy. t. IV, p. 162 et suiv.).

Réseaux d'origine. — Les lymphatiques du pharynx naissent par deux réseaux, l'un muqueux, l'autre musculaire.

Le *réseau muqueux* s'étale au-dessous de l'épithélium pharyngien dans la couche superficielle du derme muqueux. Ce réseau présente son maximum de développement au niveau de la muqueuse qui tapisse la face postérieure du larynx et les gouttières pharyngo-laryngées. Au niveau de l'amygdale palatine, le réseau muqueux présente une richesse extrême et ses mailles deviennent d'une remarquable ténuité. (Sur les origines histologiques des lymphatiques de l'amygdale, voy. t. IV, p. 90 et 92.) A la jonction du pharynx et de l'œsophage, le réseau s'appauvrit singulièrement. A ce niveau, son étude attentive montre que les ramuscules auxquels il donne naissance tendent à s'ordonner

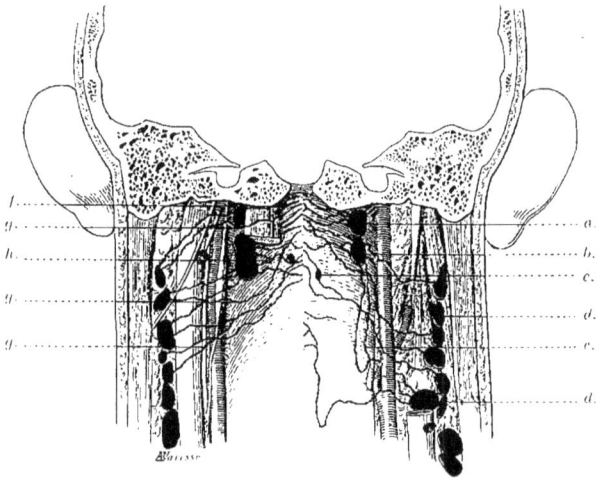

Fig. 640. — Lymphatiques du pharynx.

a, *b*, ganglions rétro-pharyngiens. — *c*, nodule ganglionnaire interrupteur, placé sur le trajet des vaisseaux afférents des ganglions rétro-pharyngiens. — *d*, ganglion de la chaîne cervicale profonde. — *e*, vaisseau effèrent des ganglions rétro-pharyngiens passant en avant de la carotide interne. — *f*, afférent des ganglions rétro-pharyngiens passant en arrière du droit antérieur. — *g*, lymphatique du pharynx, gagnant directement un ganglion de la chaîne cervicale profonde. — *h*, afférent des ganglions rétro-pharyngiens.

suivant deux courants, l'un ascendant, pharyngien, l'autre descendant, œsophagien (Most).

Le *réseau musculaire*, beaucoup moins important, n'a été injecté par Sappey que chez le bœuf et le cheval.

Troncs collecteurs. — De ces deux réseaux, mais plus particulièrement du réseau muqueux, partent de nombreux *collecteurs* qui peuvent être répartis en trois groupes : supérieur, moyen et inférieur,

1) Les collecteurs *supérieurs* naissent de la voûte du pharynx, des parois latérales du pharynx nasal et de la moitié supérieure de la paroi postérieure. La plupart de ces vaisseaux se dirigent vers la ligne médiane postérieure et

traversent à ce niveau la paroi pharyngée. Ils se portent alors en dehors en cheminant dans l'épaisseur de l'aponévrose péripharyngée et se terminent dans les ganglions rétro-pharyngés, placés, comme nous l'avons vu, à la jonction de la face postérieure et des faces latérales du pharynx, en dedans des aponévroses sagittales de cet organe. Sur leur trajet, ces vaisseaux peuvent présenter de petits nodules ganglionnaires interrupteurs, plus ou moins rapprochés de la ligne médiane et qu'il ne faut pas confondre avec les véritables ganglions régionnaires, toujours latéraux.

Certains collecteurs peuvent avoir une disposition différente de celle que nous venons d'indiquer. C'est ainsi que quelques-uns d'entre eux peuvent éviter le relai rétro-pharyngien et gagner directement les ganglions supérieurs et moyens de la chaîne jugulaire interne, en passant obliquement en arrière du grand sympathique et du paquet vasculo-nerveux. Certains de ces vaisseaux passent en arrière du grand droit antérieur, entre ce dernier et la colonne vertébrale (voy. fig. 640).

Enfin, certains collecteurs, au lieu d'émerger au niveau de la ligne médiane postérieure, perforent la paroi pharyngée à la jonction de la face postérieure et des faces latérales du pharynx, et se jettent immédiatement dans les ganglions rétro-pharyngés. Mais ce trajet raccourci constitue l'exception, et Most insiste avec raison sur l'émergence médiane habituelle des collecteurs de la partie supérieure du pharynx (voy. fig. 640).

2) Les collecteurs *moyens* naissent de la région amygdalienne et de la muqueuse des parties adjacentes. Ces vaisseaux perforent la tunique musculaire un peu au-dessus de la grande corne de l'os hyoïde. Ils se terminent dans des ganglions, placés sur la jugulaire interne, immédiatement au-dessous du ventre postérieur du digastrique.

3) Les collecteurs *inférieurs* naissent de toute la moitié inférieure du pharynx. Ils convergent vers la partie moyenne des gouttières pharyngo-laryngées (sinus pyriformis), en cheminant au-dessous de la muqueuse. A ce niveau, ils s'unissent aux lymphatiques qui constituent le pédicule supérieur du larynx et partagent la terminaison de ces vaisseaux. Ils se jettent donc dans 4 ou 5 ganglions de la chaîne jugulaire interne étagés sur ce vaisseau, ou immédiatement en arrière de lui depuis le ventre postérieur du digastrique jusqu'à la partie moyenne du corps thyroïde. Ces collecteurs présentent ordinairement sur leur trajet de petits nodules ganglionnaires interrupteurs placés sur la face externe de la membrane thyro-hyoïdienne (voy. fig. 642).

En résumé, les lymphatiques du pharynx aboutissent soit aux ganglions rétro-pharyngiens, soit aux ganglions de la chaîne jugulaire interne. Les ganglions de cette chaîne qui reçoivent des lymphatiques du pharynx appartiennent tous au groupe interne des ganglions sous-sterno-mastoïdiens (voy. p. 1277).

Sur les lymphatiques du pharynx, voy. : Most. Ueber den Lymphgefässapparat von Nase und Rachen. *Arch. f. Anat. und Phys.*, Anat. Abth., 1901, p. 74.

Lymphatiques de la portion cervicale de l'œsophage. — Les lymphatiques de la portion cervicale de l'œsophage naissent de deux réseaux, l'un muqueux, l'autre musculaire. Comme nous l'avons vu, le réseau muqueux est relativement indépendant à sa partie supérieure du réseau homologue du pharynx. Les collecteurs issus de ces deux réseaux se terminent dans les ganglions sous-sterno-mastoïdiens et dans les ganglions de la chaîne récurrentielle.

IV. — LYMPHATIQUES DE LA PORTION FACIO-CERVICALE DES VOIES RESPIRATOIRES

Lymphatiques des fosses nasales. — Réseau d'origine. — Les lymphatiques des fosses nasales naissent d'un réseau continu, placé dans la partie la plus superficielle du chorion de la muqueuse. L'aspect de ce réseau varie beaucoup suivant les points considérés. C'est au niveau de l'extrémité postérieure ou queue du cornet postérieur que ce réseau lymphatique présente son maximum de développement. C'est en ce point qu'il faut tout d'abord tenter de l'injecter. Il présente également des mailles assez serrées sur la paroi inférieure des fosses nasales et au niveau des cornets et des méats inférieurs et moyens. Par contre, les ramuscules qui le constituent deviennent d'une finesse extrême sur le cornet supérieur et sur toute l'étendue de la paroi interne. Aussi, en ces points, leur injection présente-t-elle d'assez grandes difficultés. Il en est de même lorsqu'on se rapproche de l'orifice antérieur des fosses nasales. D'une façon générale, la richesse du réseau et la facilité de son injection sont, ici comme partout, en raison directe de l'épaisseur de la muqueuse.

Ce réseau d'origine fait suite en avant au réseau cutané du vestibule des fosses nasales. En arrière, il se continue avec celui du pharynx et de la paroi supérieure du voile du palais. Au niveau du bord postérieur de la cloison, il y a continuité entre les réseaux des deux fosses nasales; aussi une piqûre unilatérale de la cloison peut-elle injecter les collecteurs de la fosse nasale du côté opposé.

Dans la région olfactive de la muqueuse des fosses nasales, il existe, à côté du réseau des lymphatiques proprement dits, des formations jusqu'à un certain point comparables; ce sont les gaines méningées des filets de la première paire. Or, lorsqu'on injecte ces gaines par l'espace sous-arachnoïdien, on arrive parfois à remplir en même temps les lymphatiques de la muqueuse nasale (voy. t. III, p. 777, fig. 421). Axel Key et Retzius, qui ont, pour la première fois, signalé ce fait, n'ont cependant jamais vu de communications directes entre les gaines périolfactives et les lymphatiques de la muqueuse. L'injection passait dans ceux-ci par l'intermédiaire de fins canaux qui traversaient les trous de la lame criblée en même temps que les filets olfactifs tout en restant indépendants des gaines lymphatiques de ces derniers. Il y aurait donc, d'après Key et Retzius, communication directe entre l'espace sous-arachnoïdien et les lymphatiques de la pituitaire. Nous avouons ne pas être absolument convaincus de la réalité de cette communication. Nous pensons qu'en raison de l'intérêt pratique qui s'attache à cette question au point de vue de la pathogénie de certains accidents cérébraux consécutifs à des infections nasales, il y aurait lieu de reprendre ce point particulier de l'anatomie des lymphatiques de la pituitaire.

Troncs collecteurs. — Les collecteurs du réseau des fosses nasales forment deux groupes : l'un antérieur, l'autre postérieur.

a) Les *troncs antérieurs*, de beaucoup les moins importants, ne peuvent être injectés que par des piqûres, portant sur le tiers antérieur de la muqueuse des fosses nasales. En nombre variable, ils passent soit dans le sillon qui sépare la charpente cartilagineuse du nez de l'orifice osseux sur lequel elle s'implante, soit entre les différents cartilages, soit même en avant de ces derniers. Ils arrivent ainsi dans le tissu cellulo-adipeux sous-cutané. Ils se ré-

sument alors en deux troncs qui vont s'accoler plus ou moins intimement
à la veine faciale et vont se terminer dans les ganglions sous-maxillaires
(Most). Ils s'anastomosent avec les lymphatiques des téguments du nez (voy.
p. 1283).

b) Les *troncs postérieurs*, beaucoup plus volumineux que les précédents,
constituent la *voie lymphatique principale* des fosses nasales. Ils naissent à la
jonction des fosses nasales et du pharynx, au-dessous et un peu en avant de
l'orifice pharyngien de la trompe. Il y a là comme un centre autour duquel
paraissent s'ordonner les mailles des portions adjacentes du réseau et qui
constitue le rendez-vous lymphatique général de la pituitaire. Les troncs nés
à ce niveau peuvent suivre une double direction : Un *premier groupe* de
collecteurs (2 ou 3) se porte en bas et en dehors, en cheminant sous la muqueuse du pilier postérieur. Un peu au-dessus de la grande corne de l'os hyoïde,
ces vaisseaux s'unissent
aux lymphatiques venus
de la région amygda-
lienne, perforent la tu-
nique musculaire du
pharynx et vont se jeter
dans 1 ou 2 ganglions
placés sur la jugulaire
interne au-dessous du
ventre postérieur du di-
gastrique. Comme nous
l'avons vu déjà (p. 1277),
ces ganglions appartien-
nent au groupe interne

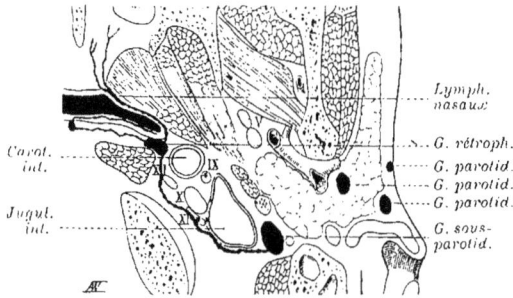

Fig. 641. — Schéma du trajet des collecteurs des fosses
nasales allant aboutir aux ganglions rétro-pharyngiens.

des ganglions sous-sterno-mastoïdiens. — Le *deuxième groupe* de ces collecteurs comprend de 2 à 4 vaisseaux plus volumineux que les précédents.
Ces lymphatiques se portent d'avant en arrière sur la paroi latérale du pharynx, en cheminant sous la muqueuse. Lorsqu'ils arrivent à la jonction de
la paroi latérale et de la paroi postérieure du pharynx, ils perforent le
constricteur supérieur et se terminent dans les ganglions rétro-pharyngiens
(voy. p. 1275).

En résumé, les lymphatiques de la muqueuse des fosses nasales aboutissent
aux ganglions rétro-pharyngiens, aux ganglions supérieurs de la chaîne jugulaire interne et très accessoirement aux ganglions sous-maxillaires. Le groupe
rétro-pharyngien a une importance toute particulière, car, quel que soit le
point de la muqueuse où ait porté la piqûre, ces ganglions sont toujours colorés par la masse (Most).

Lymphatiques des sinus. — Les lymphatiques de la muqueuse qui tapisse les
cellules et sinus annexés aux fosses nasales sont encore mal connus. Le peu de
développement que présentent ces cavités chez l'enfant, qui est l'objet de recherches habituel pour l'injection des lymphatiques, rend assez malaisée l'étude de
l'appareil lymphatique de ces cavités. A *priori*, en se basant sur l'origine de
ces cavités et sur la disposition de leurs vaisseaux sanguins tels que les a

décrits Zuckerkandl, on peut admettre que leurs lymphatiques aboutissent aux mêmes ganglions que les lymphatiques des fosses nasales. C'est d'ailleurs ce que semblent démontrer les recherches de Most, d'après lequel toutes les cellules et tous les sinus, y compris les sinus frontaux, enverraient leurs lymphatiques dans les ganglions rétro-pharyngiens. L'existence de lymphatiques, traversant la paroi externe de ces cavités pour se joindre aux lymphatiques de la face, est cependant possible; mais jusqu'à présent on n'a pu réussir à les injecter.

Les lymphatiques des fosses nasales ont été bien décrits pour la première fois par E. Simon (1859). Sappey les a injectés chez l'homme, le cheval, le mouton, le bœuf, et a donné une excellente description du réseau d'origine. Tout récemment, Most a repris l'étude des collecteurs de ce réseau et les a très complètement décrits. — Most. Ueber den Lymphgefässapparat von Nase und Rachen. *Arch. f. Anat. u. Entwickelungsgesch.*, Anat. Abth., 1901, p. 74.

Lymphatiques de l'oreille moyenne. — Les lymphatiques de la caisse du tympan sont encore mal connus. On admet que, nés d'un réseau annexé à la muqueuse, ces vaisseaux vont se terminer dans les ganglions contenus dans la loge parotidienne et dans les ganglions rétro-pharyngiens. — Les lymphatiques de la trompe d'Eustache se portent vers l'orifice pharyngien de cette dernière et se terminent dans les ganglions rétro-pharyngiens. — En raison de l'importance que présente l'étude de ces vaisseaux au point de vue pratique, il y aurait lieu, nous semble-t-il, de reprendre leur étude.

Lymphatiques du larynx. — Réseau d'origine. — Le réseau d'origine des lymphatiques du larynx s'étale sur toute l'étendue de la surface interne de l'organe. Il présente son maximum de densité dans les points où la muqueuse présente sa plus grande épaisseur. On peut le considérer comme formé de deux territoires distincts, répondant respectivement à la zone sus-glottique et à la zone sous-glottique du larynx.

Au niveau du territoire supérieur, le réseau, extrêmement dense et d'une injection très facile, couvre l'épiglotte, les replis aryténoépiglottiques, les cordes vocales supérieures et les ventricules laryngés. — Le réseau du territoire inférieur, quoique également très développé, est cependant moins riche que le réseau sus-glottique.

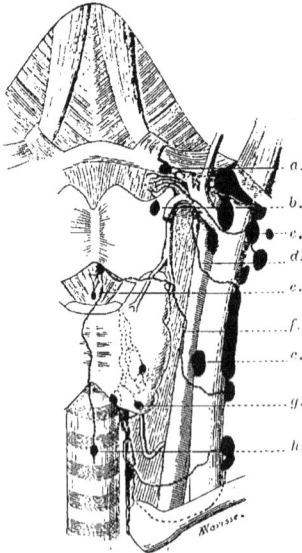

Fig. 642. — Lymphatiques du larynx (d'après Most).

a, b, nodules ganglionnaires thyro-hyoïdiens placés sur le trajet des collecteurs venant des gouttières pharyngo-laryngées. — *c, c*, ganglions de la chaîne jugulaire interne. — *d*, collecteur du pédicule supérieur. — *e, f*, collecteurs du pédicule moyen. — *g*, ganglion de la chaîne récurrentielle. — *h*, ganglion prétrachéal.

Ces deux territoires sont séparés par les cordes vocales inférieures, au niveau desquelles les vaisseaux lymphatiques sont très rares et très déliés. La dessiccation de la muqueuse, très mince en ce point, rend l'injection de ce réseau glottique assez difficile (Poirier). Lorsqu'on injecte ce

.réseau, l'injection passe ordinairement dans les vaisseaux de la zone sus-glottique, plus rarement dans ceux de la zone sous-glottique (Most).

Bien que les deux territoires lymphatiques du larynx communiquent largement l'un avec l'autre au niveau de la paroi postérieure du larynx, il est rare d'obtenir, en piquant un seul de ces territoires, une injection totale du réseau endo-laryngé. — Ajoutons que les injections franchissent très facilement la ligne médiane; mais si la masse injectée dans une des moitiés du larynx passe facilement dans le réseau muqueux de la moitié opposée, il est, en revanche, exceptionnel qu'elle arrive jusqu'aux ganglions correspondant à celle-ci. — Les lymphatiques du larynx présentent de nombreuses anastomoses avec les réseaux des organes adjacents (langue, pharynx, trachée).

. II. Troncs collecteurs. — 1) Les troncs émanés du *réseau sus-glottique* se dirigent vers les bords latéraux de l'épiglotte et les replis aryténo-épiglottiques; ils descendent ensuite dans la gouttière pharyngo-laryngée, puis perforent la membrane hyo-thyroïdienne au niveau du point de pénétration de l'artère laryngée supérieure. En ce point, ils sont ordinairement au nombre de 4 ou de 5. Dès leur émergence, ils divergent. L'un deux, ascendant, croise le nerf grand hypoglosse et va se jeter dans un ganglion sous-sterno-mastoïdien placé immédiatement au-dessous du ventre postérieur du digastrique. Un ou deux troncs moyens, horizontaux, gagnent les ganglions placés sur la jugulaire interne en regard de la bifurcation de la carotide primitive. Enfin un ou deux troncs descendants vont se jeter dans des ganglions de la même chaine, mais situés plus bas au niveau de la partie moyenne des lobes latéraux du corps thyroïde (voy. fig. 642).

2) Les troncs émanés du *territoire sous-glottique* se groupent en deux pédicules distincts, l'un antérieur, l'autre postérieur.

a) Le pédicule *antérieur* ou *supra-cricoïdien* est formé par 3 ou 4 troncs qui émergent à travers la membrane crico-thyroïdienne, près de la ligne médiane. Un et parfois deux de ces troncs s'arrêtent dans les ganglions prélaryngés (voy. p. 1280). Un troisième passe en avant de l'isthme du corps thyroïde et va se jeter dans un ganglion prétrachéal (Most); un ou plusieurs autres se

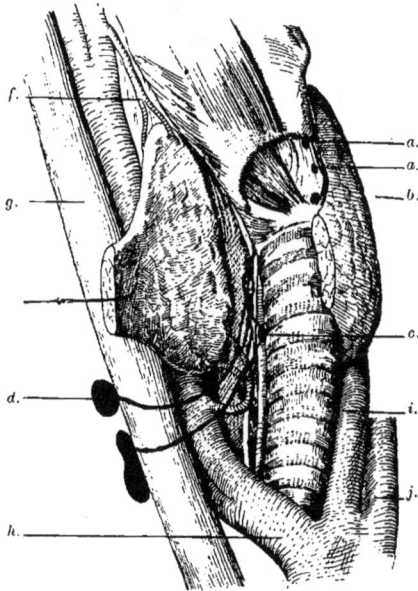

Fig. 643. — Chaine récurrentielle
(d'après Roubaud).

a, a, ganglions prélaryngés. — *b*, ganglion précricoïdien. — *c*, ganglion de la chaine récurrentielle. — *d*, ganglion de la chaine jugulaire externe. — *f*, artère thyroïdienne supérieure. — *g*, veine jugulaire interne. — *h*, tronc brachio-céphalique. — *i*, carotide primitive gauche. — *j*, sous-clavière gauche.

portent en bas et en dehors, vers un des ganglions moyens de la chaîne jugulaire interne (voy. fig. 642).

b) Le pédicule *postérieur* ou *sous-cricoïdien* traverse la membrane crico-tra-
chéale à la jonction des faces latérales et de la face postérieure de la trachée. Il
comprend plusieurs troncs qui s'accolent au récurrent et à la partie terminale
de l'artère laryngée postérieure et vont se terminer dans les ganglions de la
chaîne récurrentielle. De ceux-ci partent des troncs qui vont aux ganglions
sous-sterno mastoïdiens et sus-claviculaires (voy. fig. 643). — Les troncs du
pédicule postérieur s'anastomosent avec les vaisseaux lymphatiques du corps
thyroïde, et, lorsqu'on les injecte, on obtient souvent une injection partielle du
réseau périthyroïdien.

En résumé, les lymphatiques du [larynx aboutissent aux ganglions de la
chaîne récurrentielle, aux ganglions sous-sterno-mastoïdiens et accessoirement
aux ganglions sus-claviculaires. Les ganglions sous-sterno-mastoïdiens représentent leur aboutissant principal. Il importe de remarquer à ce propos que les
lymphatiques laryngés, comme d'ailleurs la plupart des autres lymphatiques
viscéraux du cou, se distribuent plus particulièrement aux ganglions les plus
internes de ce groupe, c'est-à-dire aux ganglions disposés en chaîne verticale
le long de la veine jugulaire interne. Quant aux ganglions prélaryngés nous
avons vu plus haut (p. 1280) qu'il fallait les considérer, non comme des ganglions régionnaires, mais comme de simples nodules ganglionnaires interrupteurs, placés sur le trajet des collecteurs du groupe moyen.

Il est intéressant de remarquer en passant que les petits ganglions que l'on trouve au
niveau de la membrane thyro-hyoïdienne, près de l'émergence des troncs du pédicule supérieur, ne reçoivent pas de lymphatiques venus du larynx. Ils sont annexés aux collecteurs
nés des gouttières pharyngo-laryngées; ils appartiennent donc à l'appareil lymphatique du
pharynx (voy. p. 1297).

Bibliographie. — Poirier. Lymphatiques du larynx. *Progrès médical*, 1887, n° 19. —
Most. Ueber die Lymphgefässe u. Lymphdrüsen des Kehlkopfes. *Anat. Anz.*, 1899, p. 387,
393. — Most. Ueber den Lymphgefässapparat von Kehlkopf u. Trachea. etc. *Deutsche
Zeitschr. f. Chir.*, 1900, LVII, p. 199. — Rouvard. Contribution à l'étude des lymphatiques
du larynx. *Thèse Paris*, 1902.

Lymphatiques de la portion cervicale de la trachée.

— Ces lympha-
tiques naissent d'un réseau sous-muqueux, très pauvre et difficile à injecter.
Les troncs émanés de ce réseau cheminent dans les espaces intercartilagineux,
perforent ceux-ci au voisinage de leur extrémité postérieure et vont se terminer
dans les ganglions de la chaîne récurrentielle.

Lymphatiques du corps thyroïde.

— Réseau d'origine. — Les vaisseaux
lymphatiques du corps thyroïde, dont nous ne rappellerons pas ici le mode
d'origine (voy. t. IV, p. 578, 581), viennent aboutir en dernière analyse à un
réseau placé dans l'épaisseur même de la capsule de cet organe. A ce réseau
peuvent être annexés de petits ganglions sur lesquels Most a récemment attiré
l'attention. Legendre avait d'ailleurs depuis longtemps signalé la présence possible d'un ganglion au niveau du bord postérieur des lobes latéraux de la glande,
un peu au-dessus de leur extrémité inférieure, mais il ne faut pas accepter
sans réserve ces observations anciennes, à cause d'une confusion possible avec
les glandes parathyroïdiennes, alors inconnues.

II. Troncs collecteurs. — Du réseau capsulaire périthyroïdien partent deux ordres de troncs, les uns ascendants, les autres descendants.

1) Les *troncs ascendants* sont les uns médians, les autres latéraux. Les troncs médians se détachent du bord supérieur de l'isthme et gagnent le ganglion prélaryngé (Legendre, Gérard Marchant). — Les latéraux suivent plus ou moins exactement le trajet de l'artère thyroïdienne supérieure et vont aboutir à des ganglions sous-sterno-mastoïdiens, placés au niveau de la bifurcation de la carotide primitive.

2) Les *troncs descendants* forment également deux groupes. Les uns, médians, gagnent les ganglions prétrachéaux ; les autres, latéraux, vont aux ganglions de la chaîne récurrentielle.

CHAPITRE VI

TRONCS COLLECTEURS TERMINAUX
DU SYSTÈME LYMPHATIQUE

Les troncs collecteurs terminaux du système lymphatique viennent tous aboutir en dernière analyse dans le confluent des veines jugulaires internes et sous-clavières. Il est tout à fait exceptionnel de voir des vaisseaux lymphatiques se terminer en d'autres points du système veineux. Les abouchements décrits autrefois par Lippi (1830) dans les veines cave inférieure, porte, etc., et plus récemment par Leaf dans la veine fémorale, ne sont plus admis aujourd'hui par aucun anatomiste.

Les lymphatiques de la portion sous-diaphragmatique du corps se réunissent pour former un canal unique, le *canal thoracique*, qui se termine dans le confluent des veines jugulaire interne et sous-clavière gauches. Les lymphatiques de la portion sus-diaphragmatique se résument, à droite comme à gauche, en trois collecteurs : le *tronc jugulaire*, le *tronc sous-clavier*, le *tronc bronchomédiastinal*. A gauche, ces vaisseaux ne sont souvent que de simples affluents du segment terminal du canal thoracique. A droite, ils se réunissent parfois, mais assez rarement, en un tronc commun : la *grande veine lymphatique*.

§ 1. — TRONCS COLLECTEURS TERMINAUX DE LA MOITIÉ SUS-DIAPHRAGMATIQUE DU CORPS

Comme nous venons de le voir, les lymphatiques de chacune des deux moitiés de la portion sus-diaphragmatique du corps se réduisent en dernière analyse à trois collecteurs : le *tronc jugulaire*, qui résume la circulation lymphatique de la moitié correspondante de la tête et du cou et est formé par la confluence des vaisseaux efférents des ganglions inférieurs de la chaîne cervi-

[*POIRIER ET CUNÉO.*]

cale profonde ; — le *tronc sous-clavier*, formé par la réunion de la plupart des vaisseaux efférents des ganglions axillaires et résumant la circulation lymphatique du membre supérieur du côté correspondant ; — le tronc *broncho-médiastinal*, qui, de chaque côté, résulte de l'union des efférents de la chaîne mammaire interne et de ceux des ganglions médiastinaux antérieurs et péri-trachéo-bronchiques, et résume ainsi la plus grande partie des lymphatiques pariétaux et la totalité des lymphatiques viscéraux du thorax. Chacun de ces troncs est souvent double, parfois même triple. Leur mode de terminaison dans le confluent veineux varie suivant le côté considéré.

A DROITE, on peut rencontrer les dispositions suivantes :

Les trois collecteurs terminaux peuvent s'ouvrir isolément dans le confluent veineux. C'est ce qui arrive dans la majorité des cas. Le tronc sous-clavier et

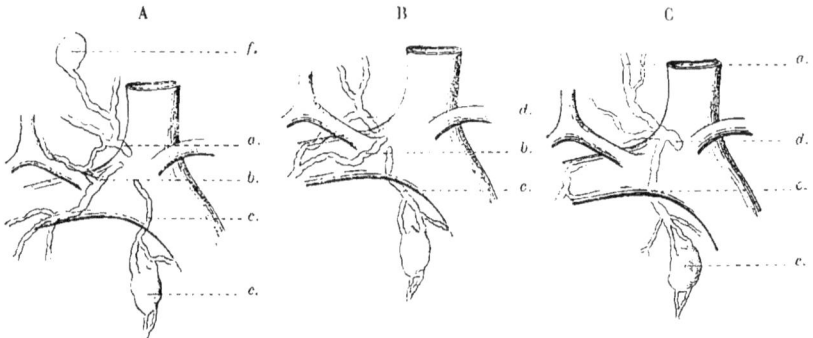

FIG. 644. — Troncs collecteurs terminaux de la moitié droite de la portion sus-diaphragmatique du corps.

a, tronc jugulaire. — *b*, tronc sous-clavier. — *c*, tronc broncho-médiastinal. — *d*, grande veine lymphatique. — *e*, ganglion de la chaîne mammaire interne. — *f*, ganglion de la chaîne cervicale profonde.

le tronc jugulaire débouchent alors très près l'un de l'autre, au voisinage du sommet de l'angle ouvert en haut et en dehors que forment en s'unissant la jugulaire interne et la sous-clavière. Le tronc broncho-médiastinal se termine sur la face antérieure du confluent (voy. A, fig. 644).

Dans d'autres cas, le tronc sous-clavier et le tronc jugulaire s'unissent en un tronc commun (voy. B, fig. 644). Ce tronc est ordinairement désigné sous le nom de *grande veine lymphatique*. Il est toujours très court et dépasse rarement 10 à 12 millimètres. Cette disposition est d'ailleurs rare, puisque Grossmann ne l'a rencontrée qu'une fois sur 25 sujets ; encore convient-il d'ajouter que, dans ce cas, il y avait dédoublement du tronc sous-clavier et que le plus important des deux troncs secondaires débouchait directement dans le confluent veineux. La grande veine lymphatique fait donc le plus souvent défaut. Il est encore beaucoup plus exceptionnel de voir le tronc broncho-médiastinal s'unir aux deux précédents pour former avec eux un tronc unique (voy. C, fig. 644). Il est moins rare de le voir se fusionner avec le tronc sous-clavier, resté indépendant du tronc jugulaire.

Ajoutons que le dédoublement possible de chacun de ces trois troncs et la terminaison différente que peut alors présenter chacune de leurs branches de bifurcation augmentent pour ainsi dire à l'infini le nombre des dispositions que l'on peut observer.

A GAUCHE, le tronc jugulaire se jette ordinairement dans le crochet terminal du canal thoracique. Le tronc sous-clavier et le tronc broncho-médiastinal s'ouvrent directement dans le confluent veineux, soit isolément, soit par un tronc commun. Mais ces deux vaisseaux peuvent également se jeter dans le canal thoracique. Il est vrai que cette disposition est assez rare. Sur 25 sujets, Grossmann n'a vu que deux fois le tronc axillaire gauche se jeter dans le canal thoracique. Dans ces deux cas, d'ailleurs, le tronc axillaire était dédoublé et une de ses branches terminales gagnait directement le confluent veineux. La terminaison du tronc broncho-médiastinal gauche dans le canal thoracique est encore plus rare.

§ 2. — CANAL THORACIQUE

Le canal thoracique (*Ductus thoracicus, Milchbrustgang*) s'étend de la IIᵉ vertèbre lombaire, au niveau de laquelle il prend naissance, au confluent des veines jugulaire interne et sous-clavière gauche, dans lequel il se termine.

Collecteur commun de tous les vaisseaux lymphatiques de la portion sous-diaphragmatique du corps, il reçoit en outre souvent, mais non toujours, les troncs jugulaire, sous-clavier et mammaire interne gauches qui lui apportent la lymphe de la moitié gauche de la portion sus-diaphragmatique du corps.

Trajet, direction. — Le canal thoracique commence ordinairement au niveau du bord supérieur de la IIᵉ vertèbre lombaire. Il est rare qu'il naisse au-dessous de ce point. Par contre il n'est souvent constitué qu'au niveau de la Iʳᵉ lombaire ou même de la XIIᵉ dorsale.

Il se porte d'abord verticalement en haut, en cheminant un peu à droite de la ligne médiane. Puis, arrivé au niveau de la VIᵉ à la IVᵉ dorsale, il change de direction et se porte

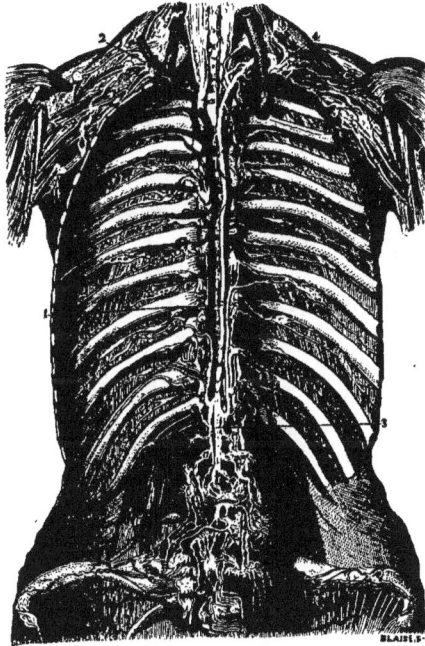

FIG. 645. — Canal thoracique (d'après Mascagni).

1. Canal thoracique. — 2. Grande veine lymphatique. — 3. Origine du canal thoracique. — 4. Partie terminale de ce canal s'infléchissant en arcade pour s'ouvrir dans le confluent des veines jugulaire interne et sous-clavière gauches.

obliquement en haut et à gauche. Croisant ainsi en écharpe la face antérieure de la colonne vertébrale, il continue son trajet ascendant jusqu'au
niveau d'une ligne horizontale passant par le bord inférieur du corps de la
VIIe cervicale. En ce point il change brusquement de direction, décrit une
courbe à concavité inférieure et se porte en bas, en dehors et en avant pour se
terminer dans le confluent veineux.

Si l'on envisage le canal thoracique au point de vue de sa direction, on peut
donc lui considérer deux portions : une portion *ascendante*, mesurant de 27 à
30 centimètres, une portion *descendante*, longue de 3 à 4 centimètres seulement. La portion ascendante est elle-même formée de deux segments : l'un
vertical, l'autre oblique; mais cette division en deux segments est souvent
loin d'être nette et, chez beaucoup de sujets, on voit le canal thoracique s'incliner progressivement vers la gauche, sans qu'il soit possible de préciser le
point où il commence à changer de direction.

Le canal thoracique est légèrement flexueux. Ses flexuosités nous ont paru
d'autant plus nettes que le sujet était plus avancé en âge. Chez les nouveau-
nés le canal est à peu près rectiligne.

Calibre. — Le canal thoracique a un calibre variable suivant le point au
niveau duquel on le consi-
dère. A son origine, il présente une portion dilatée
que l'on désigne généralement sous le nom de *réservoir* ou de *citerne de Pecquet* (*cisterna chyli*). Cette
portion élargie, qui peut
d'ailleurs faire défaut, a le
plus souvent un aspect py-
riforme; elle se termine ordinairement au niveau du
corps de la XIe vertèbre dorsale. C'est au niveau de la
partie moyenne de son trajet
que le canal thoracique présente son calibre minimum.
Il ne mesure là que 4 à 6
millimètres de diamètre. Ce
calibre devient de nouveau
plus considérable au voisinage de l'embouchure. Il
existe parfois en ce point
une légère dilatation, figurée par Mascagni et que l'on
désigne sous le nom d'*ampoule* du canal thoracique.

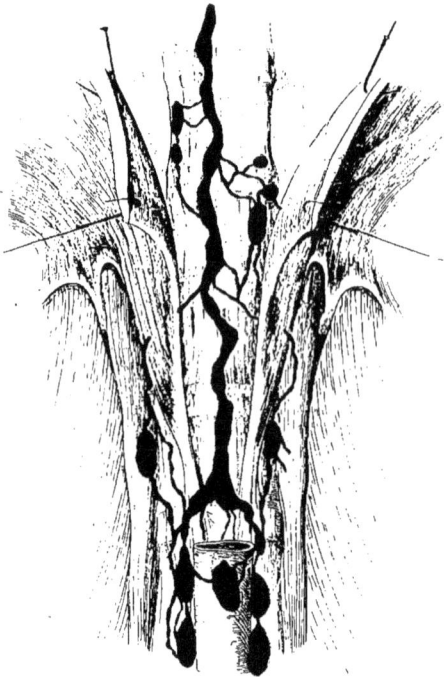

Fig. 646. — Portion abdominale du canal thoracique.

Rapports. — Envisagé au point de vue de ses rapports, le canal thoracique peut être considéré comme formé de trois portions : une portion abdominale, une portion thoracique et une portion cervicale.

PORTION ABDOMINALE. — La portion abdominale s'étend du bord supérieur de la II⁰ vertèbre lombaire à une ligne horizontale passant par la partie supérieure de l'orifice aortique du diaphragme et répondant au bord inférieur de la

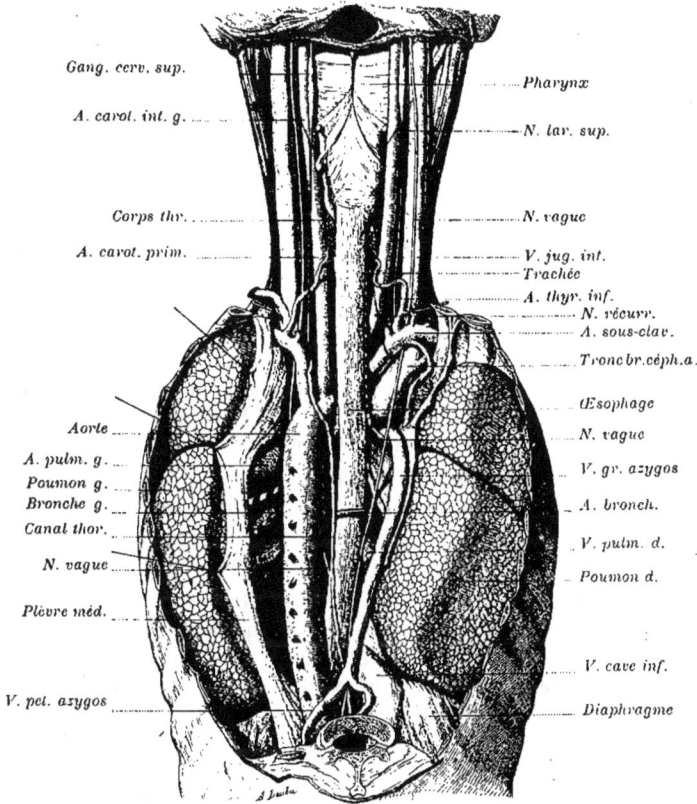

Gang. cerv. sup.
A. carot. int. g.
Corps thr.
A. carot. prim.
Aorte
A. pulm. g.
Poumon g.
Bronche g.
Canal thor.
N. vague
Plèvre méd.
V. pet. azygos

Pharynx
N. lar. sup.
N. vague
V. jug. int.
Trachée
A. thyr. inf.
N. récurr.
A. sous-clav.
Tronc br. céph. a.
Œsophage
N. vague
V. gr. azygos
A. bronch.
V. pulm. d.
Poumon d.
V. cave inf.
Diaphragme

FIG. 647. — Situation et rapports du canal thoracique dans le médiastin postérieur. Vue postérieure.

Les organes du cou et du médiastin ont été écartés et déplacés de façon à montrer les divers plans. A gauche, la plèvre médiastine a été conservée en partie et érignée pour montrer le pédicule pulmonaire de ce côté (adulte).

XI⁰ vertèbre dorsale. Dans cette portion le canal thoracique, ou plus exactement la citerne de Pecquet, répond *en avant* au bord droit de l'aorte abdominale et à l'origine de l'artère capsulaire moyenne de la douzième artère intercostale et de la première artère lombaire. On peut cependant voir ces deux derniers vaisseaux passer en arrière du canal thoracique. *En arrière*, le canal répond au corps de la I⁰⁰ lombaire et de la XII⁰ dorsale. *A droite*, il est tangent au bord tendineux du pilier droit du diaphragme. L'azygos, plus externe, en est séparée

[POIRIER ET CUNÉO.]

par toute l'épaisseur du faisceau interne de ce pilier. *A gauche*, le canal répond à la couche du tissu cellulaire lâche qui sépare l'aorte abdominale du grand ligament vertébral antérieur.

PORTION THORACIQUE. — La portion thoracique peut être considérée comme comprenant deux segments : l'un, inférieur, inter-azygo-aortique ; l'autre, supérieur, sus-azygo-aortique. Le corps de la IVe dorsale marque la limite entre ces deux segments.

Dans son *segment inter-azygo-aortique*, le canal thoracique répond, *en arrière*, à la colonne vertébrale dont le séparent les artères intercostales droites et la partie terminale de la petite azygos. — *A droite*, il est en rapport avec le tronc de la grande azygos ; d'abord en contact avec ce vaisseau au niveau du corps de la Xe dorsale, il s'en écarte ensuite progressivement. — *A gauche*, il répond à l'origine des artères intercostales gauches. — *En avant*, il répond d'abord au flanc droit de l'aorte, puis à la face postérieure de l'œsophage, dont le sépare toujours une distance de 5 à 6 millimètres. Plus haut, lorsqu'il commence à s'incliner vers la gauche, il abandonne l'œsophage, entre en rapport avec la face postérieure du hile du poumon gauche, puis s'applique de nouveau sur la face postérieure de l'aorte, à la jonction de la crosse et de la partie initiale de l'aorte thoracique. Ajoutons qu'au niveau de la Ve ou de la VIe dorsale, il est croisé par l'artère bronchique droite, qui passe parfois entre lui et l'œsophage, et par le tronc des veines bronchiques gauches, lorsque celui-ci gagne l'azygos par un trajet rétro-œsophagien.

Le segment *sus-azygo-aortique* répond : *en arrière*, au long du cou du côté gauche, qui le sépare du corps des trois premières vertèbres dorsales ; *en avant*, à l'origine de l'artère sous-clavière gauche ; *en dedans*, à l'œsophage et au récurrent gauche ; *en dehors*, à la plèvre médiastine gauche.

PORTION CERVICALE. — La portion cervicale (crosse du canal thoracique) répond : *en bas*, au tronc de la sous-clavière qu'elle enjambe au niveau du point où cette artère s'incline en dehors pour aller contourner le sommet du poumon ; *en arrière* et *en dehors*, au ganglion cervical inférieur et à l'origine de l'artère et de la veine vertébrale ; *en avant* et *en dedans*, à l'artère carotide primitive gauche, au nerf pneumogastrique et à la partie terminale de la jugulaire interne (voy. fig. 648).

Le canal thoracique se termine ordinairement au niveau même du sommet de l'angle ouvert en haut et en dehors que forment en s'unissant les veines jugulaire interne et sous-clavière gauches. Il est plus rare de le voir s'ouvrir sur la face postérieure du confluent veineux. Nous verrons plus loin, en étudiant les anomalies du canal thoracique, que la terminaison de ce canal par deux branches distinctes constitue une disposition assez fréquente.

Valvules. — Le canal thoracique ne présente que de rares valvules. Encore celles-ci sont-elles le plus souvent insuffisantes. Cependant il existe constamment au niveau de l'orifice du canal dans le confluent veineux deux valvules bien développées qui empêchent le sang veineux de refluer dans le canal thoracique.

Affluents. — Les affluents du canal thoracique peuvent être répartis en deux groupes : les uns s'unissent pour donner naissance à ce canal et constituent pour celui-ci de véritables *branches radiculaires*; les autres débouchent dans le canal déjà constitué,

ce sont les *branches collatérales*.

A) **Racines du canal thoracique.** — Le canal thoracique est formé par l'union
des vaisseaux efférents des
quatre chaînes ganglion-
naires : préaortique, rétro-
aortique, juxta - aortiques
droite et gauche. Le mode
de convergence de ces vaisseaux est des plus variables.
La disposition qui nous a
paru la plus fréquente est
la suivante. Les vaisseaux

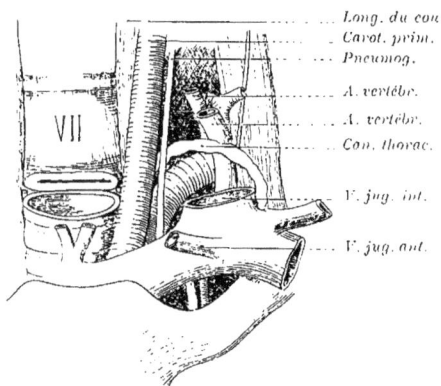

Fig. 648. — Crochet terminal du canal thoracique.

efférents de chaque groupe juxta-aortique se résument en un gros tronc (*truncus lymphat. lumbal. dextr. et sinist.*, Henle) qui apparaît sur les parties latérales du corps de la deuxième vertèbre lombaire. Les deux troncs droit et gauche ainsi formés se portent en haut et en dedans et se réunissent à angle aigu sur la face antérieure de la colonne pour donner naissance au canal thoracique. En raison de la situation légèrement latérale droite du point où ces deux vaisseaux se fusionnent, celui du côté gauche est ordinairement plus long et plus oblique que celui du côté droit. — Les vaisseaux efférents des ganglions pré- et rétro-aortiques, dont le nombre est des plus variables, se jettent dans les deux troncs précédents, au voisinage de leur terminaison. Le canal thoracique apparaît alors comme formé par la réunion de deux racines laté-rales, elles-mêmes grossies par un nombre plus ou moins considérable d'af-fluents (voy. A, fig. 649).

Mais cette disposition est loin d'être constante. C'est ainsi qu'il est fréquent de voir les vaisseaux afférents du groupe préaortique donner naissance à un tronc unique (*truncus lymph. intestinalis*) qui va se jeter dans l'un des gros troncs latéraux ou aboutit au niveau même de leur point de convergence, constituant alors au canal thoracique une troisième racine impaire et médiane (voy. B, fig. 649). Nombre d'auteurs, et notamment Sappey et Henle, consi-dèrent même cette dernière disposition comme répondant au type normal.

Dans d'autres cas, chacune de ces différentes racines est remplacée par plu-sieurs troncs flexueux, anastomosés entre eux. La portion radiculaire du canal thoracique prend alors une disposition plexiforme qui échappe à toute systé-matisation (voy. C, fig. 649).

B) **Branches collatérales.** — Le canal thoracique reçoit comme branches collatérales :

1) Un tronc descendant, collecteur commun des vaisseaux efférents des ganglions intercostaux postérieurs des 6 ou 7 derniers espaces. Ce tronc se

jette dans le canal thoracique au voisinage de son origine. Aussi certains auteurs, comme Sappey, regardent-ils ce vaisseau comme une des racines du canal thoracique. — 2) un tronc formé par l'union de plusieurs vaisseaux émanés des ganglions supérieurs des deux chaînes juxta-aortiques droite et gauche. Ce tronc traverse le pilier du diaphragme et débouche dans le canal

A   B   C

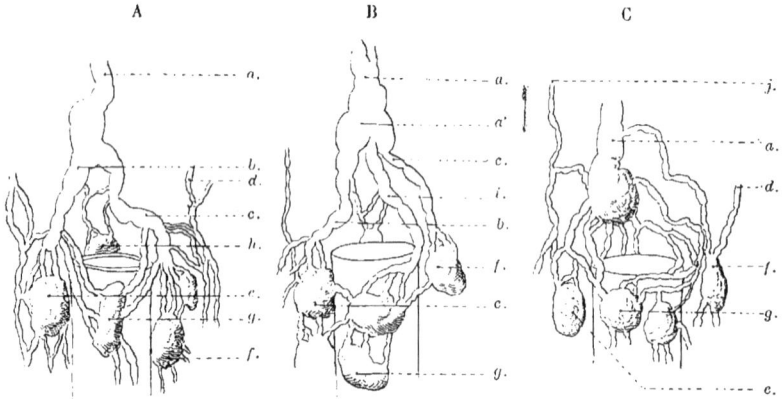

FIG. 649. — Modes d'origine du canal thoracique.

a, canal thoracique. — a', citerne de Pecquet. — b, tronc commun des efférents des ganglions juxta-aortiques droits. — c, tronc commun des efférents des ganglions juxta-aortiques gauches. — d, un de ces efférents gagnant le thorax à travers le pilier gauche du diaphragme. — e, ganglion juxta-aortique droit. — f, ganglion juxta-aortique gauche. — h, ganglion rétro-aortique. — i, tronc commun des ganglions préaortiques (truncus intestinalis). — j, collecteur des lymphatiques intercostaux, gagnant la citerne de Pecquet par un trajet descendant.

thoracique au niveau de la Xe ou de la IXe dorsale; — 3) les vaisseaux efférents des ganglions intercostaux des 6 ou 5 premiers espaces; — 4) les vaisseaux efférents des ganglions médiastinaux postérieurs.

Enfin nous avons vu que le tronc jugulaire gauche et beaucoup plus rarement le tronc sous-clavier et le tronc broncho-médiastinal correspondant pouvaient se jeter dans le canal thoracique au voisinage de sa terminaison.

Sur la *structure* et le *développement*, voy. p. 1124 et 1131.

Technique. — Pour étudier le canal thoracique il est indispensable de l'injecter. Chez l'adulte, on aura recours à l'injection directe du canal. On procédera de la façon suivante. Il faut d'abord oblitérer le canal thoracique au niveau de son segment terminal. Pour cela, on peut procéder à sa ligature; mais celle-ci est difficile et on obtient beaucoup plus facilement le même résultat en poussant simplement dans la veine sous-clavière une injection au suif. On cherchera alors l'origine du canal thoracique. Après avoir enlevé les viscères abdominaux, on dénudera le flanc droit de l'aorte abdominale au niveau de la IIe lombaire et on rejettera ce vaisseau vers la gauche. On trouvera alors la citerne de Pecquet immédiatement en dedans du pilier droit du diaphragme. On peut injecter le canal au mercure avec l'appareil ordinaire. Mais il est préférable de l'injecter au suif ou à la gélatine en suivant la technique employée pour les vaisseaux sanguins. Nous conseillons de placer la canule non dans le canal lui-même mais dans sa racine droite. On obtient alors presque toujours une injection par récurrence des autres racines. Il est indispensable d'employer une pression assez faible, car le canal se déchire facilement, surtout au voisinage de son origine. Pour faciliter la progression de la masse, il est utile de remplir la cavité thoracique, débarrassée des viscères qu'elle contient, avec de l'eau chaude.

Chez le nouveau-né l'injection directe du canal est impossible. Mais on le remplit aisément en poussant la masse de Gerota dans les ganglions du groupe abdomino-aortique.

On peut ainsi obtenir une injection de toutes les racines du canal et c'est même là la technique qui donne les meilleurs résultats pour l'étude de ces racines. Chez des nouveau-nés il nous est souvent arrivé de remplir le canal thoracique jusqu'à son crochet terminal en injectant les lymphatiques du testicule ou de l'utérus.

Anomalies du canal thoracique. — La description que nous avons donnée du canal thoracique correspond à la disposition que l'on rencontre dans la majorité des cas. Mais les anomalies de ce canal sont extrêmement fréquentes et nous avons ici encore la preuve du fait que nous énoncions au début de cette étude, à savoir que le système lymphatique est le plus variable des systèmes de l'économie. Bien que le nombre de ces anomalies soit presque infini on peut les ranger en un certain nombre de catégories qui sont les suivantes :

    1° Anomalies de trajet et de rapports ;
    2° Anomalies de nombre ;
    3° Anomalies de terminaison.

Remarquons cependant, dès à présent, que ces différentes catégories ne s'excluent pas 'une l'autre, qu'elles se combinent en donnant lieu à autant de types différents.

1) ANOMALIES DE TRAJET ET DE RAPPORTS. — Par rapport à l'aorte, le canal thoracique peut être placé sur la face antérieure de ce vaisseau, au lieu d'occuper sa face postérieure.

La plupart des branches thoraciques de l'aorte passent, comme nous l'avons vu, en arrière du canal thoracique. D'après Haller (*Disp. Anat. Halleri*, p. 197, vol. I), les intercostales passeraient tantôt en avant, tantôt en arrière du canal thoracique. Au contraire Saltzmann, dans sa thèse (p. 178, fig. 1), les représente comme passant toujours en avant, ce qui est évidemment une erreur.

Les rapports avec les gros vaisseaux de la partie supérieure du thorax et de la base du cou varient suivant le mode de terminaison du canal thoracique et nous les étudierons plus loin en même temps que les anomalies d'aboutissement de ce canal.

Mais un point de la topographie du canal thoracique qui est des plus variables est la situation du crochet terminal de ce vaisseau. M. Dorvel (*Todds Encyclop.*, vol. IV, P. 2, p. 823) nous montre ce segment terminal atteignant la thyroïdienne inférieure, croisant sa face postérieure et passant au-dessus de cette artère pour gagner la veine sous-clavière. D'après Dietrich (*Das Aufsuchen der Schlagadern*, Nürnberg, 1831, p. 154), le sommet du crochet pourrait remonter à plus de 5 centimètres au-dessus de la fourchette sternale, et arriver jusqu'au bord inférieur du corps thyroïde. D'autres auteurs le décrivent, par contre, comme atteignant à peine la base du cou. En somme, le point culminant du crochet terminal du canal thoracique siège en différents points d'une région qui s'étend de la V° cervicale à la I° dorsale.

2) ANOMALIES DE NOMBRE. — Rien n'est plus fréquent que de voir le canal thoracique se bifurquer en deux branches qui se réunissent après un trajet plus ou moins long en circonscrivant entre elles un espace auquel Haller (*Physiologie*, p. 220) donne le nom d'*insula*. Cette disposition est si fréquente que Cruikshank (*loc. cit.*, p. 330) la décrit comme normale. Bien que siégeant dans la majorité des cas au niveau de la portion thoracique du canal, ces insulæ peuvent également occuper l'extrémité supérieure de celui-ci. La forme et les dimensions de ces insulæ sont très variables ; elles sont ordinairement allongées, offrant une forme ovale ou losangique. On voit dans quelques cas un ou plusieurs ramuscules anastomotiques, transversalement placés, réunir les deux branches limitant l'insula (Breschet). D'autres fois le canal se divise en plusieurs rameaux qui convergent les uns vers les autres, donnant naissance à des insulæ doubles ou multiples. D'autres fois encore, des deux branches de division l'une reste simple, l'autre au contraire se ramifie et donne lieu à plusieurs insulæ secondaires ; puis les ramuscules se réunissent en un tronc unique qui vient se réunir à la branche restée indivise pour reconstituer le canal thoracique unique (Breschet, *Th. d'agrégation*, p. 246).

Mais ces dispositions ne constituent pas à proprement parler des canaux thoraciques multiples. Nuhn (*Unters. und Beobacht. a. d. Gebiete der Anatomie*, Heidelberg, 1849, p. 25) décrit un cas très net de canal thoracique double avec un tronc droit situé à droite de l'aorte et un tronc gauche situé à gauche de ce vaisseau, réunis l'un à l'autre par des anastomoses transversales. A la partie supérieure du thorax les deux canaux se réunissaient, passaient en avant du tronc veineux brachio-céphalique, se recourbaient derrière la veine jugulaire interne et venaient se jeter dans l'angle que forme cette veine avec la sous-clavière. — Henle cite un cas de canal thoracique double jusqu'au niveau de la IX° dorsale ; à ce niveau les deux canaux se réunissaient en un tronc unique qui se plaçait à gauche de l'aorte et continuait son trajet dans cette situation.

La terminaison de ces canaux thoraciques multiples peut affecter plusieurs modalités : ou bien ils se réunissent en un tronc unique qui va se jeter dans la sous-clavière gauche comme dans les deux cas précédents ou dans celle du côté droit (Otto, *Pathol. Anat.*, t. I, p. 365); ou bien ils restent séparés, le droit recevant la grande veine lymphatique et allant dans la sous-clavière droite, le gauche dans la sous-clavière gauche (Walther, Haller, Homel, Cruikshank, Sommering, Otto).

Les anomalies de nombre du canal thoracique siégeant au niveau de la partie terminale de ce vaisseau se rattachent intimement aux anomalies de terminaison et seront étudiées avec elles.

3) ANOMALIES DE TERMINAISON. — Nous avons vu que le canal thoracique se jetait le plus souvent dans la veine sous-clavière gauche, au niveau de l'angle veineux que forme cette veine avec la jugulaire interne. Anormalement il peut venir s'aboucher dans cette veine sous-clavière en dehors de ce point. Parfois on voit la portion terminale du crochet se diviser en deux troncs qui viennent isolément se jeter par deux orifices dans la veine sous-clavière (Saltzmann, Meckel, Haller).

Beaucoup plus rarement on voit le canal thoracique, resté indivis, venir se jeter dans la sous-clavière du côté droit. Dans ces cas la grande veine lymphatique se jette dans la sous-clavière gauche (MECKEL, *Diss. epist. ad Haller*, Berol. 1772, p. 30. — HALLER, *Elem. physiologiæ*, t. VII, p. 223. — CRUIKSHANK, FLEICHMANN, *Leichenöffnungen*, Erlangen, 1815, p. 237. — TODD, *Encyclopedia*, t. III, p. 232. — WATSON, *Journ. of Anat.*, t. VI, p. 427.)

Il est absolument exceptionnel de voir un canal thoracique unique venir se jeter dans une veine de la base du cou autre que la veine sous-clavière gauche. Cependant Portal et Richerand citent chacun un cas où le canal thoracique se jetait dans la jugulaire droite. Mais ce que l'on rencontre beaucoup plus fréquemment, c'est une division du segment terminal du canal thoracique en deux ou plusieurs troncs qui s'abouchent dans des veines différentes.

C'est ainsi que Diemerbroek, A. Cloquet et E. A. Lauth, Cruveilhier décrivent des cas de bifurcation, dans lesquels une branche allait dans la sous-clavière droite, l'autre dans la sous-clavière gauche. Mascagni, Bichat, Cruveilhier notent également la division en deux branches dont l'une allait à la sous-clavière, l'autre à la jugulaire interne du côté gauche. Cette division terminale est décrite comme normale par Lower (*De corde*. Lugd. Batav., 1728, p. 233).

La division en trois et quatre branches a été signalée par Verneuil (*Le système veineux*, 1853) qui donne la proportion suivante : sur 24 cas, 18 fois l'embouchure était unique, 3 fois double, 2 fois triple. Le même auteur rapporte un cas de sextuple division terminale du canal thoracique dont deux branches allaient à la sous-clavière, deux à la jugulaire externe et une à la vertébrale. Lacaucherie (*Traité d'anatomie*, Paris, 1833) rapporte un cas de quadruple division.

A cette question des anomalies de terminaison du canal thoracique se rattache l'étude des communications de ce vaisseau avec d'autres veines que les gros troncs de la base du cou.

Albinus ainsi que Sandford décrivent des communications avec l'azygos. Wutzer signale des faits du même genre. Gayaut, Pecquet et Perrault ont vu des communications avec les veines lombaires; enfin Bartholin cite un cas de communication du canal thoracique avec la veine cave. D'après Henle, qui a soumis tous ces faits à une critique sévère, un seul d'entre eux est indéniable. C'est celui que Wutzer rapporte dans les *Archives de Muller* (1834, p. 311). Il s'agit d'un abouchement du canal thoracique dans l'azygos au voisinage de la VIe vertèbre dorsale par deux troncs obliquement ascendants et parallèles. Au-dessus de ce point le canal thoracique était oblitéré. Que cette oblitération soit congénitale ou acquise, il semble bien, comme le dit Wutzer, que cette communication préexistât à l'oblitération.

La plupart de ces anomalies se retrouvent à l'état de disposition normale chez certains mammifères. C'est ainsi que chez le cheval le canal thoracique est double jusqu'à la jonction de ses deux tiers postérieurs et de son tiers antérieur (Colin). — Chez le bœuf, le segment terminal du canal thoracique affecte un aspect plexiforme. — Cette disposition plexiforme peut porter sur toute l'étendue du canal chez certains marsupiaux (Hodgkin). — A vrai dire ces constatations isolées n'offrent qu'un intérêt médiocre. Les documents que nous possédons sur l'anatomie comparée du canal thoracique sont encore trop peu nombreux pour nous permettre de donner une formule même approximative de l'évolution phylogénique de ce conduit.

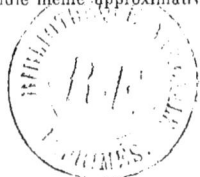

TABLE DES MATIÈRES

FASCICULE I (DEUXIÈME ÉDITION)

MYOLOGIE

FASCICULE II (DEUXIÈME ÉDITION)

ANGÉIOLOGIE

FASCICULE III (PREMIÈRE ÉDITION)

ANGÉIOLOGIE (*Suite*)

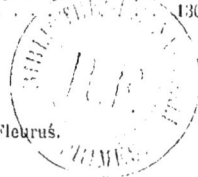

47889. — Paris, imprimerie LAHURE, 9, rue de Fleurus.

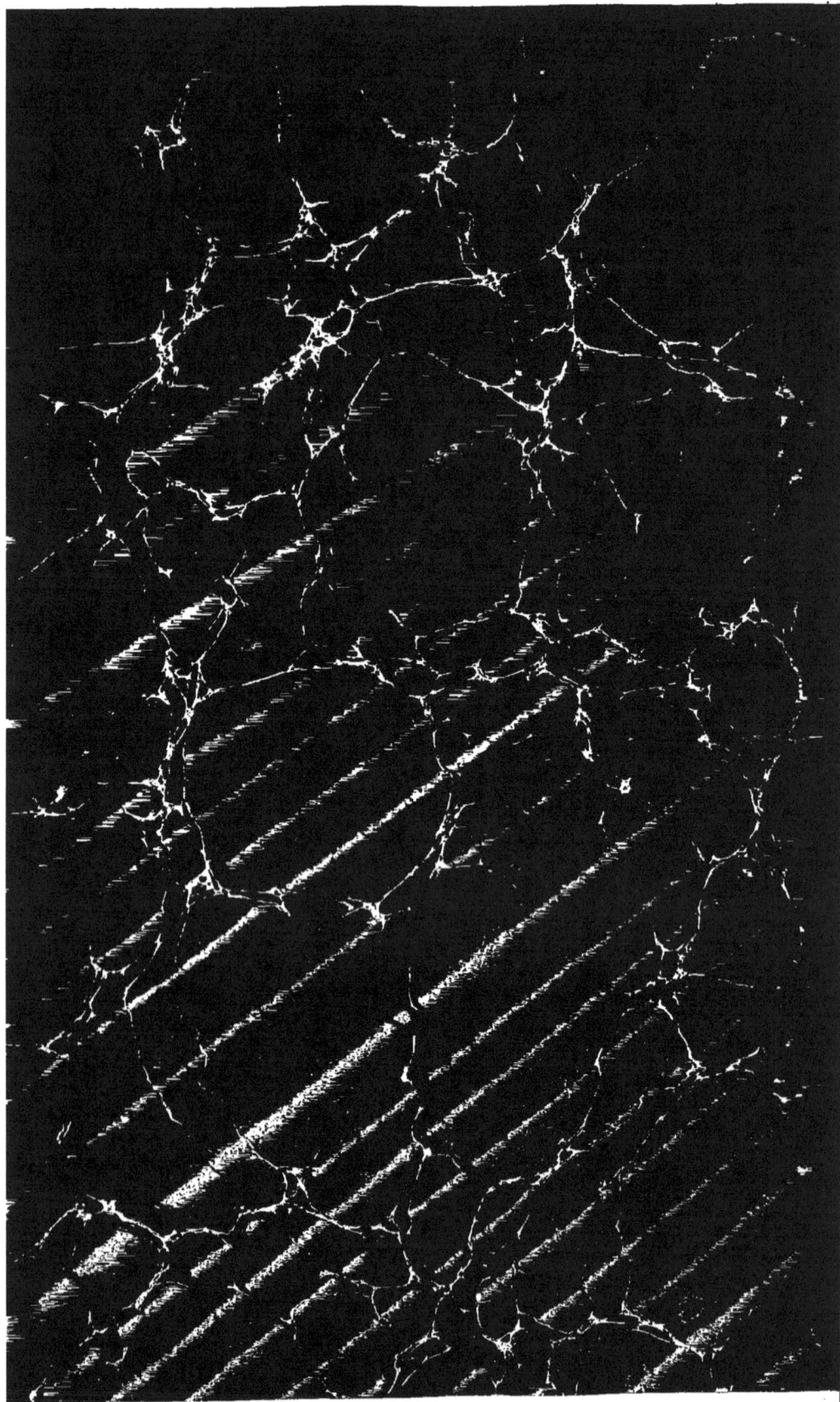

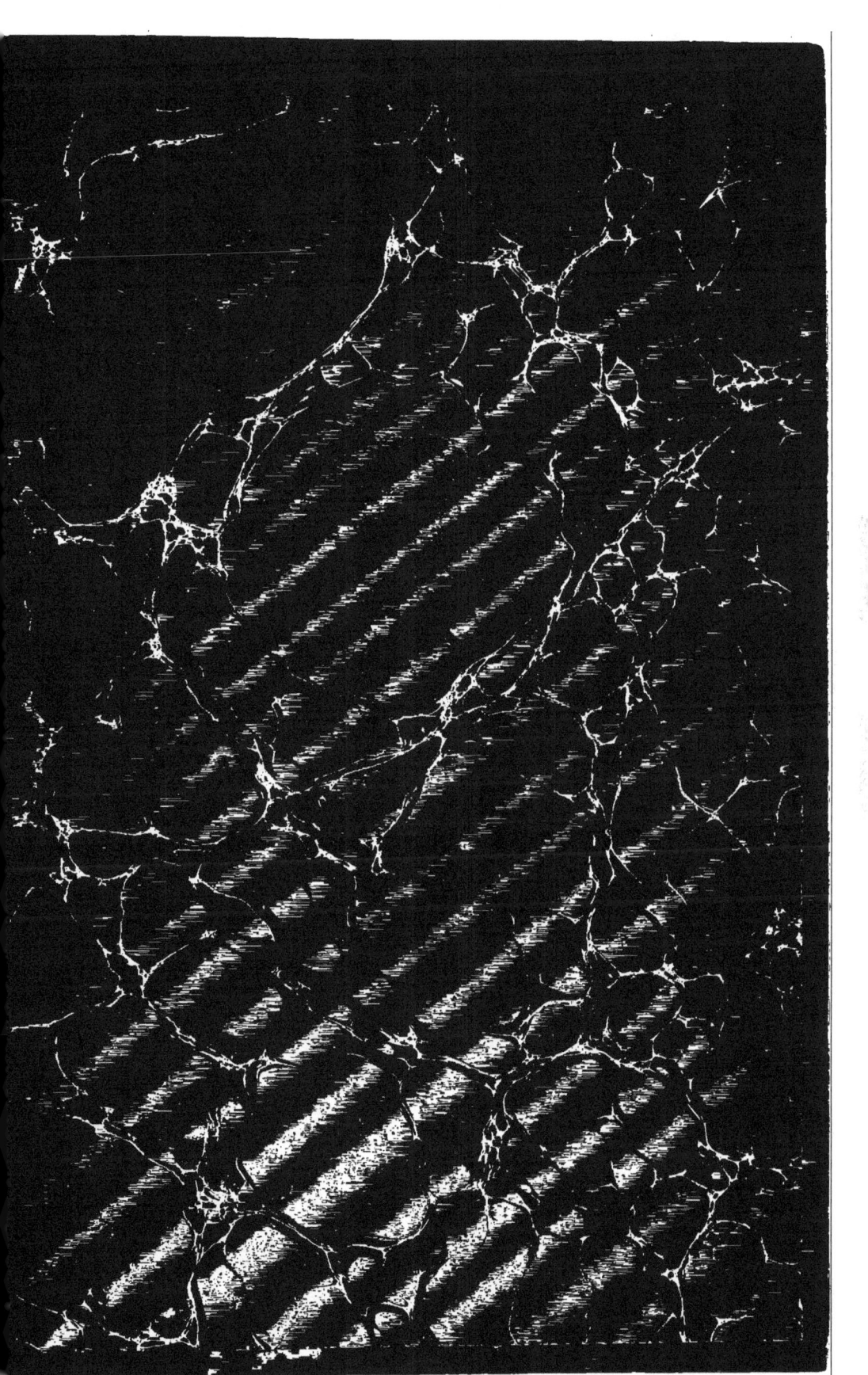

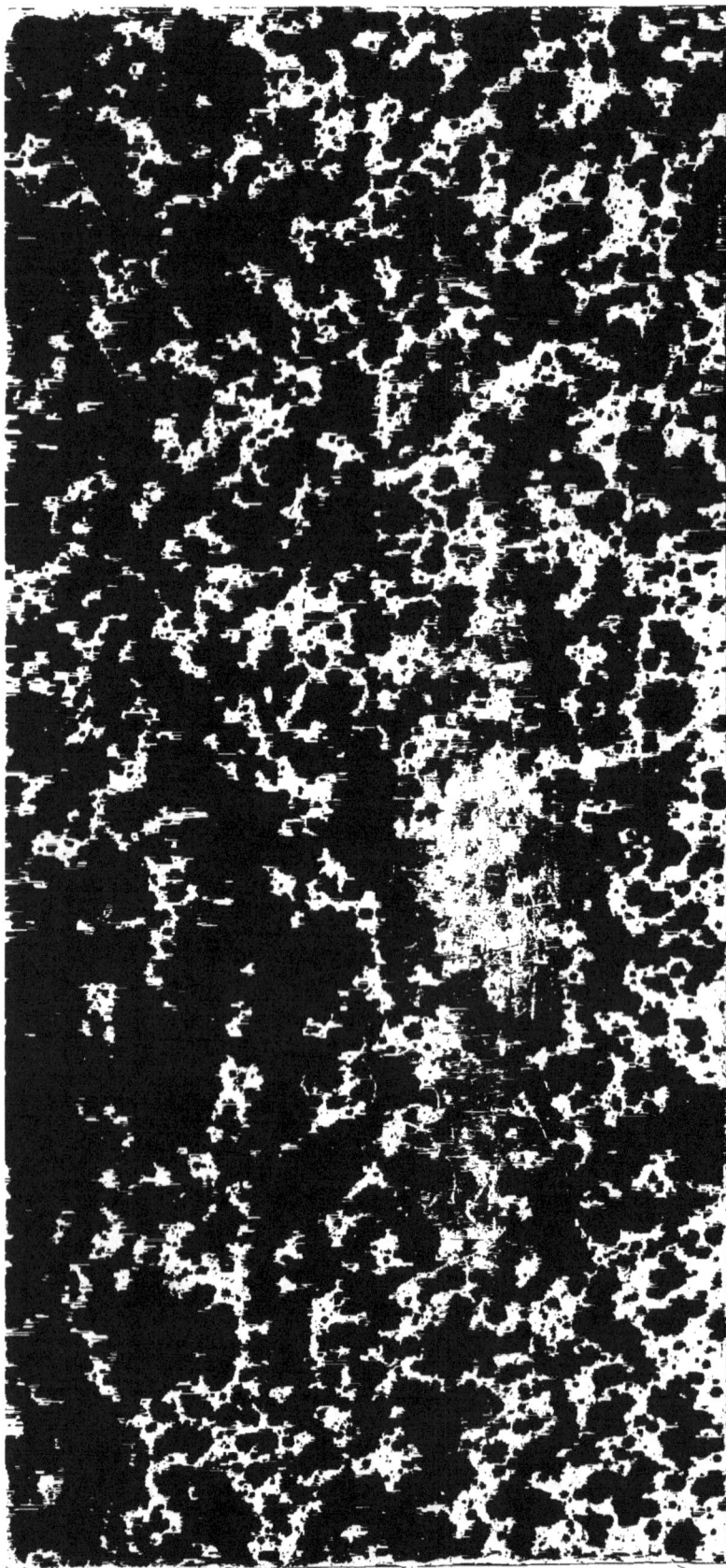

www.ingramcontent.com/pod-product-compliance
Lightning Source LLC
Chambersburg PA
CBHW070550200326
41519CB00012B/2183